湖南省农村名中医验案集锦

主编◎蔡铁如　宁泽璞

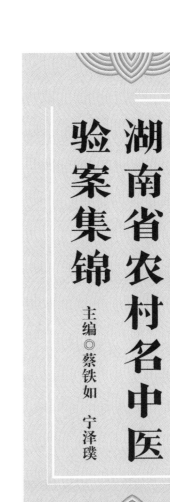

编委会

主　编◎蔡铁如　周钊和　宁泽璞

副主编◎徐　琦　刘　珍　刘健美

编　委◎（按姓氏笔画排列）

王爱珍　宁泽璞　龙奕文　刘　珍　刘东亮

刘健美　杨张琪　陈　橙　易钊旭　罗元珍

徐　琦　周钊和　徐霜俐　韩　晗　曾陈芳

蔡铁如

湖南科学技术出版社

湖南省农村名中医验案集锦

前言

医案，又称诊籍、脉案、方案、病案，是医师治疗疾病时辨证、立法、处方用药的连续记录。中医医案是中医临床实践最真实的记录，是中医学术传承的重要载体，是承载医理的宝贵资源，是医师在临证实践中学术思想的体现，同时也是获得医学新知的重要线索，是中医学术理论不断升华发展的源泉。正如近代先哲章太炎先生所云："中医之成绩，医案最著。欲求前人之经验心得，医案最有线索可寻，循此钻研，事半功倍。"因此，整理研究医案对于提高中医临床疗效和促进中医学术理论的发展，具有极为重要的现实与历史意义。

多年来，湖南省中医药管理局高度重视湖湘名老中医学术思想和临证经验之传承，高度重视湖湘中医文化建设工作，将之作为湖南中医发展的重点和创新点之一。省卫生厅、人事厅曾于 2005 年共同组织了首批"湖南省农村名中医"的评选，共有 80 名农村中医师获此殊荣，他们都是长期扎根在县、乡农村基层临床第一线的中医人员，他们有着诸多独特的诊疗技术，值得我们花大力气、下大工夫来挖掘与整理。

有鉴于此，我们于 2015 年 1 月向湖南省中医药管理局申报了"湖南省农村名中医独特诊疗技术挖掘与整理研究"的重点项目。在该项目的实施过程中，我们进一步发现，早年在经济贫困、缺医少药的农村，这些名中医确实为当地老百姓解决了诸多疾苦，他们诊疗疾病门类广，经验独到，疗效较好，享誉一方。为此，课题组人员广搜博采，充分挖掘，搜罗了这批农村名中医几十年来诊疗疾病的验案近 500 个，并去芜存菁，精心筛选 346 案，汇集成本书，付诸出版。

本书内容涵盖中医内、外、妇、儿、骨伤、五官等多个学科，涉及外感及温热、肺系、心系、脾胃、肝(胆)系、肾系、脑系、气血津液、肢体经络、五官诸窍、妇科、儿科、外科、皮肤科与骨伤科诸多病证。每个验案均由案例主体和按语组成，因所有案例均选自名中医发表的论文之中，难免体例不一，详略欠当，有些按语内容单薄甚至缺失，我们通过认真研习、细心感悟对其进行了完善或补充。且每个验案都注明了文献来源，方便广大读者索源求证，学习原文。

本书旨在全面、真实地展示湖南省首届农村名中医对农村常见病、多发病的诊疗方法与临证经验，以期推广其独特治法与经验效方，为培养造就新一代农村名中医提供有益借鉴。这些来自于名中医们临床鲜活的、原汁原味的诊疗方法、方药与验案，对于广大临床乃至医学教研工作者，应该会有所裨益。

需要说明的是，本书所涉病案时间跨度较大，为保持原貌，对其中的现代医学检查所使用的某些单位未再进行换算并统一表述；同时由于编者水平、时间等原因，书中肯定存在不足甚至错漏之处，恳请读者指正。

本书的出版，得到了湖南省财政厅有关"中医文献研究专项经费"的资助；得到了湖南省中医药管理局 2015 年度重点科研计划项目经费的资助；课题组全体成员亦付出了辛勤的劳动与汗水，在此一并致谢！

目录

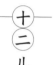

十二 儿科病证

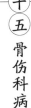

一

外感及温热病证

1.高热

胡某，男，38 岁。1964 年 7 月，正值抢收季节。始为发热、头痛、口渴之症。经 3 位医师历时 4 天，以青霉素、氨基比林、解热镇痛抗炎药及中药治疗，上症逐渐加重，故邀余出诊。诊见：患者自诉高热不退，头痛如裂。但神志清楚，卧床不起，全身大汗淋漓，衣被皆湿，口大渴而不时索凉水一饮而尽，并要家人打扇纳凉。查体温 40.2 ℃，但扇时全身恶风而皮肤起粟粒（鸡皮疙瘩），舌红、无苔少津，脉浮大而洪。辨其证为：阳明邪热，迫津外泄，兼有表邪未尽。投以：生石膏 60 g，知母 24 g，炙甘草 10 g，桂枝 6 g，粳米 1 匙，2 剂，水煎服。因虑及病重而危急，第 2 天前往复查，询其 1 剂已尽，诸症皆愈。患者正在饮食，并嘱其第 2 剂不再服，以饮食调之。

按语：本例高热、大汗、大渴、脉洪大四大主症俱现，乃无形邪热充斥于内外，有导致津脱阳亡之危，故以辛凉重剂白虎汤清之，唯恶风起粟粒而仲师无此加减法，并不因"桂枝下咽，阳盛则毙"所恶，由于认定此兼症为表邪仍在，虽高热津耗亦以桂枝解肌祛风，终收热清邪解立效之功。〔吴忠文. 急症验案举隅［J］. 湖南中医杂志，1987(5)：34 - 35.〕

2.发热

刘某，女，54 岁。发热恶寒，肢节疼痛 7 天。西医诊治无效，遂转诊中医。症见：发热恶风，肢体痛楚，口苦作呕，肢麻木，皮肤湿润，头面汗出淋漓，舌红、苔薄白，脉浮数无力。此证汗出恶风，肢节烦疼，呈典型太阳中风之表现；口苦作呕，为邪及少阳；肢麻木系汗出津伤、筋脉失养所致。证属伤寒太少二阳并病。拟柴胡桂枝汤：柴胡 12 g，黄芩 10 g，法半夏 10 g，党参 10 g，炙甘草 3 g，桂枝 10 g，白芍 10 g，生姜 3 片，大枣 5 枚。服药 2 剂，体温降至 37.4 ℃，汗出大减，肢痛亦除。守服原方 2 剂，体温正常，寒热口苦均无，仍微汗出，改拟桂枝合玉屏风散 3 剂。病愈出院。

按语：《伤寒论》第 146 条曰："伤寒六七日，发热微恶寒，支节烦疼，微呕，心下支结，外证未去者，柴胡桂枝汤主之。"结合本案患者的症状、体征，辨证为太少二阳并病，治宜和解少阳、调和营卫，方用柴胡桂枝汤。方中柴胡透泄少阳之邪，疏泄气机之郁滞；黄芩助柴胡清少阳邪热，柴胡升散，得黄芩降泄，则无升阳劫阴之弊；桂枝解肌发表，白芍益阴敛营，二者相合，调和营卫；半夏和胃降逆止呕；党参扶助正气，俾正气旺盛，则邪无内向之机，使邪气直从外解；生姜既助桂枝解肌，又能暖胃止呕；大枣既能益气补中，又能滋脾生津。姜、枣相合，升腾脾胃生发之气而调和营卫。炙甘草益气和中、调和诸药，合桂枝可解肌，合白芍能益阴。本方为少阳、太阳表里双解之轻剂，取小柴胡汤、桂枝汤各半量，合剂制成。其外能解太阳表邪，内能疏少阳枢机，有和营卫、调阴阳气血之功。故患者服药 4 剂后，疾病缓解，但仍微汗出，考虑卫表不固气虚，故合用玉屏风散益气固表止汗。正如《医方考》所云："卫气一亏，则不足以固津液，而自渗泄矣，此自汗之由也。白术、黄芪，所以益气。然甘者性缓，不能速达于表，故佐之以防风。"故 3 剂后病愈出院。〔胡学刚. 柴胡桂枝汤应用体会[J]. 中医药研究，1989(6)：33.〕

3.半身发热

肖某，男，71 岁，1980 年 9 月 10 日诊。自述左半身发热，从头至足似火烧火燎之状，伴头目眩晕，心烦神疲，日发 3~6 次，每次约 30 min。以午后为甚，情志不遂则发作频繁且病情更重，经中西医反复治疗年余罔效。刻诊：面色红润，脉弦细数，其他检查均无异常。辨证为"肝阳化风"。缘由情志不遂，肝郁化火，暗耗肝阴，致阴不济阳，而虚阳上窜作祟。或问其症反映于左侧而不见于右侧，何也？此乃"肝生于左"（《素问·刺禁论》）之故。左侧属阳，乃肝之行气部位，肝阴不足则肝阳之气上冲，乃致阴阳不能互根而为病。遂投镇肝熄风汤化裁以平调阴阳。处方：生地黄、牛膝、生杭芍各 15 g，赭石（包煎）、生龟甲、龙骨、牡蛎（包煎）、地龙各 10 g，生甘草 5 g。3 剂，水煎，每天 1 剂。发热心烦已止，余症均见好转。续以原方减赭石防其碍胃，加熟地黄 15 g 图其治本，守方 9 剂而愈。随访 7 年，疗效巩固。

按语：发热分为外感发热与内伤发热两大类，外感发热多因感受六淫之邪及疫疠之气所致，内伤发热多因饮食劳倦、七情等导致脏腑功能失调、阴阳失衡所致。本案患者之发热乃由情志不遂，肝郁化火，暗耗阴液，致阴阳不济、虚阳上攻所致。肝为风木之脏，体阴而用阳，肝肾阴虚，肝阳偏亢，阳亢化风，风阳上扰，又肝生于左，故见左半身发热、头目眩晕、心烦神疲等症。故治以镇肝熄风汤加减镇肝熄风、滋阴潜阳。方中生地黄、牛膝、生杭芍补益肝肾之阴；赭石、龙骨、牡蛎、龟甲平肝潜阳、重镇熄风、柔肝滋阴；地龙清热熄风、通经活络；甘草调和诸药。全方合用，肝阳得潜，肝火得清，肝风得平，阴液得润，阴阳互济，则发热、头目眩晕、心烦神疲等症得解。后减赭石以防其碍胃，加用熟地黄滋阴补肾、填精益髓，以固其本。〔陈华. 半身发热经年案［J］. 四川中医，1988（9）：13.〕

4.气虚发热

刘某，女，60 岁。2 个月前与其媳妇发生口角，大耗神气，继则腹胀食减，溏泄气喘，医者用疏肺行气之药企图缓解，而再耗其气，胀甚泻频，且增发热，于 1986 年 10 月 15 日来诊。患者遍体发热，其发热晨衰则晚甚，面色㿠白，目无精采，懒言，动作乏力，体温 38.1 ℃。询其病情经过，结合分析，此属脾虚气陷而泄、喘、发热，为气虚脾弱之证，治宜温补。给予补中益气汤：黄芪、党参各30 g，白术、当归各10 g，陈皮、升麻、柴胡、炙甘草各5 g。连服4剂，诸症悉愈。

按语： 本例由于脾不化生精微以上输于肺，肺气虚，气衰火旺，内损真阴，而致出现遍体发热，采用温升补气的"补中益气汤"以治其本，脾健则元气充沛，精神健旺，药证相符而诸症悉愈。〔何进阶. 气虚发热治验[J]. 四川中医，1989(5)：29.〕

5.五心烦热

王某，女，36岁，2003年3月28日就诊。1年来，自感胸及手足烦热，曾服滋阴退热、滋补肝肾等药无效，近1个月来加重，心胸烦热，失眠，手足心热，面红，目赤，胸闷纳差，口苦，大便干，小便黄，舌红、苔黄滑，脉弦滑数。证属肝火夹湿，上灼于心，外熏四肢。治宜清肝达郁，化浊利湿。药用：白头翁20 g，郁金10 g，栀子10 g，佩兰10 g，连翘10 g，茯苓10 g，牡丹皮10 g，甘草5 g。5剂。二诊时心胸烦热显减，手足热随之减轻，目赤面红已平，纳差，舌红、苔黄滑，脉弦略数。肝火湿邪未清，以原方去栀子、连翘，加薏苡仁15 g，麦芽12 g，续服7剂而愈。

按语： 本案为肝火夹有湿浊，不得宣泄，灼心窜肤，发为五心烦热。用白头翁能清宣肝火，又能祛湿热；郁金、栀子、连翘疏肝泻火；佩兰、茯苓清利湿浊；牡丹皮辛苦而寒，清肝凉血又可宣郁；甘草和中养胃。二诊时，肝火未清，湿邪留滞，脾胃不健，以原方去栀子、连翘，加薏苡仁补脾渗湿，麦芽健运脾胃而获全功。〔张寿华. 白头翁临床运用举隅[J]. 湖南中医药导报，2004，20(9)：37-38.〕

6.感冒

刘某，女，70岁，1980年3月7日初诊。主诉：发热恶寒，头痛，骨节烦疼，自汗，口渴欲饮已 3 天，曾在当地大队医疗站治疗（用过百尔定等）无效，遂请余诊治。症见：恶寒蜷卧，复被两床，怀中且抱一手炉，面赤气粗，烦渴引饮，身若燔炭（体温 40 ℃），舌质红、苔黄少津，脉洪大而数。时值当地感冒流行。证属外感病阳明热盛兼表邪未解。拟清气泄热兼解表邪，投白虎加桂枝汤加羌活：生石膏、肥知母各 20 g，粳米（以大米代）15 g，桂枝 6 g，羌活、炙甘草各 10 g，1 剂。次日复诊：患者身微微有汗，热退，头身疼痛及口渴大减。守前方去羌活，加黄芪 10 g。翌日三诊：患者体温如常，口不渴，头身疼痛均消失，能进少量饮食，但形寒肢冷，舌淡少津，脉细无力。照上方去羌活、黄芪，加麦冬 20 g、附片 10 g。1 剂而诸症消失，病告痊愈。

按语：白虎加桂枝汤为清泄里热、兼解表寒之剂。故凡外感风寒，邪热入里，里热炽盛，化燥伤津，而表邪未尽，热多寒少，症见发热恶寒，头身疼痛，自汗出，口渴引饮，舌红少津，脉洪数者，均可用本方加减治疗。然本方以清泄里热为主，若表寒较重或里热未盛者，自非本方所宜。〔周汉清. 白虎加桂枝汤在外感病中的应用［J］. 新中医，1984(9)：48.〕

7.湿热郁阻少阳证

朱某，女，29 岁，1981 年 8 月 10 日初诊。每天午后寒热起伏，时已 3 天，热多寒少，口苦烦泻，胸痞泛恶，胃呆纳少，溲赤热，舌红、苔薄腻，脉弦数。此证为暑邪夹湿，伏郁少阳，治宜清泻少阳胆热，兼利暑湿，乃用蒿芩清胆汤加石斛。服 1 剂后寒热顿解，泛恶得止，服 2 剂后口苦烦泻、溲赤渐除，苔腻减退，胃纳知馨，改用益气养胃法而瘥。

按语：何秀山《重订通俗伤寒论》（《何秀山医话》）载："足少阳胆与手少阳三焦合为一经，其气化一寄于胆中以化水谷，一发于三焦以行腠理。若受湿遏热郁，则三焦之气机不畅，胆中之相火乃炽。"本例患者以湿热郁遏少阳，三焦不利，胆火炽盛为病机，治宜清泻少阳胆经之热，兼利暑湿。《温热论》指出："邪（湿热）留三焦，亦如伤寒中少阳病也。彼则和解表里之半，此则分消上下之势，随证变法，如近时杏、朴、苓等类，或如温胆汤之走泄。"故方用蒿芩清胆汤加石斛治疗。蒿芩清胆汤源于《重订通俗伤寒论》，有和解少阳、清胆利湿、和胃化痰之功，主治少阳湿热证，为和解胆经之良方。方中青蒿清透少阳邪热；黄芩善清胆热、除燥湿。两药合用，既能清透少阳湿热，又能祛邪外出。竹茹善清胆胃之热、化痰止呕；枳壳下气宽中、除痰消痞；半夏燥湿化痰、和胃降逆；陈皮理气化痰。四药配合，使热清湿化痰除。赤茯苓、碧玉散清热利湿，导热邪从小便而出。加用石斛益胃生津，清热滋阴。诸药配伍，清泄少阳胆经之热，通畅下焦之气机，湿热除，三焦利，则诸症自愈。〔胡学刚. 和解少阳法临床运用经验点滴［J］. 湖南中医杂志，1986(5)：25.〕

8.少阳血分证

吴某，女，44 岁，1981 年 3 月 15 初诊。寒热往来，每至黄昏先感恶寒身冷，即上床盖以重裘犹觉不暖，至夜半寒罢复发热不已，平旦热退如常，伴口苦咽干，头晕纳少，历时 2 个月，屡治未效。察舌质鲜红、苔薄白少津，脉弦细，证属少阳血分，遂用柴胡四物汤和解少阳血分之邪，加沙参、麦冬以滋胃津，服 3 剂竟得溅然汗出，寒热均解。

按语：本例患者黄昏始寒热往来，夜间较甚，平旦则退，伴口苦咽干，头晕纳少，舌质鲜红、苔薄白，脉弦细者，此为少阳血分证。夫邪入少阳，初在气分，为伤寒少阳证，久则由气分进入血分，故入夜则寒热往来。盖血为阴，夜亦阴也，天明热退，由阴转阳，由血返气，为本病之特点。因邪在少阳，必伴有一系列柴胡证，以其舌苔薄白、舌质鲜红为辨证依据。故治疗不离小柴胡法，但其邪由气入血而转阴，以小柴胡汤减人参和解少阳之寒热，以四物汤养血滋阴，共奏和解补血之功。因汗出后损伤阴液，故又加沙参、麦冬清养肺胃、生津润燥。〔胡学刚. 和解少阳法临床运用经验点滴［J］. 湖南中医杂志，1986(5)：24.〕

9.痰湿秽浊阻于膜原

佘某，男，64岁，1981年8月24日初诊。寒热往来2天，寒则颤抖发冷，热时身如燔炭，脘痞呕恶，心烦懊恼，不眠，咳痰不爽，溲赤灼热，舌质深红、苔如积粉，六脉弦数有力。证属痰湿秽浊阻于膜原。即用柴胡达原饮加佩兰、石菖蒲芳香化浊；竹茹、贝母涤痰开上；栀子清热；滑石淡渗，使湿热秽浊得以芳化分消。进2剂，寒热即解，诸恙减轻，但苔腻垢浊未净，胃呆纳少，改用三仁汤加黄连、佩兰、藿梗。连服3剂，苔垢方除，胃得纳谷。再以健胃益气之剂，病渐痊愈。

按语：本例患者症见寒热往来，脘痞呕恶，心烦懊恼，咳嗽，咳痰不爽，溲赤灼热，舌质深红、苔浊腻，甚则白厚如积粉，脉弦数有力，此乃痰湿浊毒舍于伏膂之内。去表不远，附近于胃，乃表里之分界，是为半表半里，即《黄帝内经》所谓的"横连膜原也"。邪阻膜原，形似少阳，病情重，以舌苔浊腻、白厚如积粉、舌质红绛为特征。治宜开达膜原，辟秽化浊，方用柴胡达原饮加味(《重订通俗伤寒论》)。方中柴胡疏达膜原之气机，黄芩、栀子泄膜原之郁火；枳壳、桔梗、竹茹、贝母开上，厚朴、草果疏中，青皮、槟榔达下，八药合用，燥湿化痰，开痞散结，以畅达三焦之气机，使膜原伏邪从三焦外达肌腠而解；荷叶梗透之；甘草和之；佩兰、石菖蒲、滑石化湿浊，使湿热秽浊得以芳化分消。服2剂后寒热即解，诸症减轻。然苔腻垢浊未净，胃呆纳少，改用三仁汤加黄连、佩兰、藿香梗清热利湿，最后以健胃益气之剂固护正气，病渐愈。〔胡学刚.和解少阳法临床运用经验点滴［J］.湖南中医杂志，1986(5)：25.〕

10.外感表里同病之头痛

燕某，男，39岁，1979年11月19日来诊。主诉：发热恶寒，头痛(以左前额角一鸡卵大范围为显)，口渴多饮7天，曾在当地大队医疗站治疗无效，并疑为"脑部肿瘤"，遂来就诊。症见面赤气粗，以手按左前额，身有微汗，渴欲饮水，尿黄，舌质红、苔薄黄而干，脉洪大而数。体查：体温39.5 ℃。证属外感风寒，入里化热伤津而表邪未尽。拟清热生津兼解表邪之法，予白虎加桂枝汤加麦冬：生石膏、肥知母各30 g，炙甘草10 g，粳米（以大米代）20 g，桂枝5 g，麦冬10 g。1剂而热退，头痛消失，饮食如常，病告痊愈。

按语：本例外有寒，里有热，治宜表里双解，用白虎加桂枝汤清热生津，兼解表邪。方中石膏、知母清肺泄热，甘草、粳米益气生津，桂枝发汗解肌、调和营卫，行经而达表。正如唐容川所言："以白虎清心救肺，以除里热，加桂枝调和荣卫，以驱外邪，诚一方而两扼其要也。"再加用麦冬养阴润肺，故获良效。然白虎加桂枝汤以清泄里热为主，若表寒较重或里热未盛者，自非本方所宜。〔周汉清．白虎加桂枝汤在外感病中的应用〔J〕．新中医，1984（9）：48.〕

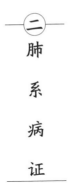

二 肺系病证

1. 咳嗽（2案）

（1）咳嗽

周某，男，4岁。因顿咳二十余天，伴眼鼻出血及痰中带血，于1973年10月初诊。咳嗽二十多天，日轻夜重，咳声阵作，咳时面色潮红乃至青紫，后至喉中如鸡叫之回声时，吐出带血之痰并见鼻衄方可暂时缓解，日夜数十次，经当地卫生院用多种抗生素治疗2周无效而来诊。诊时，双眼白睛尽为紫暗血瘀斑。患儿因惧怕而哭闹，以致顿咳发作，咳声急剧，乃至鼻衄，呕吐痰涎，且痰中带血，舌淡紫红、苔薄黄，脉弦细带数。辨其证为疫毒客于肺，咳久已，肺络血瘀，郁而发热，迫血妄行。拟清热凉血、肃肺镇咳、活血逐瘀为要。方用血府逐瘀汤加味：生地黄15 g，全当归8 g，赤芍8 g，川芎6 g，柴胡6 g，枳壳6 g，桃仁8 g，川牛膝10 g，桔梗8 g，红花3 g，甘草5 g，百部18 g。3剂；另用红花3 g，以开水泡后点双眼。5天后复诊：咳嗽阵作日夜仅3~5次，鼻衄停，眼眶变为淡紫，白睛瘀斑已退，病情大有好转，仍投上方加黄芪15 g，3剂，血止、瘀散、咳停，告愈。

按语：本例为疫毒客肺，肺不肃降，咳急且久，肺络瘀阻、痰瘀胶结，气逆热迫，故血出上窍。方中生地黄、全当归、赤芍、川芎凉血止血，柴胡、枳壳清热宽胸，桔梗载诸药上行入肺降逆，川牛膝引血下行，桃仁、红花、百部逐瘀镇咳而收捷效。〔吴忠文.逐瘀法治验2例[J].湖南中医学院学报，1993，13（2）：36.〕

（2）咳嗽

王某，男，59岁，1990年3月14日诊治。咳嗽咳痰20天。身体素健，因外感风邪，微有恶寒发热，咽痒咳嗽，咳痰色白而稀，经服西药寒热止，唯咳嗽咳痰，中西医杂治多天，缠绵不愈。自诉咽喉发痒即咳嗽不止，咳甚则呕出痰涎，头微痛，舌红、苔白润，脉浮缓。治当疏表宣肺，化痰止咳。拟止嗽散合二陈汤加减：荆芥10 g，紫菀12 g，白前10 g，百部15 g，桔梗10 g，陈皮10 g，法半夏10 g，茯苓15 g，甘草6 g，旋覆花（包煎）10 g，生姜3片，大枣5枚。药进2剂，咳愈其半，4剂咳嗽咳痰皆平。

按语：本例患者因外感风寒，痰湿蕴肺，肺失宣降而见微恶寒发热，咽痒咳嗽，痰色白而稀，呕出痰涎，头微痛，舌红、苔白润，脉浮缓等症，治宜宣肺解表、化痰止咳。治咳当不忘祛痰，痰除则肺气不受阻碍，自能宣通肃降，故采用理肺止咳、温润和平之止嗽散治疗。然痰由湿生，此方燥湿化痰力有不达，遂加二陈汤，润燥互济，相反相成。方中桔梗宣通肺气；旋覆花降气消痰、行水止呕；荆芥散风湿、清头目、利咽喉；紫菀辛温润肺，苦温下气，补虚调中，祛痰止咳；百部润肺；白前下痰止嗽，治肺气盛实之咳嗽；半夏、陈皮燥湿化痰；茯苓健脾渗湿，以助化痰之力，健脾以杜生痰之源；生姜、大枣、甘草健脾和中、调和诸药。临床上用止嗽散合二陈汤加减治风寒痰湿咳嗽，疗效可靠。〔胡学刚. 巧用复方治案举隅［J］. 国医论坛，1991(4)：30.〕

2.咳喘（5案）

（1）咳喘（肺源性心脏病急性发作）

谢某，女，65岁，1990年3月27日诊。因发作性咳喘15年，咳喘、发热3天入院。体查：神志清，精神萎靡。体温38.8 ℃，脉搏123次/min，呼吸28次/min，血压110/70 mmHg；口唇发绀，双下肢中度浮肿，双肺布满干湿啰音，肝脏触痛，肋下4 cm，剑突下7 cm。白细胞21×10⁹/L，中性粒细胞88%，淋巴细胞12%；心电图示肺性P波，右心室肥大，心率120次/min，血 K$^+$ 3 mmol/L，Na$^+$ 140 mmol/L，Cl$^-$ 96 mmol/L，CO$_2$CP 15 mmol/L。除给予吸氧、静脉滴注氨苄青霉素及纠正电解质紊乱外，中药予以清肺化痰、活血化瘀、益气养阴、温阳利水。处方：杏仁、桃仁、五味子各 12 g，石膏、苇茎、地龙各 20 g，太子参、茯苓、泽泻各 15 g，瓜蒌、丹参、葶苈子各 30 g，麦冬、黄芩、生姜、附片、桂枝各 10 g，甘草 6 g。3 天后，患者咳喘明显好转，体温 36.7 ℃，精神可。10 天后，咳喘症状消失，体温正常，心率 78 次/min，双肺干湿啰音消失。白细胞 7.8×10^9/L，中性粒细胞 68%，淋巴细胞 32%，血 K$^+$ 3.5 mmol/L，Na$^+$ 137 mmol/L，Cl$^-$ 102 mmol/L，CO$_2$CP 22 mmol/L，患者显效出院。

按语：肺源性心脏病属中医学"咳喘""肺胀""心悸""痰饮"等病证范畴，是以肺、心病变为主的全身性疾病。病变多由久病咳喘发展而来。久病喘嗽，必然耗伐肺气肺阴，进而使心、脾、肾等脏失调。正气虚衰，久病正虚，更易感受外邪，周而复始，反复加重，从而出现以心、肺为主的多脏功能失调的一系列本虚标实的复杂症状。肺源性心脏病急性发作，临床既有咳嗽气短、动则加剧、痰黏难咳出、心悸心烦、咽干口燥等气阴两虚之症，又有发热、喘咳气粗、痰黄稠、尿黄、苔黄厚等痰热壅肺之征。由于气虚、阴虚、痰热、久病均可导致瘀血阻络，在临床上还表现出胸闷、舌质紫暗、舌边瘀斑、舌下脉络青紫和唇甲青紫、胁下痞块等一系列血瘀症状和体征。我们根据急则治标、缓则治本的原则，采用清肺化痰、活血化瘀为主，兼以调补气阴，并随病情变化加减用药；同时使用西药抗菌消炎、纠酸、吸氧等，互为补充，起到了协同作用，符合肺源性心脏病急性发作的治疗原则，故提高了有效率。〔金涛，吴家清. 中西医结合治疗肺心病急性发作 78 例疗效观察[J]. 湖北中医杂志，1994，16(1)：9-10.〕

（2）咳喘（心肺衰竭）

宋某，女，74 岁。患者素有痰饮，继患肺胀，时值隆冬，感受寒邪，咳喘加剧，面浮唇紫，心胸阵痛，门诊治疗 7 天，病情转重，于 1983 年 12 月 23 日抬送住院。入院诊断：①慢性支气管炎并感染；②阻塞性肺气肿；③慢性肺源性心脏病；④充血性心力衰竭Ⅲ度。经抗感染、补液、吸氧等综合治疗 1 周，病情无改善，要求出院。31 日晚上病情陡危，息微、郑声、肢厥相继出现，家属以为无救，已为其备办后事，至 1984 年 1 月 1 日凌晨，患者病情仍在危重之际。症见：形体消瘦，颜面苍白而浮肿，双目无神，张口呼吸，嘴唇发绀，喉中痰鸣，神识昏愦，偶能言语，但声音低微，时断时续，舌体呈紫色，舌下络脉青紫粗张，脉象数大无根。证属心阳衰微，痰瘀内阻。急当回阳救逆固脱。勉拟《伤寒六书》回阳救急汤加减：人参15 g，麦冬 10 g，五味子 10 g，附子 10 g，干姜 5 g，熟地黄 15 g，法半夏10 g，肉桂 3 g，茯苓 15 g，白术 10 g，陈皮 10 g，炙甘草 6 g，丹参 10 g，紫苏子 10 g，令其浓煎频服。药进 2 剂，白天神识略清，能饮 1 小杯桂圆汤，至夜又说糊话，喉中痰鸣，呼吸困难。是乃夜半阴寒独盛，阴盛则阳微，故病复甚矣。仍守回阳之法，原方人参、熟地黄二药用量增至 20 g。服至 3 剂，1 月 5 日复诊，病见转机，患者神识清醒，浮肿见消，两目得神，说话略有力，能在床上坐，尤其是紫舌已转红润，能进少量饮食，二便行，仍咳喘。守服原方至 1 月 9 日，情神转佳，胃开知饥，呼吸平稳，咳喘亦略减，危候缓解。

按语：疾病发展到阳气衰微，阴寒内盛，肢厥神昏，诚生死存亡之秋，非大剂温热回阳救逆不可。方中以四逆汤加桂温补回阳为君，而以《千金方》生脉散为臣者，以参能益气生脉，麦冬能续胃络脉绝，五味子能引阳归根也，内含六君补益中气，救阳方中用熟地黄，是宗景岳阴中求阳之法，复佐紫苏子降气化痰，丹参活血化瘀。力遣四逆、生脉、参附、六君，复方重剂，群雄并进，开辟群阴，交通中土，迎阳归舍，是以获效。前贤何秀山对《伤寒六书》回阳救急汤赞誉极高，言其"面面顾到"乃"回阳固脱，益气生脉之第一良方"。〔胡学刚，孙梅初. 老年危病二则〔J〕. 湖南中医杂志，1989(4)：36－37.〕

（3）咳喘（大叶性肺炎心力衰竭）

江某，男，63 岁。因发热、咳嗽、气急、便秘于 1987 年 6 月 23 日会诊。患者十多天前因受凉后，随即发热、恶寒、咳嗽气喘，住常德地区医院内科，诊断为：大叶性肺炎；心力衰竭Ⅲ级；肺源性心脏病。经青、链霉素等多种抗生素、输氧、强心及支持疗法抢救治疗 7 天，其病愈重，令其出院料理后事而转来我院收住门诊观察室,翌日邀余会诊。其面色潮红,口唇青紫,烦躁不安,咳嗽吐脓痰,气粗喘气,袒腹端坐仰卧。体查:腹硬满、全腹压痛反跳痛。家属诉其已5天未更衣,舌红少津、苔厚腐腻,脉弦数带滑。拟通腑泻下、降浊祛痰法。方用小承气汤加味:大黄(另包开水泡兑服)15 g,枳壳10 g,川朴12 g,浙贝12 g,杏仁10 g,法半夏15 g,麻绒(炙)5 g,2剂,嘱其24 h内服完。复诊:服上方时,午夜及翌日上午大便泻下2次,为腐臭及颗粒状类便约1800 g。发热已退,气粗气喘已平,神清气爽,并进食1小碗稀饭。查腹平软,舌红、苔花剥、脉缓略弦。此为邪去正安,投以温阳化饮、养阴护胃之剂,方用苓甘五味姜辛合六君子汤,4剂。痊愈出院。

按语:本例所见之症,乃大实如羸状。发热咳嗽,气粗喘急,病位在上,肺与大肠相表里,肺因痰浊所阻,肃降失司,气逆郁滞,血运不畅,浊不能降,清不能升,故处以通腑泄下、降浊祛痰法以救其急。〔吴忠文.通下法治疗急重症验案[J].湖南中医杂志,1993,9(3):24-25.〕

(4)咳喘

李某,男,56岁,1998年12月15日就诊。素有喘疾,7天前外出遂感风寒,次日出现恶寒、发热、咳嗽气喘、肢节疼痛,服小青龙汤以及西药抗感染,无效。咳嗽气喘加重,咽干,口渴,3天未解大便,腹部胀满,小便短黄,舌红、苔黄滑,脉浮滑数。证属素蕴痰热,复感风寒。投以辛温解表、温化痰饮之剂。不但外寒未解,俾痰热愈甚,热结于里。治宜外散表寒,内涤痰热,通腑导浊。拟防风通圣散加减:防风、荆芥、麻黄、大黄、栀子、天竺黄各6 g,连翘、黄芩、桔梗各10 g,石膏30 g,芦根、六一散各15 g。服3剂。二诊:大便通,微喘,咳嗽,痰黄,口渴,舌红、苔黄滑,脉弦滑数。乃为痰热留恋、肺失清肃所致,治宜清肺化痰。以止嗽散去荆芥,加瓜蒌皮、紫苏子、浙贝母、杏仁各10 g,鱼腥草、芦根各15 g。服5剂,喘平咳止。

按语:本例患者乃外感风寒,内有郁热,故见恶寒发热,咳嗽气喘,肢节疼痛,咽干口渴,腹部胀满,大便不通,小便短黄,舌红、苔黄滑,脉浮滑数等症。故治宜外散表寒，内涤痰热，通腑导浊，方用防风通圣散加减。防风通圣散出自《宣明论方》，主治表里俱实证，临床常用于治疗感冒、头面部疖肿、急性结膜炎、原发性高血压、肥胖、习惯性便秘、痔疮等属风热壅盛，表里俱实者。方中防风、荆芥、麻黄轻浮升散，解表散寒，使风热随汗出而散之于上；大黄通腑破结；栀子降火利水，使风热随便出而泄之于下；天竺黄清热化痰；芦根、桔梗、石膏清肺泻胃；黄芩清中上之火；连翘清热解毒、消肿散结；六一散上清水源，下利膀胱水道，使三焦内蕴之热从小便而出，以解湿热；甘草缓峻和中。3剂后，患者大便通，仍有微喘，咳嗽痰黄，口渴，舌红，苔黄滑，脉弦滑数，此为痰热留恋、肺失清肃所致，治宜清肺化痰，方用宣肺疏风、止咳化痰之止嗽散，去解表之荆芥，加清热化痰之瓜蒌皮、浙贝母、鱼腥草、芦根，降气止咳之紫苏子、杏仁。5剂后，喘平咳止。〔张寿华.防风通圣散临床运用举隅[J].实用中西医结合临床，2004，4(6)：62.〕

(5) 咳喘（病毒性肺炎）

姚某，男，3岁。因高热、喘促3天，1976年5月8日经某医院检查：体温40.5 ℃，脉搏146次/min，呼吸32次/min，两肺可闻及湿啰音，口唇发绀，神志昏迷，时而抽搐。化验室检查：白细胞14200/mm³，中性粒细胞比值65%，淋巴细胞比值35%。临床诊断为病毒性肺炎、心力衰竭。经用强心、冬眠、输氧、输液等急救处理，住院3天，心力衰竭好转，但高热未退，喘促痰鸣。患儿家长因拒绝输液而自动出院。嗣后求治于余。症见：高热无汗、喘促痰鸣，时而抽搐，唇干面赤，大便两天未行，四肢欠温，舌质红、苔薄黄，指纹青紫滞，已达气关。辨证属风温犯肺，卫气郁闭。治宜清热祛风，宣泄郁热。拟升降散加味：僵蚕(研细末兑服)10 g，蝉蜕5 g，姜黄5 g，大黄(后下)8 g，连翘10 g，黄芩6 g，生石膏(研细先煎)15 g，淡竹叶5 g，地龙5 g，双钩(后下)10 g，鲜竹沥(兑服)10 ml，每天1剂，服2剂。复诊：热渐降，抽搐停止，咳嗽痰多，舌红、苔薄黄，脉数。表邪已解，肺闭已开，继用升降散加桑白皮10 g、地龙5 g，服2剂后热清喘平，诸症解除，仍神倦乏力，舌淡、无苔，后用益气健脾之剂调理而愈。

按语：中毒性肺炎，属中医学之"咳逆""痰喘""惊厥"范畴。审其病机为温邪郁闭，肺卫不宣，以致神昏抽搐。首用升降散加味清泄邪热，宣肺开闭，行气解郁；继用泄热降气化痰；终以益气健脾之剂调理而愈。蒲辅周指出："温病最怕表气郁闭，热不得越，更怕里气郁结，秽浊阻塞，尤怕热闭小肠，水道不通，热遏胸中，大气不行，以致升降失灵，诸窍闭滞。"本案即属温邪郁闭、升降失灵之病机，故投升降散收效甚捷。此外，用本方辨证加减治疗流行性腮腺炎等疾患其效亦佳。〔张祥福. 升降散治疗儿科急症举隅[J]. 湖南中医杂志，1983(3)：21-22.〕

3.喘病（2案）

（1）喘病（支气管哮喘）

肖某，男，28岁，1986年1月20日初诊。患哮喘12年，每年复发十余次，曾经某县人民医院诊断为支气管哮喘并轻度肺气肿。半个月前因感寒复发哮喘，在某医院经中西药治疗，病情缓解，延余诊治。症见：面色苍白，少气懒言，轻微哮咳，形寒肢冷，纳差，便溏，小便清长，舌淡、苔薄白，脉沉细。方用益肺定喘汤：黄芪、党参、茯苓、白术、枸杞子各20 g，法半夏、蝉蜕、地龙各15 g，五味子、炙甘草各10 g。2天服药1剂，30天为1个疗程。配合核酪注射液，连续使用3个月，至今5年未见复发，能从事一般体力劳动。

按语：本例患者久病体虚，精气亏乏，耗伤肺脾肾，多以气虚为主，肺气虚则主气无力，脾气虚则健运无权，肾气虚则摄纳失常，肺脾肾三脏虚损，加之复感风寒，邪壅肺气，宣降不利，则水湿停聚，气道阻滞而致喘。故见面色苍白、少气懒言、轻微哮咳、形寒肢冷、纳差、便溏、小便清长、舌淡、苔薄白、脉沉细等症，治宜补肺纳肾、健脾平喘，方用益肺定喘汤。方中党参、茯苓、白术益气健脾；黄芪益气固表；枸杞子滋肾养精；五味子收敛肺气、益气补肾；半夏化痰降逆；地龙解痉平喘；蝉蜕祛风解表、清利咽喉；炙甘草调和诸药。全方合用，健脾益气固表，滋肾养肺平喘，配合增强机体免疫功能的西药核酪注射液，疗效满意。"治病求本"，本病缓解期应进行预防性治疗，正气得以固护，则能杜绝或减少疾病复发。〔周汉清．中西医结合防治支气管哮喘40例疗效观察［J］．中西医结合临床杂志，1992，2（1）：46．〕

（2）喘病（支气管哮喘）

王某，女，22岁，1987年6月25日初诊。患哮喘咳嗽已5年，反复发作，近1年来每月发作2~3次，每次经中西药治疗均能使病情缓解。1周前因下地喷洒农药"敌敌畏"，当即诱发哮喘，经当地卫生院治疗好转后来本院治疗。症见：形体消瘦，干咳少痰，气喘不甚，头晕目眩，便秘尿少，舌红少苔，脉虚细而数，证属肺虚兼夹痰热哮喘，药用益肺定喘汤（黄芪、党参、茯苓、白术、枸杞子各20 g，法半夏、蝉蜕、地龙各15 g，五味子、炙甘草各10 g）加川贝母、核桃仁各15 g，2天服药1剂。西药核酪注射液，半个月后诸症大减。连续治疗2个月，追访至今，病未再发。现已结婚并生一子，母子体健无恙。

按语：支气管哮喘虽然表现为呼吸道症状，但与肺、脾、肾三脏关系密切，肺司呼吸，为主气之枢；肾主纳气，为生气之根，肺肾气虚则呼吸不利而致喘。脾主运化，脾虚运化失职，水湿停聚，酿痰上泛，阻塞气道，使呼吸不利而致喘。本病因反复发作难愈，故患者一般体质比较虚弱，临床多见本虚标实、虚实夹杂之证。由于患者肺气虚弱，每当感受外邪时就容易复发。若只图缓解症状，尚为容易，欲杜病根，实为较难。笔者认为对于本病的治法，主要是抓住病情缓解期进行预防性治疗，以期杜绝或减少其复发。自拟益肺定喘汤配合西药核酪注射液用于临床收到了较好的效果，方中四君子汤健脾益气，黄芪固表，枸杞子益肾，五味子收敛肺气，半夏化痰降逆，地龙解痉平喘，蝉蜕祛风清咽喉，全方具有健脾益气固表、滋肾养肺平喘之功，配合西药核酪注射液增强机体免疫功能，用于支气管哮喘的缓解期治疗，可以达到正气存内、邪不可干之目的，从而控制哮喘的复发。〔周汉清．中西医结合防治支气管哮喘40例疗效观察［J］．中西医结合临床杂志，1992，2（1）：46．〕

4.肺胀（慢性支气管炎）

杨某，男，73岁，1990年9月18日初诊。咳喘伴面浮足肿1月余。1960年患慢性支气管炎，岁历30年迁延不愈。月前感寒，旧恙复作，初鼻流清涕、咳吐白涎痰，渐面浮足肿，动则喘促，形瘦少神，四肢不温，畏冷少尿，舌淡、苔白腻，舌下络脉似蚯蚓状卷曲，其色青紫，并向舌边呈网状延伸。此乃肺胀阳虚，水瘀同病。治以温阳行水，益气化瘀。药用：白术10g，附子10g，白芍10g，茯苓（连皮）15g，白人参10g，苏木10g，麻黄5g，益母草30g，葶苈子10g，车前子（包煎）24g，生姜3片，大枣5枚。服2剂，浮肿见消，4剂后水肿基本退尽，咳喘亦明显减轻，后以上方去车前子合生脉散，间日1剂，服10剂后停药，2个月后复查，病情稳定，水肿未再起，舌下青紫络脉稍转红赤。

按语：患者咳喘积年，肺脾肾心多脏受损，气不化水，则水邪泛滥，气虚不运，则血滞成瘀，故用真武汤配葶苈子、车前子温阳行水，由于本病水瘀互结，阳气先伤，祛瘀之法，当宜审慎。二味参苏饮出自《医学心悟》，以人参补元气，苏木行瘀滞，补中寓泻，乃本虚不可攻者之消瘀圣方；方中大剂量益母草既能活血化瘀，尤能利水消肿，小剂量麻黄轻开肺气，行开鬼门之用，以复肺家治节之权，又无伤阳之弊。方尽其能，药尽其用，投之辄效。〔胡学刚.瘀血证治四则［J］.湖南中医杂志，1992，8（3）：35.〕

5.哮病（3案）

（1）哮病（支气管哮喘）

邵某，男，72岁，1969年10月22日就诊。患哮疾二十余年，每因遇寒而发，X线胸部透视示双肺纹理增粗，透亮度增高，经某医院诊断为支气管哮喘、轻度肺气肿。患者胸闷，气促，哮鸣，不能平卧，呼多吸少，渴喜热饮，食少便溏，形瘦神疲，畏寒肢冷，舌胖苔白，脉沉弱。辨证为脾肾阳虚。予自拟河车固本丸[紫河车3个，冬虫夏草100 g，蛤蚧(去鳞足，黄酒酥)3对，核桃仁150 g，人参(阳气虚用红参，气阴虚用西洋参)50 g]加白术100 g、附子50 g、五味子30 g。1剂，共研末制成蜜丸，早晚各服10 g。经治疗2个月，哮病告愈而恢复工作。于1979年4月胸部透视复查示：与1969年10月的结果比较，明显好转。患者现年届九旬，精神尚好，耳目聪明。

按语：哮病是一种发作性的痰鸣气喘疾病，临床以喉中哮鸣有声，呼吸气促困难，甚则喘息不能平卧为特征。其病理因素以痰为主，发病机制为痰伏于肺，遇感诱发，痰气搏结，壅阻气道，肺失宣降。若长期反复发作，寒痰伤及脾肾之阳，痰热耗灼肺肾之阴，从实转虚，则表现为肺、脾、肾等脏虚弱之候，从而发生"喘脱"危候。"正气存内，邪不可干""邪之所凑，其气必虚"，故本病的治疗重在扶正。通过扶助正气、增强人体内在的抗病能力，以祛除病邪，促进脏腑功能的恢复，从而达到治愈的目的。

本例患者患有哮疾二十余年，病情较重，辨证为脾肾阳虚，治宜温补脾肾、纳气平喘，用自拟河车固本丸补益肺脾肾以平喘。方中紫河车补气、养血、益精；冬虫夏草补肾益肺、止血化痰；蛤蚧补肺益肾、纳气定喘、助阳益精，三药均为血肉有情之品，共奏补精益髓、益气定喘之功。核桃仁补肾固精、温肺定喘；人参大补元气；附子温补阳气；白术益气健脾；五味子收敛肺气、益气补肾。诸药合用，补肺、脾、肾之虚，使正气旺盛，能抗邪外出，则诸症自解。〔李栖心. 河车固本丸治疗哮病心得[J]. 湖南中医杂志，1986(4)：18.〕

（2）哮病（支气管哮喘）

许某，男，57岁，1984年3月22日就诊。患哮疾已二十余年，每因遇寒而发，X线胸部透视双肺纹理增粗，透亮度增高，经某医院诊断为支气管哮喘；轻度肺气肿。患者胸闷，气促，哮鸣，不能平卧，呼多吸少，渴喜热饮，食少便溏，形瘦神疲，肢冷，舌胖苔白，脉象沉弱。辨证为脾肾阳虚型，给予愈哮丸(紫河车、蛤蚧、冬虫夏草、人参、白术、核桃仁等蜜为丸)口服，每次 10 g，每天 3 次。经治疗 2 个月，哮病告愈而恢复工作。于 1989 年 4 月胸透复查示：与 1984 年 10 月比较，肺部 X 线改变明显好转。患者现年届七旬，精神尚好，耳目聪明。

按语：关于哮病的病机，前人认为因老痰内伏与外邪犯肺所致，故治疗多从发作期着眼，从痰论治。笔者认为反复难愈的原因在于肺脾肾脏气虚弱，功能失调所致痰邪内蓄而为患。"脾为生痰之源，肺为贮痰之器"，脾的运化功能障碍，水湿内停，聚而成痰，痰结于肺，形成本病的病理基础。肺主气，司呼吸，合皮毛，为五脏华盖，故外邪侵袭或他脏病变，皆可使肺气失于宣降，从而导致痰随气升，气因痰阻，互相搏结，堵塞气道，升降不利而发为哮病。肺为气之主，肾为气之根。久哮伤及肺肾，肺失肃降，肾纳无权，上下之气交接失常则哮而兼喘，呼多吸少。由此可知，哮病顽固难愈的病机主要是肺失宣降，脾失健运，肾失摄纳，其他如外感风寒、饮食生冷等仅为诱因。

本病到了严重阶段，不但肺肾俱衰，心阳同时受累。因心脉上贯于肺，肾脉上络于心，心阳赖肾阳以温煦，心气赖肺气推动。一旦肺肾俱衰时，则心阳亦虚，不能鼓动血脉而出现心悸、气促等"水气凌心"和唇舌爪甲青紫等血瘀之症，甚至大汗阳脱的危候。本病间歇期治疗往往被医家和患者所忽视，正因为间歇愈短，病愈严重，从而形成恶性循环，最后发展到"水气凌心""形气不保"。笔者认为抓紧间歇期的治疗，以扶正固本为主，对于扭转病机、控制复发具有根本性的意义。

愈哮丸组方严谨，切合病情。方中紫河车、冬虫夏草味甘性温，共补肺肾之阳，蛤蚧味咸性平，补肺肾之阴，皆为血肉有情之品，最能填精益气。核桃仁味甘性温，补肺肾以定喘哮，更用参术大补肺脾之气，以全肺脾肾诸虚之需要。尤其抓住缓解期用药，是治疗本病的关键。哮病的病机、愈哮丸的药物组成及缓解期的治疗，三者贯穿一线，联系紧密，针对性强，故疗效显著。〔李栖心. 愈哮丸治疗哮病 140 例〔J〕. 湖南中医药导报，1997，3(4)：12-13.〕

（3）哮病

向某，女，25岁，1968年5月7日就诊。患者自幼患哮疾，但病情尚轻，易发易止。于1962年妊娠早期，哮疾大作，静脉注射氨茶碱后症状缓解。此后症状反复发作，常服氨茶碱，逐渐失效，曾多次住院治疗，2次因哮疾流产。就诊前1周突起哮鸣喘急，苦不欲生，故连续超量服用盐酸麻黄碱（25 mg×40片），不计后果。现症见：干咳声嘶，掌心灼热而体温偏低（36.5℃），夜间盗汗，舌红苔少，脉细数。辨为肺肾阴虚型，予自拟河车固本丸〔紫河车3个，冬虫夏草100 g，蛤蚧（去鳞足，黄酒酥）3对，核桃仁150 g，人参（阳气虚用红参，气阴虚用西洋参）50 g〕加龟胶、阿胶各100 g。1剂，炼蜜为丸，服法如前。病情渐至缓解，1969年3月足月平产一男婴，母子均好。追访十余年未再复发。

按语：哮病是一种反复发作的慢性疾病，部分患者病情缠绵难愈而成终身顽疾。反复难愈的主要原因在于肺脾肾的脏气虚弱，功能失调致痰邪内蓄为患。本例患者肺脾肾虚损日久，故见形瘦神疲、气息短促；痰湿阻滞，肺气不利，则见干咳声嘶；气虚及阴而见阴虚，症见掌心灼热、低热、夜间盗汗、舌红苔少、脉细数。故以河车固本丸加减补气养血、滋阴润肺。方中紫河车、冬虫夏草补肺肾之阳；蛤蚧补肺肾之阴；核桃仁补肺肾之气；人参大补肺脾之气，以全肺脾肾诸虚之需；龟胶、阿胶滋阴补血，滋益肺肾之阴。方中多用血肉有情之品，因其最能填精补益，肺脾肾之气足，哮喘自能平定。

应用自拟河车固本丸治疗哮病，经临床验证，疗效满意。若属肺脾气虚，兼见咳痰稀白，动则短气，倦怠肢冷，食少便溏，舌淡苔白或白腻，脉细弱者，加白术以健脾补肺；若属肺肾阴虚，兼见干咳或痰黏不易咳出，潮热盗汗，咽干，舌红苔少，脉细数者，加龟胶以滋肾益肺；若属脾肾阳虚，兼见咳喘不能平卧，呼多吸少，形寒肢冷，便溏尿频，舌胖，脉沉迟或虚浮者，加附子、白术以补脾肾；若复感外邪，病情加重而有标实之证者，则应按"急则治标，缓则治本"的原则，或先标后本，或标本兼治。〔李栖心. 河车固本丸治疗哮病心得［J］. 湖南中医杂志，1986(4)：18.〕

6.肺痈（肺脓疡）

毛某，男，18 岁，1985 年 6 月 22 日初诊。因恶寒发热、咳嗽、咳腥臭痰 5 天，曾在某乡卫生院用庆大霉素、青霉素、链霉素等治疗，症未减轻，更见右胸胁疼痛，形体日渐消瘦，口渴，神疲乏力，小便短赤。舌质红、苔黄，脉弦数而滑。体查：体温 39.3 ℃，心率 124 次/min，呼吸 31 次/min，血压 100/70 mmHg，急性重病容，右胸第 1～3 肋间外侧呼吸音减低，叩击呈浊音。血常规：白细胞 16500/mm^3，中性粒细胞比值 85%，淋巴细胞比值 15%。X 线胸部透视：右胸第 2～3 肋间有密度不均之大片阴影，底部有少量液面。诊断：肺痈（肺脓疡）。治宜清热解毒，祛痰排脓。方药：鲜芦根 30 g，薏苡仁 30 g，桃仁 10 g，知母 10 g，黄芩 10 g，杏仁 10 g，金银花 20 g，桔梗 10 g，浙贝母 15 g，鱼腥草 30 g，生石膏 30 g。4 剂，水煎服。6 月 26 日二诊：服药后，身热、咳嗽减轻，体温降至 38 ℃，咳痰减少且无腥臭，守方减生石膏，加生黄芪 30 g。6 剂，尽剂后，诸症消失，病获痊愈。随访 2 年无异常。

按语：肺痈多由感受外邪，内犯于肺，或痰热素盛，蒸灼肺脏，以致热壅血瘀，血败肉腐化脓，最后蕴酿成痈。正如《柳选四家医案·环溪草堂医案·咳喘门》所说："肺痈之病，皆因邪瘀阻于肺络，久蕴生热，蒸化成痈。"本例患者出现恶寒发热、咳嗽、吐痰腥臭、右胸胁疼痛、小便短赤、舌质红、苔黄、脉弦数而滑等症，考虑痰热与瘀血壅阻肺络，肺络损伤，肉腐血败，化脓成痈而成。治宜清热解毒，祛痰排脓。方中芦根清泻肺热、解毒利肺；薏苡仁清热利湿、排脓消痈；桃仁活血破瘀，助芦根以除腥臭脓痰；知母、黄芩清肺热；杏仁、浙贝母清肺化痰；金银花清热解毒；桔梗、鱼腥草增排脓之力；生石膏清热泻火、除烦止渴。诸药配伍，清热解毒、祛痰利湿、活血化瘀，邪气得以祛除，则脓痈可消。若咯血酌加牡丹皮、栀子、蒲黄、藕节、三七等凉血化瘀止血；痈脓排泄不畅，脓液量少难出，配穿山甲片、皂角刺以溃痈排脓，但咯血者禁用；气虚无力排脓者，加生黄芪益气托里排脓；津伤明显，口干舌燥者，可加玄参、麦冬、天花粉以养阴生津。〔何进阶. 内痈治验［J］. 湖南中医杂志，1988（2）：28.〕

7.肺痨（3案）

（1）肺痨（肺结核）

廖某，女，63岁，1989年9月24日诊治。午后发热历时半个月，高热时体温39.5 ℃～40 ℃，每天下午2时始发热，时而恶寒，入夜则热甚，至翌日早晨热自退，伴五心烦热，咳嗽，纳少，口干不饮，手足心灼热难受，欲置凉水中始快。症见形体消瘦，面色苍白，精神萎顿，舌质红，苔白略厚，脉细数。自述在当地医院已用过青霉素、链霉素、异烟肼旬日，未能退热。1985年经胸片确诊肺结核，因未能坚持治疗，病情一直迁延不愈。证属阴虚潮热。治以养阴透热。拟小柴胡汤合青蒿鳖甲汤：柴胡、黄芩、半夏、党参、青蒿、牡丹皮、知母、地骨皮各10 g，生地黄30 g，鳖甲15 g，甘草5 g。服上方2剂后，寒热尽退，体温36.8 ℃，精神好转，胃动知饥。复进2剂，观察1周寒热未再复发。

按语：肺结核临床以阴虚多见，所谓"阴气少而阳气胜，故热而烦满也"。患者寒来热往每起于午后阴分，夜热早凉，此乃阴虚而见于少阳证也，盖血为阴，夜亦阴，同类相召故也。清·高鼓峰治肺结核久热不退，每以小柴胡汤加地黄30 g取效，余宗其法，又虑其热淫日久，阴伤难复，故予以青蒿鳖甲汤复方图治，其滋阴退热之力益增，是以半个月高热退在顷刻。〔胡学刚. 肺结核高热治验［J］. 四川中医，1991（1）：28.〕

（2）肺痨（急性粟粒型肺结核）

谢某，女，22岁。经常冒寒淋雨，于1990年4月2日出现高热、咳嗽、纳差，4月4日因病情加重入中山市某医院住院治疗。经胸部X线片、血尿便常规、红细胞沉降率、细菌培养等检查确诊为急性粟粒型肺结核。予西药抗结核、抗感染、激素及对症治疗7天，疗效不佳，仍高热不退，后因难以承受医药费而出院。4月13日上午于耒阳市中医院治疗。予抗结核、抗感染、激素等西药治疗4天仍高热不退，4月17日改中医治疗。症见：身热不扬，午后热盛，头重肢困，口干口黏，咳嗽咳痰，胸闷腹胀，尿黄、刺痛，大便稀溏，舌边尖红、苔黄腻，脉濡数。体温39.6 ℃，两肺呼吸音粗糙，可闻及少量湿啰音，满腹压痛，有移动性浊音。尿常规：红细胞（+），脓细胞（+）。血常规：白细胞计数 18600/mm³，红细胞沉降率增快。胸部 X 线片：粟粒型肺结核。辨证为湿热弥漫三焦。治以清利湿热，通利三焦。方用三仁汤加减：杏仁9 g，豆蔻6 g，薏苡仁25 g，厚朴9 g，法半夏9 g，生石膏30 g，竹叶9 g，滑石15 g，通草9 g，黄连5 g，白茅根15 g。连进 2 剂，口干口黏、胸闷腹胀消失，身热不扬等症状均有减轻，原方再进3 剂，自觉症状均消失，舌淡红、苔薄白，脉缓。肺部湿啰音、满腹压痛、移动性浊音均消失，原方加减又进6 剂，一般情况好，舌脉正常。心肺、腹部等无异常。脑脊液、红细胞沉降率、血尿便常规正常。停服中药，继续常规抗结核治疗。1 年后随访，病未复发。

按语：本例患者症见身热不扬、午后热盛、头重肢困、口干口黏、咳嗽咳痰、舌边尖红、苔黄腻、脉濡数等症状，此乃湿热弥漫三焦所致。薛生白言："太阴内伤，湿饮停聚，客邪再至，内外相引，故病湿热。"故治宜清利湿热、通利三焦，方用三仁汤加减。三仁汤出自《温病条辨》，主治湿温初起及暑温夹湿之湿重于热证。然其证颇多疑似，每易误治，故吴瑭于《温病条辨》中明示"三戒"：一者，不可见其头痛恶寒，以为伤寒而汗之，汗伤心阳，则神昏耳聋，甚则目瞑不欲言；二者，不可见其中满不饥，以为停滞而下之，下伤脾胃，湿邪乘势下注，则为洞泄；三者，不可见其午后身热，以为阴虚而用柔药润之，湿为胶滞阴邪，再加柔润阴药，两阴相合，则有锢结不解之势。故治疗之法，惟宜宣畅气机、清热利湿。三仁汤方中杏仁宣通上焦肺气，使气化有助于湿化；豆蔻开发中焦湿滞，化浊畅中；薏苡仁益脾渗湿，使湿热从下而去，三药为主，故名"三仁"。辅以半夏、厚朴除湿消痞、行气散满；通草、滑石、竹叶清利湿热；生石膏清热泻火、除烦止渴；黄连清热解毒；白茅根清热生津、凉血止血。诸药合用，共成宣上、畅中、渗下之剂，而奏清热利湿、宣畅泄浊之功，随症加减，疗效颇佳。〔谢云桂. 疑难急症三则[J]. 湖南中医杂志，1992(6)：19.〕

（3）肺痨（肺结核）

袁某，男，32岁，1989年8月15日初诊。1988年10月渐起便秘腹泻，交替发生，时有腹痛。1989年6月便秘渐消失，但仍腹痛腹泻，便有黏液。伴口腻纳差、胸闷腹胀，肢困乏力，盗汗咽干，小便黄。患腹泻以来，经常在当地医院口服中药参苓白术散、四神丸、连理汤以及西药土霉素、氟哌酸、链霉素片等无效。1989年8月8日因过食酒肉厚味，腹泻次数增多，经衡阳市某医院做肠镜、细菌培养、粪检查确诊为肠结核。经西药输液、口服庆大霉素片等治疗4天（具体药名欠详）无明显效果。故求余会诊。既往患肺结核2年，经西医抗结核治疗好转。症见：身体消瘦，舌尖红，苔黄腻，脉濡数。证属湿热中阻，脾失健运兼气阴不足。治以清利湿热、健脾畅中为主，益气养阴为辅。方用三仁汤加减：淡竹叶6g，杏仁6g，薏苡仁25g，豆蔻6g，法半夏6g，厚朴9g，通草6g，滑石15g，茯苓15g，黄柏9g，黄连4g，白参9g，麦冬9g，浮小麦15g。连进3剂，口腻纳差、胸闷腹胀消失，腹痛腹泻等症明显好转，舌淡红、苔白腻，脉缓。原方加减再进5剂，大便正常，自觉症状消失，舌脉正常。为了巩固疗效，又服六君子汤加减7剂，作大便常规检验正常，停服中药，继续西药抗结核治疗。1年后追访，患者体健，病未复发，正常上班工作。

按语：三仁汤功能宣肺畅中，清利湿热，主治湿温初起，邪在气分。近代常用于治疗伤寒、胃肠炎、肾盂肾炎、肺炎等。笔者用于治疗结核病疑难急症，每获良效。但必须具备一个共同特点，即有明显的"湿热"证候。〔谢云桂. 疑难急症三则[J]. 湖南中医杂志，1992(6)：19.〕

8.悬饮（胸腔积液）

张某，女，56岁，1979年10月20日诊。咳嗽胸痛，喘咳不得卧，经某县医院X线胸部透视：右侧胸腔积液，原因待查。曾用青霉素、链霉素肌内注射 1 周，口服异烟肼等药物效果不佳。嗣后给予胸腔抽液，每次抽 500 ml 左右，抽后数天又复发，病情危重，建议转上级医院治疗。患者因家庭经济困难，要求出院，转请余诊治。症见：面色苍白，精神差，体形虚羸，面部浮肿，端坐呼吸，咳喘频作，心悸少气，语声低弱，胸闷纳差，小便少（每天约 250 ml）。舌质淡红，苔薄白微腻，六脉沉迟。听诊呼吸音减弱，叩诊浊音，双下肢重度水肿，按之凹陷。辨证为脾肾阳虚、水湿内停之悬饮。治宜健脾利湿，通阳化气。方用五苓散加桑白皮、杏仁各 10 g，薏苡仁 15 g，木瓜 12 g。水煎，每天 1 剂，分 4 次服。服 3 剂后，小便次数增多，每天 6~8 次，计 2400 ml 左右，精神较佳，食欲好转，咳嗽气促明显减轻。守原方加黄芪 20 g、山药 15 g，续服 10 剂。胸满、咳嗽、水肿诸症消失，经某县医院胸部 X 线片复查：胸腔无积液，后以六君子汤调理而愈。

按语：本例患者因脾肾阳虚，脾失健运，水湿内停，肺脾肾三脏气化不利，三焦壅闭不得宣散，蓄积胸中而为悬饮。治宜健脾利湿、通阳化气，方用五苓散加减。五苓散出自《伤寒论》，书中所载五苓散证以"渴"和"小便不利"首当其冲，或吐，或泄泻，或水肿，或眩晕，或痰饮等，以膀胱气化不利、水津失布为病机。方中以桂枝通阳化气行水；茯苓、白术健脾燥湿、化气行水；猪苓、泽泻祛湿利小便，导水下行。正如叶天士所言："通阳不在温，而在利小便。"五苓散有益气健脾、利水渗湿、通阳化气之功，善治表里同病，随症加减，临床治疗多种急危重症。此例患者咳嗽胸闷、喘促不得卧，属脾阳不运，水湿内停，上犯胸肺为饮，故用健脾利湿、通阳化气之法，加桑白皮、杏仁、薏苡仁、木瓜宣肺利水，此举切中病机，因而疗效卓著。〔张祥福. 五苓散治疗急危重症[J]. 湖南中医杂志，1989(6)：19.〕

9.久嚏不止（过敏性鼻炎）

何某，男，30 岁，1988 年 10 月 17 日初诊。患者平素体健，务农兼捕鱼为业。近 1 年来常感畏寒、头晕头痛，喷嚏频作，时有鼻塞流清涕，遇寒则剧。曾购速效感冒胶囊、参苏丸、穿心莲片、鼻炎丸等药服用罔效。乃到某人民医院检查，诊断为"变应性鼻炎"。经西医治疗1个月余无明显好转。又求治于某中医院，其医以苍耳子散、辛夷散、玉屏风散等治疗，先后服药数十剂，时而好转，时而加剧，经久不愈。后由一友相荐，邀余诊治。症见：喷嚏不止，嚏则涕泪俱出，肢体酸痛，时有恶寒鼻塞，头痛无汗，口不渴，二便如常，舌淡、苔薄微腻，脉浮而有力。脉症合参，当属风寒束表、肺气失宣之证，似麻黄汤证但无发热气喘。遂拟发表散寒、燥湿宣肺为法，用麻黄汤加味。处方：麻黄、桂枝各10 g，甘草6 g，杏仁、苍术各15 g，嘱服2剂。服药后身有微汗，喷嚏大减。守方再服3剂，诸症若失。后以玉屏风散调治半个月而愈。3个月后在某县人民医院五官科复查，鼻炎痊愈，至今未见复发。

按语：喷嚏是一种临床症状，常伴随他病出现，或由异物异气入鼻所致。中医学认为，肺主皮毛，开窍于鼻。风寒外袭，束于肌表，肺气失宣，气通不利则发喷嚏。它是一种正气抗邪、鼓邪外出的生理现象。张仲景在《金匮要略·腹满寒疝宿食病脉证治》中指出："夫中寒家，喜欠，其人清涕出，发热色和者，善嚏。"本例患者因常冒雨露，风寒之邪夹湿外袭，郁于肌表，内滞于肺，肺失宣发之职，气通不利而致喷嚏频作。前医拘于"变应性鼻炎"而投苍耳子散、辛夷散之类，徒治局部而未顾全面，又用玉屏风散反致闭门留寇。余避其所短，大胆用麻黄汤发汗解表以宣肺，因患者常冒雨露，又见有舌苔白腻之症，恐有湿邪困扰，故加苍术燥湿健脾，为麻黄汤驱散表邪排除障碍，湿去则不碍解表。表寒散、肺气宣，气道通，喷嚏自止。〔周汉清. 麻黄汤治久嚏不止［J］. 中医药学报，1989(5)：36.〕

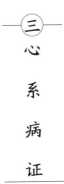

三 心系病证

1.胸痹心痛（3案）

（1）胸痹心痛（急性下壁心肌梗死）

康某，男，68 岁，1994 年 4 月 10 日就诊。卒然心痛彻背 2 小时。症见：胸痛彻背，其痛欲绝，胸闷气短，面色苍白，汗出肢冷，唇舌青紫，脉微沉细。既往有冠心病心绞痛病史。心电图：Ⅱ、Ⅲ 及 aVF 导联有异常 Q 波，ST 段弓背样上抬。诊断为急性下壁心肌梗死，辨证为心脉瘀阻，阳气欲脱。治以温阳益气，活血化瘀。方用补阳还五汤加减：黄芪 30 g，当归尾 9 g，桃仁 10 g，红花 10 g，赤芍 15 g，地龙 10 g，川芎 9 g，丹参 20 g，制附片（先煎 2 小时）10 g，龙骨 15 g，牡蛎 15 g，人参（另煎兑服）10 g。水煎，频服。1 剂痛止，再守原方加薤白 10 g、桂枝 6 g，5 剂后症状基本消失。

按语：本例患者以心脉瘀阻、阳气欲脱为病机，故见胸痛彻背，其痛欲绝，胸闷气短，面色苍白，汗出肢冷，唇舌青紫，脉微沉细，治宜温阳益气、活血化瘀，方用补阳还五汤加减。补阳还五汤出自王清任《医林改错》，方中黄芪既能益气以助气血之行，又能"逐五脏间恶血"；当归尾活血通络而不伤血；赤芍、川芎、桃仁、红花活血祛瘀；地龙通经活络，力专善走，周行全身，以行药力；附片回阳救逆、温补脾肾、散寒止痛；龙骨、牡蛎收敛固涩、镇静安神、强心；人参大补元气、复脉固脱。全方益气以行血，活血以通络，对气虚血瘀之证有显著疗效。

补阳还五汤的临床应用范围颇广，但是治疗时需要注意以下几点：①注意方证对应。无论什么疾病，只要存在气虚血瘀证，就可应用补阳还五汤；只要存在以血瘀为主的证候，也可以用补阳还五汤为主进行加减治疗。偏寒者加桂枝、附片、川乌、草乌等温经散寒药；偏热者去黄芪，加忍冬藤、桑枝、川楝子等清热通络药；兼气滞者加柴胡、郁金、枳壳、佛手等理气止痛药；兼痰湿者，加法半夏、瓜蒌壳、薏苡仁、石菖蒲等化痰利湿药。②要重视黄芪与活血化瘀药的比例。补阳还五汤的原方应用黄芪重达 120 g，是活血化瘀药物总量(54 g)的 2 倍。临床应用本方时，黄芪用量可不必达 120 g，但最少也需在 30 g 以上。③要注意煎药方法。由于黄芪质地致密，加之用量较大，因此煎药用水要多，一般加水超过药面约 3 cm，并且煎药时间要稍长，可至水沸后再煎 20 min，以利于药物有效成分的煎出。〔曾介绥. 补阳还五汤临床应用体会[J]. 湖南中医杂志，1996，12(5)：6.〕

（2）胸痹心痛（冠心病心绞痛）

陈某，男，45 岁。胸闷作痛，心悸善惊，经某省级医院检查诊断为冠心病心绞痛，经用中西药治疗未获显效，遂于 1985 年 10 月 15 日诊治。症见：面色苍白，胸闷心悸，喘息自汗，呈阵发性发作，目眩脑胀，精神不振，纳谷不香，胸部隐痛，手足欠温，舌质红、边有瘀点，苔薄白，脉弦紧。心率 128 次/min，节律齐。证属心阳亏虚，心脉瘀阻。治宜理气解郁，温阳宣痹，活血化瘀。方用小柴胡汤加当归、川芎、丹参、炮附片、瓜蒌壳，服 3 剂后症状缓解，续守原方 20 剂，临床症状消失。追访 2 年未见复发，能正常上班。

按语：本例患者以心阳亏虚、气郁不畅、心脉瘀阻为病机，故见面色苍白、胸闷心悸、目眩脑胀、舌质红、边有瘀点、苔薄白、脉弦紧等，治宜理气解郁、温阳宣痹、活血化瘀。但从六经辨证看，患者目眩、纳谷不香、苔薄白、脉弦等症为少阳病之主症，此为邪犯少阳，枢机不利所致，故用和解少阳、疏利气机之小柴胡汤加减治疗。小柴胡汤中柴胡为少阳专药，轻清升散，疏邪透表；黄芩善清少阳相火，配合柴胡，一散一清，共解少阳之邪；半夏和胃降逆、散结消痞；人参、甘草、生姜、大枣益胃气、生津液、和营卫，既扶正以助祛邪，又实里而防邪入。另加当归、川芎、丹参活血化瘀、行气开郁，无破血耗气之弊；瓜蒌壳理气宽胸；附片理气温阳，助扶正培本之功。胸痹心痛，责在胸中阳微，气郁不畅，前人习用通阳之法。但根据临床实践，运用理气解郁、活血化瘀、温阳宣痹之法，每收捷效。〔张祥福. 小柴胡汤加减治疗急症举隅[J]. 湖南中医杂志，1989（1）：18－19.〕

（3）胸痹心痛（心绞痛）

邹某，男，48岁。于1978年4月因胸前区阵发性绞痛1个月就诊。患者1977年2月始发食欲差，心悸逐渐加重。1个月前因胸部憋闷疼痛于常德某医院检查心电图及胆固醇、三酰甘油，确诊为冠心病、心绞痛。住院予西药治疗1个月，效果不显。刻诊：急性病容，形体肥胖，面色㿠白，气怯畏寒。诉近几个月来心跳快，时有冷汗出，胸前区阵发性绞痛逐渐加重，并放射至右侧腋下及肩背，日发3~7次，且痛如针刺、固定不移，伴纳食少、泛吐清水，大便溏而不爽、日行2~3次，舌胖嫩、有齿痕，苔白，脉细涩无力。辨证为胸阳不振，心血瘀阻。急投以瓜蒌薤白桂枝汤加味：瓜蒌12g，薤白18g，桂枝、附片各6g，厚朴、枳实、桃仁各8g，红花3g。先后连服10剂后，心悸缓和，饮食增加，乃胸阳已振，但仍心绞痛，仍日发2~4次。此不仅瘀阻仍存，且肥人多湿，改投桃红四物汤：全当归、赤芍各12g，川芎、地黄、桃仁各10g，红花4g。水煎服。配合苏合香丸，每次服1丸(3g)，每天2次。经连服二十多天，饮食大增，胸痛基本控制，舌淡红润、少苔，脉缓。复查心电图示T波稍平，心肌供血明显改善，右束支完全阻滞消失，胆固醇、三酰甘油接近正常。后以金水六君煎加丹参20g，调理月余，患者康复出院。随访至今，届满古稀之年，健康无恙。

按语：胸痹是指以胸部闷痛，甚则胸痛彻背，喘息不得卧为主要表现的一种疾病，轻者感觉胸闷，呼吸欠畅，重者则有胸痛，严重者心痛彻背，背痛彻心。汉代张仲景将本病病机归纳为"阳微阴弦"。其病位在于心，涉及肝、脾、肾、肺等脏，主要病机为心脉痹阻。气血阴阳不足，心脉失养，不荣则痛，气滞、血瘀、寒凝、痰湿等痹阻心脉，不通则痛。本例患者病机为胸阳不振，痰浊瘀血结于胸所致，治以通阳散寒化痰、理气活血化瘀，方用瓜蒌薤白桂枝汤加味。方中枳实消痞除满；厚朴下气消胀；桂枝、薤白通阳宣痹；瓜蒌宽胸开结；桃仁、红花活血祛瘀止痛；附片温补脾肾、散寒止痛。诸药合用，除痰瘀，开痞结，行气血，温阳气，通经脉，胸胃之邪疏解，则胸痹缓解。服用 10 剂后，仍发心绞痛，说明心阳已振，但瘀阻仍在，又肥人多痰湿，故改用桃红四物汤活血化瘀、通络止痛，并配合苏合香丸芳香开窍、散寒化浊、行气止痛。后用金水六君煎补益肺肾、养阴化痰，加丹参活血祛瘀、通经止痛。本例患者病在心，先以通（温）阳逐瘀，待阳复则调整为温通活血，行气开窍化浊，最后以助培土治其本，循序渐进，环环相扣，药到病除，效如桴鼓。〔吴忠文. 立"通法"治脏病论［J］. 湖南中医药导报，2004，10(2)：7.〕

2. 胸痛

张某，男，38 岁，1997 年 6 月 10 日就诊。患者近 1 个月来时感胸部刺痛，服瓜蒌薤白汤数剂，疼痛加重。刻诊：胸部刺痛，入夜痛甚，牵引两胁，胸闷，舌边暗，苔黄，脉小弦滑。证属肝气阻胸、血随气凝。治宜疏肝散结，祛瘀通络。拟旋覆花汤加减：旋覆花(布包煎) 10 g，茜草 10 g，青葱管 5 根，丹参 15 g，川楝子 10 g，郁金 10 g，橘络 6 g。3 剂。复诊：服 3 剂后，胸痛已平，感体倦，纳差，舌略暗，苔薄黄，脉小弦。原方去青葱管，加麦芽 12 g，续服 3 剂而愈。

按语：本例是以肝气阻胸、血随气凝为病机，症见胸部刺痛、入夜痛甚、牵引两胁、胸闷、舌质边暗、苔黄、脉小弦滑，治宜疏肝散结、祛瘀通络，方用旋覆花汤加减。旋覆花汤出自张仲景《金匮要略·五脏风寒积聚病脉证并治第十一》，原方由旋覆花 3 两、葱 14 茎、新绛少许 3 味药组成，主治"肝着，其人常欲蹈其胸上，先未苦时，但欲饮热"。旋覆花消痰下气散结；新绛(茜草)凉血活血、祛瘀通络；葱茎通阳宣散。加用丹参活血祛瘀、通经止痛、清心除烦，郁金行气解郁、活血止痛，川楝子疏肝泄热、行气止痛，橘络化痰通络。服用 3 剂后，患者无胸痛，感体倦、纳差，舌略暗，苔薄黄，脉小弦，原方去青葱管，加麦芽以疏肝健脾。旋覆花汤具有疏肝解郁、活血通络之功，临床加减运用广泛，凡属营气痹塞、经脉瘀阻的内科杂证，均可运用本方治疗。〔张寿华. 旋覆花汤在内科中的运用[J]. 湖南中医药导报，2003，9(10)：20.〕

3.心悸（3案）

（1）心悸（心律失常）

刘某，男，58 岁。主诉心慌心悸阵作，心中惕惕不安，自觉有逆气从胸中上冲已 8 个月，其症状无昼夜差别。心电图频发性室性早搏，服用西药维拉帕米、心律平等控制早搏，上症可短时间缓解，久而罔效，遂停用，转求中医。症见：面色萎黄，精神疲惫，手足欠温，舌淡、苔薄白，脉结代，辨为气血两虚，心阳不振，血脉瘀滞。治宜益气养血，温阳化瘀。药用当归补血汤加味：黄芪 50 g，当归 10 g，桂枝 10 g，人参 5 g，阿胶（烊化）15 g，薤白 10 g，赤芍 12 g，丹参 15 g，五味子 6 g，炙甘草 10 g。5 剂，自觉心悸好转，夜寐转安，再进 5 剂，诸症悉减，后守方共服 20 剂，诸症消失。

按语：频发室性早搏临床表现属中医学"怔忡"范畴。心主血，有赖于血液的滋养，尤赖宗气的推动而运行血脉，心神得以所养。今心血不足，心阳不振，心脉因之痹阻，气血不能畅达，从而出现怔忡。明·孙一奎提出"治怔忡之法，惟当益其心血"。但此中益心血而非补血，恐滋腻滞气，故首推当归补血汤合人参补气以生血；桂枝配阿胶意在补而不滞、温而不燥；薤白与桂枝相伍增强通阳散结之效；赤芍、丹参以活血散瘀；炙甘草调和诸药，与桂枝相合辛甘通阳，与五味相合酸甘化阴，全方配伍严谨，故临证效佳。〔曾劲松. 当归补血汤的临床运用举隅[J]. 中医药导报，2007，13(4)：63－64.〕

（2）心悸（窦性心动过速）

唐某，女，62岁，1990年11月18日初诊。心悸心慌7天。症见：面白形瘦，精神不振，胃纳不佳，心悸怔忡，坐卧不宁，舌淡苔薄，脉象细弱。心电图提示：窦性心动过速。拟诊怔忡。证属：气血两虚，心神失养。治以益气滋阴，活血安神。药用：党参30 g，玉竹30 g，生地黄、酸枣仁、龙骨各15 g，炙甘草、麦冬、阿胶(烊)、赤芍各10 g，丹参30 g，桂枝5 g。药进2剂，心悸不安竟止，唯寐差、头晕。守原方加朱茯神10 g、谷芽12 g，续服4剂，诸症消失。

按语：按常规，气血不足之心悸怔忡，自当益气养血以安心神，何以在补气血方中伍用活血化瘀之品？问题的提出旨在于要认识气虚不仅可以引起心血虚，还可以使心脉不畅而导致血瘀。赤芍有通脉活络之效，丹参善行心脉瘀阻，且又能补心定志，安神宁心，为治惊悸怔忡要药。现代药理研究认为活血化瘀药有改善心脏血流的作用。故在大队益气养血方中佐一二味活血化瘀药于其内，使动静结合，则补气血而不留瘀滞，化瘀血而勿损正气，互为其用，相得益彰，有助于疗效的提高，而尤以丹参、赤芍两药性味平和、善入心脉为佳选。〔胡学刚. 瘀血证治四则［J］. 湖南中医杂志，1992(2)：25－26.〕

（3）心悸（房室阻滞）

邓某，男，56岁，1987年4月19日初诊。近1个月来，心悸、头晕，加重7天。症见：面色苍白少华，精神倦怠，胸闷不适，肢凉汗出，小便清，大便调，舌质淡胖，脉细沉迟。体查：心率51次/min，心律不齐。心电图检查提示为PR间期大于0.20 s。QRS波群每隔1次，心搏脱漏1次，呈2：1房室阻滞。证属心阳不足、血运不畅所致，投基本方：红参6 g，白术12 g，茯苓15 g，桂枝18 g，丹参20 g，炙甘草8 g。加附子15 g、瓜蒌壳18 g。服药2周，心悸头晕除，余症亦消失，检查心率为63次/min，心律齐。1987年5月3日复查：心电图正常。随访半年，未再复发。

按语：房室阻滞属中医学"心悸""眩晕"范畴。本病多因患者素体心脾不足，心阳亏虚，血运鼓动无力而成。基本方由苓桂术甘汤加红参、丹参组成。方中以红参补益心气，桂枝温通心阳，丹参活血，为君；茯苓健脾利水，为臣；佐白术健脾燥湿；炙甘草调和心脾。若阳虚甚加附子，共奏益气活血通阳之功，故疗效满意。〔韩志坚. 益气活血通阳法治疗房室传导阻滞 20 例［J］. 湖南中医杂志，1990，6（1）：47.〕

4.水肿（2案）

（1）水肿（肺源性心脏病并心力衰竭）

陈某，男，76 岁，1986 年 12 月 20 日初诊。因再发心悸、咳喘、水肿近 1 个月，而以"肺源性心脏病并心力衰竭"收住某中医院内科，经中西二法治疗近 2 个月，症无明显改善而要求出院。经友人介绍前来就诊。症见：心悸、喘咳、唇绀，胸脘痞闷，全身水肿，下半身肿甚，按之凹陷，小便不利，大便秘结，舌红、苔黄腻，脉弦滑。证属水热互结，气化不利。治以化气利水，通腑泄热。方用五苓散加味：桂枝、白术各 6 g，猪苓、泽泻各 10 g，茯苓、生大黄（后下）、葶苈子（包煎）各 15 g。水煎服，每天 1 剂。服 3 剂，二便通利，水肿、心悸、喘咳诸症均见减轻。续守方出入共服 36 剂，诸症消失。尔后以参苓白术散小剂调理月余收功。随访 2 年，疗效巩固。

按语：本例心力衰竭，乃水热互结致气化不利所致。故选五苓散化气行水，加葶苈子意在泻肺利尿，强心平喘；大黄素有"推陈致新"之妙用，虽此等药不宜久服，但遇此顽症，又非一朝一夕之功，故守法守方，直至邪尽，而后转入调理，以收全功。〔陈华. 肺心病并心衰［J］. 湖南中医杂志，1989（5）：27.〕

（2）水肿（慢性充血性心力衰竭）

罗某，男，38 岁。患风湿性心脏病 8 年。曾多次因心力衰竭住县人民医院治疗。半个月前因感受风寒，咳嗽流涕，继之出现下肢浮肿，纳减腹胀，住院后用洋地黄治疗十余天，病情反日益加重，以致心悸不能平卧，汗出肢冷，咳痰带紫血，尿少，下肢浮肿按之如泥，转来我院改用中药治疗为主。舌质紫暗、苔白厚腻，脉细数且参伍不调。辨证为心肾阳虚，脾虚失运，水湿潴留，血脉瘀阻，痰饮上逆，凌心犯肺。急拟：红参 10 g，熟附子（先煎）30 g，焦白术 15 g，桂枝尖 10 g，建泽泻 30 g，葶苈子（包）10 g，白芍 10 g。每天 2 剂，并立即给氧，静脉滴注 50% 葡萄糖注射液 40 ml 加毛花苷 C 0.4 g。翌日见患者气喘稍平，唇舌紫暗好转，下肢厥逆转温，小便增多。此心肾阳气获回复之渐，水湿痰饮得温化之机，然脉仍参伍不调，两颧暗红，示血脉不通，瘀阻未化。用原方去葶苈子，加丹参 15 g，当归 10 g，川芎 10 g 以活血祛瘀，服 6 剂后水肿消退，胁下痞块缩小，唯仍夜寐不安，且有盗汗。现阳气虽复，水饮得化，而气阴亏损又见，故转方以生脉散加生黄芪、当归、川芎治疗。服用十余剂后，心衰控制，能下床轻微活动，饮食日增。

按语： 心力衰竭患者常出现下肢浮肿，四肢厥冷，唇口青紫，危笃者可见面赤戴阳，冷汗淋漓，脉微欲绝，乃属肾阳暴脱阴阳离决之像；泛吐呕恶，食欲不振，胸闷腹胀者脾虚失运，短气，喘息不得卧；咳嗽咯血者，为肺肾气虚，痰饮上逆射肺；小便短少，少腹胀满者，为膀胱气化不利，《金匮要略》中讲的"正水，其脉沉迟，外证自喘"，恐怕就概括心性水肿于内。笔者以为治疗慢性心力衰竭的关键在于强心壮肾，健脾益气，佐以温阳利水，活血通络，常用方剂有真武汤、苓桂术甘汤、参附汤、生脉散、五苓散、炙甘草汤、桂甘龙牡汤、膈下逐瘀汤等化裁加减。本案即以真武汤加减温阳利水治之而获效。〔龙慎仪. 慢性充血性心力衰竭的辨证论治［J］. 湖南中医学院学报，1984(3－4)：50－51.〕

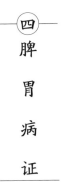

四

脾
胃
病
证

1.胃脘痛（4案）

（1）胃脘痛（慢性胃炎）

李某，女，42岁，1984年1月12日诊。胃脘痛反复发作已4年，常服"胃舒平""胃友"等疗效不佳。症见：面色萎黄，唇燥口苦，纳谷不香，胃部灼热，脘腹胀痛，手足发热，消瘦乏力，大便干燥，舌质边尖红，脉弦细。经省级医院做胃镜及病理切片检查，诊为"慢性浅表性胃炎""胃黏膜部突出"。辨证属气阴两虚、瘀血阻络。方用一贯煎加减：生地黄、太子参、当归、枸杞子、白芍、川楝子、麦冬、蒲公英、黄芪、甘草、丹参、三七（研细末兑服）。连续服药30剂，临床症状好转，守方3个月，诸症消失。经胃镜复查胃黏膜，病变均已消失，坚持参加体力劳动，追访1年未见复发。

按语：慢性胃炎，起病缓慢、病程长、病变寒热错杂，其病在于脾胃虚弱，气机不畅而致瘀（包括气郁、血瘀、气阴两虚、湿热内结），病位在胃而转机在脾，涉及肝肾，它不是一个单纯的脏器病变。慢性浅表性胃炎的病程较短，病期偏早，邪盛而正气不虚，辨证属肝郁脾虚，治疗时用四逆散加清热解毒的蒲公英、炒栀子；萎缩性胃炎病程长、病期偏晚、正气已虚、瘀血阻络，辨证属气阴两虚、瘀血阻络，用一贯煎加益气活血的黄芪、丹参、三七之类，活血化瘀药对增生性病变有软化、改善微循环和组织营养、促进病变恢复，并有降低毛细血管通透性、减少炎症渗出、促进炎症吸收等作用，黄芪、太子参之类能提高细胞免疫功能，有利于病变组织的恢复。本案即以一贯煎加黄芪、丹参、三七治之，获效颇佳。〔张祥福.辨证分型治疗慢性胃炎[J].四川中医，1989(6)：28.〕

（2）胃脘痛

张某，女，40岁，1990年3月13日诊治。胃脘疼痛7天。脘腹隐痛，以热水袋按敷则痛减，面挟青色，口苦欲呕，情志郁恼，嗳气时作，弯腰曲背，时而呻吟，不思纳谷，舌淡红、苔薄白，脉弦数无力。曾服颠茄合剂、藿香丸而不能止痛。证属胃脘虚寒，肝木恣横。拟温胃疏肝，理气止痛。药用：柴胡10 g，白芍24 g，枳实10 g，炙甘草5 g，桂枝10 g，延胡索15 g。服药1剂，胃痛竟止，2剂未尽，腹饥思食，已能上班。

按语：本例患者属脾胃虚寒证兼肝郁气滞，治疗以温中健脾、疏肝解郁为法，方用四逆散加减。四逆散中枳实与柴胡配伍，一升一降，加强舒畅气机之功，并奏升清降浊之效；白芍柔肝止痛；甘草缓急止痛；加桂枝温阳化气，延胡索活血行气止痛；共奏温胃疏肝、理气止痛之功。〔胡学刚.巧用复方验案举隅[J].国医论坛，1991(4)：30-31.〕

（3）胃脘痛

黄某，男，48岁，1997年4月8日就诊。患者自1996年8月开始，感胃脘疼痛，时轻时重，服中西药物病情好转。近半年来，胃脘疼痛加重，呕吐酸水。刻诊：胃脘刺痛，常觉灼热泛酸嘈杂，食后痛甚，口苦，大便干燥，舌红、苔黄滑，脉弦滑数。证属肝火横逆犯及胃腑，湿热中阻，久病络瘀。治宜平肝和胃、化湿畅中、活络止痛。方拟旋覆花汤加味：旋覆花(布包煎)6 g，茜草10 g，葱管5根，丹参12 g，赭石15 g，吴茱萸2 g，黄连6 g，川楝子10 g，蒲公英15 g，佩兰6 g，佛手6 g，大黄5 g。3剂。复诊，服药后，胃脘灼痛已减，大便日行2次，饮食增加，恶心泛酸已止，仍口苦、口干，舌红、苔黄滑。原方去赭石、葱管、大黄，加九香虫6 g以疏肝散瘀，续服5剂，症状消失，迄今未复发。

按语：胃脘痛系因脾胃受损，气血不调所致。而肝胃不和，气机郁滞，久而化热，可致热积中焦，则胃脘灼痛，泛酸嘈杂。热邪内扰，故口干口苦，舌红苔黄滑，脉弦滑数，方用旋覆花汤加味。方中旋覆花微咸性温，舒郁宽胸，善通肝络而行气散结降逆，助以葱管，芳香宣浊开痹，辛温通阳散结，更以茜草行血而散瘀；丹参活血祛瘀，清心除烦；赭石平肝潜阳，重镇降逆；吴茱萸、黄连共用，治疗脘腹胀痛，呕吐吞酸；川楝子、蒲公英清热泻火；佩兰、佛手疏肝理气，利湿化痰；患者大便干燥，用大黄以通腑泻下。患者服用后诸症好转，仍口苦口干，去赭石、葱管、大黄，加九香虫以疏肝散瘀，服后痊愈。〔张寿华. 旋覆花汤在内科中的运用［J］. 湖南中医药导报，2003，9（10）：19-20.〕

（4）胃脘痛（糜烂性胃炎）

孙某，男，40岁，1993年4月30日初诊。自诉上腹部胀满，灼热感，时有隐痛，已6年。1990年9月曾经在某市人民医院做胃镜检查，诊断为糜烂性胃炎、十二指肠球炎。经中西医治疗有所好转，但反复发作。近两年来逐渐加剧，又于1993年4月15日在某县人民医院做胃镜检查，仍诊断为糜烂性胃炎，并见有十二指肠球部溃疡。经西药和埋线治疗，无明显效果，经人介绍，来本院中医门诊治疗。症见：面色无华，头晕目眩，腹胀脘痞，纳差便溏，嗳气，脐上时有隐痛。舌淡、苔薄白，脉细弱。辨为脾胃虚寒、中阳不运之证。方用乌贝四君子汤。处方：党参、白术、茯苓、厚朴、海螵蛸各20 g，川贝母、白及各15 g，甘草6 g。每天1剂，分2次温服。同时停用其他药物。药尽20剂，诸症大减，纳增，面色稍转红润。守方又服40剂，诸症若失，体重增加5 kg。6月30日做胃镜复查，胃黏膜糜烂面愈合，十二指肠球部溃疡愈合。停药随访至今，未见复发。

按语： 糜烂性胃炎属中医学"胃脘痛""痞满"等范畴，多因饮食不节（洁）所致，且多数患者有急性胃炎或消化不良史，由于失治或误治而成糜烂性胃炎。因而病程一般较长，临床表现多见正虚邪实，虚实夹杂。本病病机为脾胃虚弱，脾胃不和。其治疗大法为健脾和胃，消食导滞，收敛止血。笔者根据这一原则，自拟乌贝四君子汤，方中四君子汤健脾益气；厚朴理气行滞、温胃醒脾以升中阳；海螵蛸、贝母（乌贝散）收敛止痛；白及收敛止血；全方具有健脾和胃、消食导滞、收敛止血之功效，用于糜烂性胃炎，药证合拍，故收效较好。〔周汉清. 乌贝四君子汤治疗慢性糜烂性胃炎 70 例[J]. 湖南中医杂志，1996，12(5)：15－16.〕

2.腹痛（7案）

（1）腹痛（急性胰腺炎）

肖某，男，36 岁，1994 年 9 月 15 日初诊。患者 2 天前饮酒饱食后引起上腹部疼痛，伴恶心呕吐，继则呈持续性疼痛阵发性加剧，并放射至左肩、腰背部，其亲友护送至我院求治。经血清淀粉酶和尿淀粉酶测定、B 超检查，诊断为"急性胰腺炎"，在内科住院治疗 2 天后转至本科治疗。症见：腹痛剧烈，痛引左肩及腰背部，腹胀，烦热口渴，大便秘结，舌苔黄腻，脉弦滑数。证属邪热内结，腑气不通，肝气郁结，气机壅滞。治宜泄热通便，疏肝解郁，行气活血止痛。拟方：大黄（后下）20 g，厚朴 12 g，枳实 12 g，芒硝(冲服)12 g，柴胡 10 g，郁金 12 g，木香 12 g，黄芩 12 g，黄连 8 g，金银花 20 g，川楝子 20 g，延胡索 20 g，白芍 20 g，甘草 4 g。每天 2 剂，水煎服，每天 4 次。服药 2 剂后，大便通畅，腹痛腹胀减轻，烦热口渴亦除，患者病情明显好转。上方去芒硝，每天 1 剂，水煎服，每天 2 次。服药 10 剂后，临床症状消失，经血清淀粉酶和尿淀粉酶测定、B 超检查正常，治愈出院，随访至今，身体健康。

按语：急性胰腺炎属中医内科"腹痛"范畴，以上腹部持续性疼痛，阵发性加剧，并放射至左肩、腰背部，伴有呕吐、腹胀为主要症状。腹痛的病因病机不外寒、热、虚、实四端，以饮食不节，暴饮暴食而致腹痛为多见。其治法以"通则不痛"为原则。本方用大黄、芒硝泄热通便；枳实、厚朴破气导滞；黄芩、黄连、郁金、白芍、甘草柔肝缓急止痛；川楝子、延胡索行气活血止痛。诸药相伍，共奏通便泄热、疏肝解郁、行气活血止痛之功，腹痛即愈。〔古勇. 大承气汤加减治疗急性胰腺炎 1 例[J]. 中国民间疗法，2004，12(4)：40.〕

（2）腹痛（单纯性粘连性肠梗阻）

曹某，女，15 岁。因阵发性腹痛、腹胀、呕吐、不解大便 4 天，于 1983 年 10 月 11 日入院。患者于 4 天前傍晚突然出现腹部阵发性疼痛，继而出现腹胀、呕吐，病中一直未矢气和大便。入院前曾在当地医院治疗，给以静脉补液和口服中药"大承气汤"加味治疗，但病情逐渐加重转来我院。患者曾于今年 5 月份因患"胆石症"在我院行胆总管切开取石术，术后常有腹部阵发性隐痛，尚能忍受，未加介意。体查：体温 37.5 ℃，脉搏 112 次/min，呼吸 24 次/min，血压 90/60 mmHg。神志清楚，营养欠佳，表情痛苦。巩膜皮肤无黄染。两肺呼吸音清晰。心率 112 次/min，律齐，无明显病理性杂音。腹部弥漫性轻度膨胀，右上腹可见 2 cm×10 cm 手术切口瘢痕，愈合良好。可见肠蠕动波和肠型，并可扪及肠袢，但无固定压痛和反跳痛及腹肌紧张，叩诊呈鼓音，肠鸣音亢进，可闻到"气过水声"。周围血常规及小便常规检查结果均属正常范围。西医诊断：单纯性粘连性肠梗阻。入院后予以肠粘连缓解汤（乌药 8 g，桃仁 12 g，赤芍 12 g，木香 6 g，厚朴 12 g，莱菔子 30 g，番泻叶 6 g，芒硝 6 g）1 剂，水煎频服，每次 1/3~1 汤匙，每隔 2~3 min 服 1 次。患者在 1 小时内服完第一煎汤液，药后 1 小时，腹胀加重。疼痛加剧，药后 2 小时许，肛门开始排气，多次排气后腹胀、腹痛逐渐减轻。不久，连续 6 次排出中药汤液样大便，于是诸症消失，精神顿爽。留观 4 天无变化出院。现已将近 8 个月未见复发。

按语：粘连性肠梗阻是由于各种原因引起的腹腔内肠粘连，导致肠内容物在肠道中不能顺利通过和运行的疾病。当肠内容物通过受阻时可导致腹胀、腹痛、恶心呕吐及排便障碍等一系列症状。中医学将此病归为"腹痛"范畴，是由外感时邪、饮食不节、情志失调或素体阳虚等因素导致，从而气机郁滞，脉络痹阻，经脉失养，发为疼痛。本案患者腹痛、腹胀，未矢气，均为气机郁滞之像。肠粘连缓解汤中，乌药行气止痛，温肾散寒；桃仁活血祛瘀，润肠通便；赤芍散瘀止痛；木香行气止痛，健脾消食；厚朴下气除满，莱菔子消食除胀；番泻叶、芒硝泻下通便。患者服用后出现肛门排气，后腹胀腹痛减轻，气机郁滞缓解，诸症消失。〔周汉章，杨月香.

运用"肠粘连缓解汤"治疗单纯性肠梗阻 30 例临床观察[J]. 中国中西医结合杂志, 1984(11): 697-698.]

(3) 腹痛（术后粘连性肠梗阻）

1）熊某，男，7 岁。因持续性腹痛阵发性加剧达 12 小时，于 1979 年 3 月 20 日入院。患儿于昨天中午自觉腹痛，逐渐加剧，伴有呕吐黄水，已有 24 小时无矢气、未排大便。1 年前患急性阑尾炎，经手术治疗痊愈出院，无其他传染病。体查：体温 37 ℃，脉搏 80 次/min，呼吸 20 次/min，血压 110/80 mmHg，双眼眶稍凹陷，双肺呼吸音正常，心律齐、无杂音。腹部稍膨隆，右下腹有一长约 4 cm 切口瘢痕，腹肌紧张，压痛明显，有时可见肠形及蠕动波，肠鸣音增强，时有高调音。肢体不温，神色淡，舌质淡、苔白厚，脉弦紧。实验室检查：白细胞总数 14000/mm³，中性粒细胞比值 80%；X 线透视见少量液平面，右中腹密度增高。入院诊断：①粘连性肠梗阻；②失水酸中毒（轻）。外科即以补液、纠正水电解质失调，肌内注射青霉素，口服硫酸镁、颠茄合剂 2 天未见好转，上症加重，急邀中医会诊。证属寒凝腹痛，气滞瘀阻。药用：桂枝 20 g，茯苓 10 g，桃仁 15 g，牡丹皮 15 g，赤芍 20 g，砂仁 5 g，广木香（磨汁兑服）4 g。服上方 1 剂后，症状减轻，继服 1 剂，开始排出约 100 ml 水样便，矢气频作，药尽又排出大便约 800 g，便通痛止，痊愈出院。至今未见复发。

2）唐某，男，24 岁。因腹痛阵发性加剧 24 小时，伴呕吐 4 次，腹胀满，不大便，于 1976 年 4 月 25 日就诊。患者 1 年前在码头工作，不慎被木头弹伤腹部，以致肠穿孔而施行手术，术后 1 年无恙。前天因春耕太忙，加之饮食过饱导致上症发生。体查：体温 38 ℃，血压 110/70 mmHg。痛苦面容，捧腹呻吟。心肺（－），右腹脐旁一切口瘢痕 10 cm，腹部隆起，肌紧张、压痛明显，肠鸣音增高，时有金属音。X 线透视见右下腹部 3 个液平面，舌红少津、苔薄黄燥，脉弦带数。证属瘀热互结，气滞腹痛。药用：桂枝 6 g，茯苓 15 g，桃仁 18 g，牡丹皮 15 g，赤芍 15 g，川厚朴 10 g，蒲公英 30 g。3 剂，水煎服。留门诊观察，不给其他药物。进上方药 1 剂后，腹痛缓解，未再呕吐。继进 2 剂后，夜间已有少量矢气，仍有阵发性腹痛；续服第 3 剂，矢气频频，大便排出干屎约 700 g，24 小时内连服 3 剂而愈。以后每遇劳动强度大与过饱之时，曾先后于 1976 年 10 月、1977 年 4 月、1978 年 5 月、1980 年 7 月又复发 4 次，其症状表现与第 1 次基本相似，以上方诊治而愈。以后经随访至今，未再复发。

按语： 粘连性肠梗阻属中医学"腹痛"范畴。近年来各种外科手术逐年增多，临床屡见不鲜。该病证既不属于阳明腑实，故不可用泻下；亦不归于积滞，故不适于消导。"痛则不通，通则不痛"。本病是因手术后肌肤脏器创伤，导致经络阻塞不通，气血运行逆乱的综合性病理现象，主要矛盾是"瘀阻"。因此，临床中借用桂枝茯苓丸活血化瘀。方中桂枝化气通血脉，芍药柔肝扶脾，一阴一阳调其寒温，通经活络；茯苓淡渗下行，牡丹皮理血清瘀，一气一血配桃仁以化瘀血而利血行，修复创伤，是针对其病因病理属瘀而设，因而瘀去便通，痛止病愈。其次，以上 2 例反复发作多次的原因，很可能是由瘢痕形成而引起，虽经治疗而创伤未平复，经络不利，遇到影响气血运行之时则一触即发。本方治疗粘连性肠梗阻虽病例不多，但其中 2 例患者多次再发，均收到满意疗效。从反复在二人之身使用，已经得到了很好的验证，足以证明桂枝茯苓丸治疗本病是较理想的方剂之一。但须注意不可滥用，中病即止，后以调理脾胃收功。〔吴忠文，谭俊臣．桂枝茯苓丸治疗术后粘连性肠梗阻 18 例次小结［J］．湖南中医杂志，1989（6）：14 - 15.〕

（4）腹痛（胆道蛔虫病）

胡某，女，24 岁，1987 年 6 月 19 日诊。2 天前突感胃脘部阵发性疼痛，痛剧时连肩彻背，辗转不安，须臾复止。伴呕吐黄苦水，大便干结，二天一行，小便微黄，少食。经西药抗炎、解痉等治疗后，疼痛无好转而求余诊治。诊见：体温 38 ℃，痛苦病容，蜷曲体位，皮肤灼热。胃脘部偏右处压痛明显，舌质红、苔薄黄，脉弦小数。B 超报告：胆总管内径 7 mm，内可见明显蛔虫光团。诊断为蛔虫性腹痛（胆道蛔虫病）。处方：乌梅 20 g，使君子 18 g，花椒、生姜各 6 g，黄连、炒大黄各 9 g，川楝子、槟榔、广藿香各 12 g。服药 12 小时后疼痛消失，不呕，能进食，连进 2 剂后，便通热退。第 3 天服西药驱虫剂后，排出蛔虫 12 条，诸症消失。

按语： 本例所用之方名乌君汤，是在《金匮要略》乌梅丸基础上化裁而来。笔者认为乌梅丸治疗蛔虫性腹痛用药繁杂，其性偏温。故仅取乌梅味酸制动安蛔，用使君子、槟榔、川楝子苦辛杀虫，生姜温胃止呕，广藿香理气止痛，取黄连清热解毒，配干姜相伍寒温并用，以增和胃止呕之功，炒大黄通腑泻下以排虫导滞。全方具有安蛔止痛、消炎止呕之功。本方安蛔止痛效果确切，优于任何西药止痛药，且无任何毒副作用。〔吴家清. 乌君汤治疗蛔虫性急性腹痛 [J]. 四川中医，1989(3)：26.〕

（5）腹痛（术后肠梗阻）

刘某，女，81 岁。因股骨手术后高热、神昏、谵语、腹胀满 3 天，于 1990 年 11 月 8 日会诊。患者 25 天前因跌倒致左股骨骨析，当时仅作一般护理，待 20 天后受伤局部似有恶化趋势，才来院做骨外科手术。手术较顺利，但术后第 2 天觉有发热（38.6 ℃）、口渴、腹胀、疲倦等症。术后第 3 天中午患者因暴食，于晚 7 时前出现高热（体温 40.5 ℃），白细胞 17×10^9/L，中性粒细胞比值 88%，神志欠清，答非所问，循衣摸床，汗出。体查：腹硬满，右下腹有一拳大包块，边界较清，压痛，反跳痛明显，听诊肠鸣音高亢，偶尔能闻及金属音，询问已有 3 天未大便，亦无矢气，舌老红少津、苔黄燥起芒刺，扪之有刮指感，脉弦细数。左侧患肢极度肿胀不可动弹。当即辨证为：瘀热交结，邪热上扰，宿食糟粕阻隔。速以活血逐瘀、通腑攻下法为治。方用桂枝茯苓丸合大承气汤：大黄（后下）8 g，枳壳 10 g，川厚朴 10 g，桂枝 4 g，牡丹皮 12 g，桃仁 10 g，赤芍 10 g，芒硝（另包待上药水煎液分 2 次溶服）10 g，急煎于 8 时服下，至午夜 1 时，患者先泻下颗粒便及大量秽臭腐渣样粪便。随即腹软，包块消失，神渐清，舌津已复而安然入睡，转危为安。

按语： 本例有三个特点：一是年过八旬的老妪；二是病久体虚又复经骨外手术之后；三是既虚又瘀且以实为先，故投以通下、逐瘀之品，双管齐下而取速效。〔吴忠文. 通下法治疗急重症验案 [J]. 湖南中医杂志，1993，9(3)：24 - 25.〕

（6）腹痛

江某，女，58 岁。因阵发性自觉少腹至肛门段如棍撑胀痛 40 天，于 1993 年 10 月 8 日来诊。患者前几年曾患眩晕等病经治而愈。此次病前因家庭经济拮据，加之家庭不和，以致忧恐交加，饮食欠佳，神情倦怠，腹胀不适，少腹至肛门段如棍撑胀痛，大便一天 3~4 次，量少，溏而不爽，经当地中西医诊治月余无效，逐渐加重来诊。刻诊：症如前述，直肠段胀痛难忍，日夜发作 3~8 次，每次约 30 min，四肢不温，气急，坐立不安，如厕可缓解，经当地妇产科、痔瘘科检查无异常。伴有面色㿠白，精神疲惫，舌质淡嫩润，边尖有齿印，苔薄黄白，脉沉细缓略弦。辨证为：肝气不舒，脾胃衰弱，中气下陷。以补中益气汤加枳壳、附片，投 4 剂，无效。复诊：思考其病在降结肠、直肠，病位在下，而气郁在上，素体较虚，虚实并存，寒热错杂。拟乌梅汤加味，药用：乌梅 20 g，党参 12 g，当归、川椒、厚朴各 10 g，细辛、桂枝、附片各 4 g，黄连、干姜各 2 g，黄柏 8 g。3 剂，水煎服。药后诸症若失，状如常人，饮食、精神好转。再以归脾丸调服。追访至今安然无恙。

按语：余从医数十年，临床仅遇此 1 例。今剖析其因，乃为素体虚弱，寒热交错所致。气郁于上，升降失司，故而用乌梅汤之寒热并用，苦辛同施，加川朴宽肠理气，升降自如而告愈。〔吴忠文. 乌梅汤新用验案举隅［J］. 湖南中医杂志，1996，12（4）：36－37.〕

3.腹泻（5案）

（1）腹泻（慢性结肠炎）

周某，女，46 岁，1998 年 4 月 23 日初诊。十余年前曾在某部队医院经纤维镜检诊为"慢性非特异性溃疡性结肠炎"，经中西药治疗无效。大便一天 5~6 次，每逢受凉或饮食不当则诱发或加重，下腹隐隐作痛，喜温喜按，大便溏薄，间或夹有脓血，无里急后重，周身乏力，纳少，口淡，食后饱胀，舌质淡嫩，舌边有齿印，苔白腻，脉滑。大便常规：黏液便，红细胞 20 ~

30 个/HP，脓细胞（+）。证属脾胃虚弱，运化失司。予以通幽结肠丸口服，同时煎服参苓白术散加减：党参 30 g，砂仁 10 g，石榴皮 20 g，茯苓 30 g，金银花 30 g，山药 30 g，白术 10 g，蒲公英 30 g，薏苡仁 30 g，木香 10 g，炙甘草 6 g，秦皮 30 g。服 5 剂后症状明显减轻，腹痛消失，大便渐成形，每天 3～4 次，大便常规（-）。上方去秦皮、石榴皮，继服 10 剂后症状完全消失，复查大便常规 4 次均正常，钡灌肠检查亦无异常，随访至今未复发。

按语： 本病病程较长，多本虚标实，虚实夹杂，久病多虚，责之于脾、肾气虚或阳虚，"久则势缓，宜调以轻剂"，而丸药治之以缓。"久则入络"，本病多兼有瘀滞，在治疗上重视脾肾虚弱这一特点，采取标本兼治，温补脾肾，活血润肠，从而达到补而不滞的目的。结肠古有幽门之谓，自拟通幽结肠丸正合此意。该药调整肠道运动功能确有良效，尤其在改善便秘和控制腹泻方面具有双向调节作用，其机制可能是通过提高机体防御能力、增强机体免疫调节作用，从而降低肠黏膜局部免疫炎症反应。本丸药具有温脾润肠、活血通便的作用，所用药物多辛温，实证不适，疗效结果亦表明不适用于大肠湿热型，而对脾胃虚弱、脾肾阳虚型疗效显著。本药除慢性结肠炎疗效显著外，对其他慢性腹泻、功能性腹泻以及习惯性便秘亦有明显效果。〔曾劲松，谢正利，曾介绥. 通幽结肠丸治疗慢性结肠炎 80 例［J］. 湖南中医杂志，2002，18（4）：33.〕

（2）腹泻（急性胃肠炎）

刘某，女，82 岁，1989 年 1 月 3 日初诊。素患阴亏咳嗽，舌红无苔。1988 年 12 月 20 日忽患呕泻，呕吐胃内容物及痰涎，腹泻水样便每天 6～7 次，住院 8 天。诊断：①急性胃肠炎；②中度失水酸中毒。迭经补液，竟无好转，心下痞满，水入即呕，仍腹泻稀溏便，每天 3～4 次。水米不进，昏睡不起，举家恐慌，急求出院。症见：卧床昏睡，形瘦无神，皮肤苍白干枯，言语少气无力，舌光红无苔，扪之如镜面而干，脉细数无力。证属"呕而肠鸣，心下痞"之半夏泻心汤证。然阴津素亏，重加呕利，镜面舌露，胃阴将涸，半夏泻心汤辛燥苦寒皆备，似不相宜，但呕利如不速止，救阴无益。思忖再三，先以半夏泻心汤与养阴救液同伍，行标本兼顾之法。药用：

法半夏 12 g，黄芩 5 g，黄连 3 g，白参 10 g，干姜 3 g，炙甘草 5 g，大枣 7 g，麦冬 15 g，石斛 10 g，沙参 15 g，茯苓 18 g，枇杷叶 10 g，竹茹 10 g，赭石 30 g，旋覆花（包煎）10 g。药进 1 剂，呕止，心下痞开，2 剂尽，利亦止，能食少许稀粥，惟神气极度虚疲，舌红口干，咳嗽痰多。1 月 6 日复诊：以益气养阴滋液为法。药用：白参 15 g，麦冬 15 g，五味子 10 g，生地黄 15 g，玄参 15 g，沙参 30 g，玉竹 15 g，桑叶 10 g。连进 6 剂，病无进退，24 h 小便 1 次，4 天大便不行，神气虚馁，纳呆不食，镜面舌、边润中干，脉虚数无力。津气大伤，一时难复，恪守上方，并加杏仁、百部、紫菀滋肺止嗽，或加火麻仁润肠行便，至 1 月 24 日守服上方 15 剂后，病见转机，咳嗽大减，说话有力，两目有神，能进食少许面条，舌红较前色淡，仍无苔少津，已 16 天不大便，但不腹胀。阴亏液涸，无水行舟，笃行滋液，不贪近功。坚守原方，前后共 9 诊，服药 28 剂，历时月余，终获胃阴复而大便行，精气来复，重病告瘥。

按语：素体阴亏，重加呕利，八旬老妪，12 天水米不进，阴竭液涸，已成重症。然阳无骤补之法，非多服药不效，故治此证贵在坚守滋液救阳，初治呕利作痞，用苦辛合以甘寒，巧配古方，不使伤阴，得手后，旋即以增液、益胃、生脉辈，濡润浇灌，虽 16 天不大便，其间或建议用芒硝通便，或提出用八君健食，吾皆不允，笃行滋液救阴，静以待动，回护其虚，终获良效。盖十二经皆禀气于胃，胃阴复而气降得食，则十二经之阴皆可复矣。〔胡学刚，孙梅初. 老年危病二则［J］. 湖南中医杂志，1989(4)：36-37.〕

（3）腹泻（急性胃肠炎）

李某，女，22 岁，1985 年 7 月 18 日诊治。因恣食生梨致呕吐腹泻住入某院，诊为"急性胃肠炎"，经补液 3 天，呕泻如故，转请中医治疗。自诉：腹泻黄色稀粪每天 5~6 次，无脓血便，腹胀痞闷，饮水呕水，进食吐食，3 天水米不尝。舌苔白腻，脉象濡弱，心下按之柔软，腹内鸣响不已。此乃饮食不洁，损伤脾胃，气机逆乱，清浊相干。治宜温运湿浊，和脾安胃。拟雷氏治乱保安法加味：藿香 6 g，乌药 6 g，木香 6 g，法半夏 10 g，茯苓 10 g，苍术 6 g，砂仁 3 g，竹茹 10 g，黄连 3 g，葛根 10 g，山楂炭 10 g，鲜荷叶1角，灶心土鸡子大1块。1剂，呕止泻减，再剂病瘥。

按语：夏秋之际，湿土司令，中阳素虚之体，不胜湿侵，而复食生冷，冷则湿从寒化而致此证。雷氏创此法以藿香、乌药、木香疏胸腹邪逆之气，以治吐泻；法半夏、茯苓、苍术祛暑湿，以保其中；更佐砂仁和脾，伏龙肝安胃，匡正祛邪，剿抚兼施。余在原方基础上每加葛根、荷叶升清阳，竹茹、黄连降浊逆，务使清升浊降，则疗效更佳。〔胡学刚. 雷氏治乱保安法治疗急性胃肠炎［J］. 四川中医，1987(1)：25-26.〕

（4）腹泻

张某，男，56岁，2000年6月20日初诊。因腹泻1周，服西药未愈来中医门诊。刻下症见：面色无华，乏力纳差，脘腹胀满，泻下水样大便，舌淡、苔薄白，脉沉缓。大便常规检验仅发现脂肪细胞。证属脾虚食滞，遂予四君子汤合保和丸治疗，3剂告愈。问其病史，患者近十年来入夏喜食冷饮及冰啤酒，即嘱患者夏日勿贪凉，并常用薏苡仁、山药煎汤代茶。当年入冬很少患感冒咳吐腹泻等病。追访3年，体健，病未再发。

按语：我国古代医家对时间养生学很有研究，如《素问》中的"春夏养阳，秋冬养阴"等论述至今仍有较高的临床价值。"春夏养阳"即是指春夏季节人的生活起居、饮食及治病的药物都要顾护脾胃阳气。本例患者夏日多食冷饮及冰啤酒有损脾阳，导致脾失运化，土不生金，肺失濡养。肺气虚弱则腠理疏松，卫外不固，入冬寒邪袭肺，故每入冬则易受外感而咳吐不已。论其病机，其标在肺，其本在脾。患者夏日禁食冷饮，以保脾胃之阳；常饮薏苡仁、山药汤，借以健脾祛湿，振奋脾阳。脾旺则土能生金，肺气不虚，腠理固密，入冬虽有寒邪外袭而无损于肺，故冬日咳吐之疾不药而愈。〔周汉清. 时间养生验案二则［J］. 中国民间疗法，2004，12(12)：36-37.〕

（5）腹泻

范某，男，42岁，2001年3月5日初诊。患腹泻数天，服西药未效而来诊。患者情绪急躁，两胁胀闷，口苦咽干，少腹胀痛，泻下稀便，腹痛即泻，日多次，舌红、苔薄黄，脉弦数，大便常规化验无异常。证属肝脾不和。遂投以痛泻要方，3剂病愈。但数天后又复发，服原方可效。如此反复达 2 个月之久。问其病史，患者近几年来入秋便喜饮白酒、吃麻辣火锅及槟榔等物。进入春季则腹痛肠鸣腹泻，反复发作，久治不愈，入夏则已，秋冬无恙。考虑此为秋季多食辛燥食物伤肺所致。嘱患者入秋不吃辛辣香燥食物，常用梨皮泡茶，食核桃仁。次年入春腹痛腹泻仅发 2 次。近两年来尚未复发。

按语：《素问》中"秋冬养阴"是指秋冬季人们的生活起居、日常饮食及治病的药物都不要耗伤人体阴液，以保持人体阴阳平衡。秋季乃肺旺之时，今患者入秋多食辛燥食物，耗伤肺阴，肺气乃虚。入春为肝气当旺，因肺虚金不制木，肝木之气乃走土伤脾，以致肝脾不和，运化失常，故见腹痛腹泻，反复发作。夏为脾土当旺，秋为肺气当旺之时，故夏秋无恙。患者入秋禁食辛燥食物，并饮梨皮水，吃胡桃肉，以润肺养阴，健旺肺气。入春当旺之肝气自为肺气所制，木不乘土，脾自健运，肝脾调和，腹痛腹泻自愈。〔周汉清. 时间养生验案二则［J］. 中国民间疗法，2004，12（12）：36-37.〕

4.泄泻（4案）

（1）泄泻

周某，女，8 岁，1989 年 6 月 23 日诊治。腹痛肠鸣泄泻 2 个月余。大便稀溏，日泻 3~5 次，面萎神疲，纳呆懒动，爱生闷气，动辄哭泣，毛发枯黄不荣，舌红、苔薄白腻，脉小弦。证属脾气虚弱，肝气横逆。治宜扶土疏木。药用：防风 5 g，白芍 10 g，白术 12 g，陈皮 5 g，党参 10 g，炮姜 3 g，炙甘草 3 g，茯苓 10 g，桔梗 5 g，山药 18 g。服药 2 剂，痛泻减，4 剂，大便成形，续 4 剂，胃纳渐馨，神气亦大为好转，久泻告愈。

按语：肠鸣腹痛，大便泄泻，多因土虚木乘，脾受肝制，一般首选痛泻要方。然而脾虚非一日所成，它有一个病理渐进过程，脾家渐虚，肝气渐亢，始有横逆相乘之事。本证脾虚为本，木乘是标，病程一般较长，脾虚的矛盾较为突出。笔者长期临床体会到，痛泻要方泻肝尤可，补脾之力不足，单用是方疗效欠佳，若合以理中丸温补脾气，助运化而复升降，则

可大大增强止泻之功。〔胡学刚.巧用复方治案举隅〔J〕.国医论坛，1991（4）：30－31.〕

（2）泄泻

吴某，女，48岁，1991年6月14日诊。7天前，患泄泻，便稀色黄，每天3~4次，服藿香正气散、参苓白术散，泄泻加重。每天十余次，腹痛腹胀，后重不爽，肛门灼热，口渴，饮食少进，舌红、苔黄滑，脉滑数。证属湿热内蕴，肠失传化。治宜清热祛湿，理气化滞。用二妙散加味，药用：黄柏10 g，苍术6 g，薏苡仁、六一散各15 g，佩兰、山楂、大腹皮各10 g，广木香6 g。3剂后，泄泻止。

按语：本例为湿热夹食滞，损伤脾肠，运化无权，传导失职，水液下趋大肠而致泄泻。本证属热重于湿。用二妙散，重用黄柏为主，苍术燥湿为辅，加薏苡仁、佩兰化湿健脾和中；六一散清利湿热；山楂消食和胃；大腹皮祛湿疏滞；广木香理气止痛。使湿热得除，脾运复健则泄止。〔张寿华.二妙散临证举隅〔J〕.辽宁中医杂志，2005，32（2）：159.〕

（3）泄泻

谌某，男，42岁，2003年9月12日就诊。罹患腹泻2年，屡经中西医治疗，仍不时复发，此次发病10天，日泻4~5次，投以健脾止泻药，泄泻加重，日泻7~8次，泻时腹痛，肛门灼热，胸腹痞闷，食少，口苦，小便黄，舌红、苔黄滑，脉滑数。证属湿热中阻，传化失司。治宜清热祛湿，和中运脾。药用：白头翁20 g，黄连6 g，佩兰10 g，茯苓12 g，薏苡仁15 g，焦山楂、焦神曲、焦麦芽各10 g，六一散15 g，青木香6 g。服5剂后，泄泻1天2次，腹痛止，胸微满，觉头晕乏力，食少，舌红、苔黄滑，脉滑数。用原方去黄连、六一散、青木香，加扁豆10 g、黄芩10 g，续服5剂而愈。

按语：白头翁苦能燥湿，寒能清热，质轻能升清气，故为治湿热泄泻之良药。本案为湿热之邪，阻滞中焦，伤及肠胃，传化失职，发生泄泻。取白头翁清热祛湿，升清止泻；配以黄连除湿热；佩兰健脾化湿；茯苓、薏苡仁补脾渗湿；焦三仙化滞和中；六一散利湿热；青木香苦寒清热，理气止痛。二诊时，湿热已除大半，故去黄连、六一散、青木香，加黄芩除湿热，不如黄连苦寒，扁豆健脾和中。〔张寿华. 白头翁临床运用举隅[J]. 湖南中医药导报，2004，10(9)：37-38.〕

(4) 泄泻（慢性结肠炎）

曾某，男，52岁，1991年9月8日初诊。主诉：患黎明之前腹泻已近两年，曾经某县人民医院检查，诊为慢性结肠炎。服西药有好转，但停药则发，缠绵不愈，转中医诊治。症见：面色㿠白，形寒肢冷，腰膝酸软，纳差，尿清。每天黎明前肠鸣腹泻1次，白天不解大便，舌淡、苔薄白，脉沉细无力。诊为五更泻，用四君子汤与四神丸合煎，处方：党参、白术、茯苓各20 g，甘草10 g，补骨脂20 g，五味子、肉豆蔻霜、生姜各10 g，大枣15 g，吴茱萸6 g。每天1剂，连续20天无明显好转。后改为四君子汤每天1剂，上午1次顿服，四神丸每天1剂，晚上临睡前1次顿服。服药7天，明显好转，守方再服13天，诸症告愈，随访至今未有复发。

按语：五更泻，与其他泄泻相比，有其独特的病机和临床症状。虽然多属脾肾两虚，但亦与肝有关。叶天士在《临证指南医案》中指出"阳明胃土已虚，厥阴肝风振动"，并由此创立了"泄木安土"的治疗方法。五更泻临床多见于老年和素体阳虚之人，由于患者肾阳衰弱，火不温土，脾土失其温养则运化失职，脾失运化则清浊不分而发泄泻。脾虚日久，肝木之气则乘虚克土，肝木之气在十二时辰中以丑时当旺，正是黎明之前，阳气未振，阴寒较甚，故见黎明前脐腹作痛，肠鸣即泻。白天有阳气相助，故无腹泻。笔者在治疗中用四君子汤上午顿服，旨在加强健脾祛湿之力，用四神丸晚上顿服是借以温运脾肾之阳气，同时抑制肝木之气。四神丸中吴茱萸除了温暖脾肾之外，还具有散厥阴阴寒之气的作用，使脾肾得温，肝气得抑，木不克土而黎明前腹泻自除。前后所用方药完全相同，仅服药时间有别，但疗效显著不同，由此可见《黄帝内经》的时间医学具有较强的科学性，有较高的科研价值。〔周汉清. 运用《内经》时间医学治疗五更泻临床观察[J]. 新中医，1994(11)：20-21.〕

5.便秘（3案）

（1）便秘

1）肺结核所致。陈某，男，54岁，1992年10月10日初诊。主诉：患陈旧性肺结核12年，于今年7月份开始系统服抗结核药物，服至2个月时，大便干结如羊屎，或有便意之感而虚坐努责。曾服蜂乳、当归等润下和芒硝、大黄等泻下之品，以及外用开塞露等均无显效。观其面色淡黄少华，纳呆食少，舌淡、苔腻，脉沉细而缓。证属湿困脾阳，肠燥津枯。治宜燥湿健脾。试投：漂白术60 g，生地黄15 g，麦冬10 g，炒升麻5 g，炙甘草3 g。3剂，药后便通，诸症缓解。

2）神经衰弱所致。刘某，男，49岁，1992年11月16日初诊。主诉：神经衰弱多年，经常失眠多梦，神疲乏力，头晕眼花，纳呆食少，大便干结如羊屎，或有便意感而虚坐努责。曾间服养血安神、润肠通便之品以及生大黄泡茶，外用开塞露等，但始终排便困难。症见：面色淡黄无华，舌淡、苔薄白稍腻，脉沉细弱。虑为脾虚湿困，肠燥津枯。治以健脾燥湿，滋肠通便。方拟：白术60 g，生地黄、柏子仁各15 g，升麻5 g，炙甘草3 g。3剂，药后便通，诸症改善。

按语： 重用白术通大便，非笔者自创，实乃仲师所训。《伤寒论》第179条（桂枝附子证）云："若其人大便硬，小便自利者，去桂枝加白术汤主之。"笔者受此启发，略加变通而已。方中重用白术健脾燥湿，使脾气健运，湿困化解则津液自还胃肠；辅以生地黄润肠通便；升麻升举清阳；炙甘草调和诸药，共奏运脾化湿、润肠通便之功。案（1）肺结核便秘，加麦冬润肺防结核；案（2）神衰便秘，加柏子仁养心安神；药证合拍，故收良效。〔陈华.重用白术通便二则［J］.湖南中医杂志，1993，9（5）：39.〕

（2）便秘

张某，男，68岁。患者于5年前患胃炎后经常发生便秘，少则三五天、多则1周方解便1次。大便干结，不易解出。曾自购大黄苏打片、果导片及中药番泻叶等内服，并经求医处方，虽有通便作用，但停药则便秘。症见：面色无华，心悸气短，自汗乏力，脘腹痞满，大便 5~7 天解 1 次，干结不易解出，舌淡、苔薄微黄而干，脉缓。诊为气血两虚之便秘。治疗方法：①简易气功。练功时间为每天早晨起床之前，晚上睡觉尚未睡着时和每次解大便之后。练功方法是反复用力收缩腹肌和提肛肌，每次 3~5 min。②中药润肠方。党参 20 g，厚朴、火麻仁、杏仁、生地黄、当归各 15 g，胖大海 100 g，每天 1 剂，水煎，临睡前 1 次顿服。治疗 20 天后患者来告，大便已转为每 2 天解 1 次，虽尚干结但较易排出。继续原法治疗 30 天后，大便每天 1 次，不干结且通畅。遂嘱其停服中药，坚持长期练功。随访 2 年余，大便正常，体健无恙。

按语：老年人便秘，多因食物残渣在结肠中运行过缓和排便动力缺乏（如膈肌、腹肌、肠平滑肌和提肛肌虚弱无力）所致。中医学认为此乃老年人气血虚弱，津液亏乏，大肠传导失常所致。运用气功，使患者通过定时收缩腹肌和提肛肌，可以促进膈肌、腹肌、肠平滑肌和提肛肌的血液循环，并提高其肌力，从而促进肠蠕动，增强便意，加速直肠内容物的运动速度，而使便秘解除。中药润肠方中党参补中益气健脾，厚朴宽中理气行滞，火麻仁、杏仁、胖大海滋肺润大肠，当归养血，生地黄增液生津降火。全方具有补中益气、养血生津、润肠通便之功效。与简易气功同用，二者相辅相成，疗效更著。〔周汉清. 简易气功加中药治疗老年人便秘 80 例［J］. 中国民间疗法，1996(3)：46.〕

6.痢疾（2案）

（1）痢疾

张某，女，47 岁，1988 年 8 月 15 日初诊。患者时值暑末秋初，气候炎热，乘车去常德采购货物，昼则劳累，汗湿衣着，夜则因热求凉，卧寐失摄，且过饮凉茶水，致饮食不节，始因感受暑湿之邪，出现洒淅恶寒，微热头痛，继则发热，腹胀，肠鸣便泻，每天 3~5 次，在途中由泻转痢，下痢脓血黏液，3 天前来我院就诊。经门诊检查诊断为：急性细菌性痢疾？经服中药白头翁汤 2 剂；口服西药氯霉素、痢特灵；广谱抗生素大剂量稀释静脉滴注，体温由 39.5 ℃降至 38.0 ℃，唯小腹坠胀，下痢脓血有增无减，疗效不佳。检索所用中西药物，均为清热、凉血、解毒、消炎、杀菌、止血止痢之品，皆为对症而施，今为何不效？思议再三，恐其病重药轻，难以见效。于是查阅《光明中医杂志》，据蓝静海氏报道：痢疾"若遇重症、凶症，须用一味苦参丸、千金苦参汤和白头翁合用辨证化裁，始能见到明显效果"，遂试用此方。药用：苦参 30 g，白头翁 30 g，黄连 6 g，黄柏 10 g，生地榆 20 g，连翘 20 g，广木香 5 g。水煎服，分 2 次，1 日夜服完。8 月 19 日二诊：服药后，体温由 38.0 ℃降至正常，精神疲极，食少纳呆，下痢脓血依旧，虚坐努责，便次频频，舌白少津，脉象沉弱，腹痛辗转于床第之上，患者深受移床就厕之苦，吾内疚感叹，千方易得，一效难求。踌躇良久，反复推敲，详问病史，得知患者罹患慢性腹泻，辨证属邪少虚多，气虚下痢。治以升补为主，益气举陷。遂投补中益气汤加减：人参 10 g，黄芪 20 g，广陈皮 10 g，当归身 10 g，焦白术 10 g，白芍 10 g，升麻 8 g，地榆 20 g。水煎 2 剂。药后血止痢愈，取效霍然。

按语：痢疾一症，必须辨病、辨证结合，谨守病机，治疗上要注意掌握同病异治、异病同治之法，不可见其下痢脓血便一概而论，且拘泥于白头翁汤一方。本案例经仔细检查，询问其病史，方揭示疾病之秘，诊为气虚下痢。《温病条辨》第 98 条云："气虚下陷，门户不藏，加减补中益气汤主之。"应即指此。治宜遵《素问》"下者举之"之旨。升清举陷，大补元气，药证合拍，故获捷效。〔张道. 补中益气汤治痢疾［J］. 湖南中医杂志，1992（3）：32-33.〕

（2）痢疾

王某，男，50 岁，1988 年 9 月 8 日初诊。患者曾于 6 月初患下利里急后重，经某医院诊断为"细菌性痢疾"收住院治疗，好转出院。此后常有大便稀溏，轻微里急后重感。曾自购黄连素片、穿心莲片等药内服，服药时好转，停药则剧。某中医以白头翁汤、芍药汤、葛根芩连汤等施治，仍无起色，延余诊治。刻诊：面色无华，四肢困倦，头晕心悸，胸闷脘痞，口淡纳差，大便稀溏有黏液，里急后重，入夜尤甚，尿清，舌淡、苔白腻，脉濡缓。大便化验检查：红细胞 0～1 个/HP，脓细胞 0～3 个/HP。辨为脾虚湿滞之久痢。治当健脾祛湿，化气行滞。投完带汤加焦山楂治疗。处方：党参、白术、山药、焦山楂、苍术、白芍各 15 g，柴胡、车前子、陈皮、荆芥炭、炙甘草各 10 g。首服 6 剂，诸症大减，大便化验转阴，守原方再服 15 剂，诸症若失，至今未复发。

按语：本例患者原为湿热痢，因治疗之中久服寒凉之品，损伤脾胃，脾运失健，湿反内生，滞而不去，升降失常，清浊不分，故久痢不愈。其病机与湿滞脾虚之带下相似，用完带汤加焦山楂以加强行滞之力。药证合拍，故一方便愈。〔周汉清. 完带汤新用二则［J］. 新中医，1991（1）：48.〕

7.结胸（2案）

（1）结胸

肖某，男，55 岁，1982 年 12 月 20 日初诊。患胃脘痛 4 年，近又复发。昨天午餐后因强力作劳而突感心下剧痛，渐及全腹，恶心呕吐，大汗淋漓，持续剧痛约 3 小时后稍缓，某医院诊断为"溃疡病穿孔"，拟行手术，患者因拒绝手术而转送我院。诊见：痛楚面容，呻吟不已，屈腿半卧，两足不能伸，心下痛，按之石硬，自心下至少腹硬满而痛不可近，外候无大热，口干不多饮，舌红、苔薄黄，六脉沉紧。此水热实邪结于心下所致，是为大结胸。法当泻热逐水破结，乃投予：大黄 10 g，芒硝 15 g，甘遂末 1.6 g，先煮大黄去渣，纳芒硝煮微沸，入甘遂末，顿服。翌日复诊，知药后得利下稀便秽物 3 次。下后腹内稍舒，其痛渐缓，其脚得伸，能平卧，得进糜粥。切其腹较前软，患者不复呻吟。病欲半衰，可复下之，再进前方 1 剂。12 月 22 日三诊：知夜来又泻下稀便 3 次。下后自觉轻快，能下床活动。按脐腹已软，唯心下及右胁下尚硬，重压则痛。病已衰其大半，其结得解，但脘胁余邪未尽，可更下之。宗仲景"按之心下满痛者，此为实也，当下之，宜大柴胡汤"之旨，投予：柴胡 10 g，黄芩 10 g，白芍 12 g，枳实 16 g，大黄 10 g，川木香 6 g，川楝子 10 g，延胡索 10 g，广郁金 10 g。服 2 剂，腹痛全失，腹肌柔软，饮食如故，诸恙咸安，住 4 天痊愈出院。

按语：《伤寒论》云："结胸热实，脉沉而紧，心下痛，按之石硬者，大陷胸汤主之"（第 135 条），"从心下至少腹硬满而痛不可近者，大陷胸汤主之"（第 137 条）。张兼善曰："从心下至少腹石硬而痛不可近者，大结胸也。"此实本案辨证眼目，故投以大陷胸汤。方中甘遂苦寒，直达开泄为君；芒硝咸寒软坚为臣；大黄苦寒，荡涤邪寇为之使，药中病所，其结乃解。于是，遵经训衰其大半乃止，而续进大柴胡增损以清其余邪，得竟全功。
〔张梅友. 结胸证 2 例治验［J］. 湖南中医杂志，1986(3)：36－37.〕

（2）结胸

阎某，男，30 岁，1976 年 6 月来诊。痰湿素盛，仲夏食冷粽后得病，腹满痛，呕吐频作，矢气不转，大便不通已 3 天。医谓"肠梗阻"，给泻心、承气硝黄均不应，近日来小水亦闭，势已危急，乃邀余诊之。见其腹膨然胀满，高出胸面，自心下至少腹满痛拒按。病者痛苦呻吟，呼吸迫促，口干不欲饮，舌上苔白，六脉沉迟。余谓大便不通，心下满痛拒按者，结胸证也，不通则痛，下之即愈。当即投大陷胸汤原方 1 剂，得汤即呕；单进甘遂，亦不能纳，而其痛益甚，举家惊惶。余因思仲景论结胸，有"寒实结胸，无热证，与三物白散"之训，细味"无热证"三字而猛省：结胸而无热证者，寒实结胸也。审其候，苔白脉迟，口干不欲饮，非寒乎？于是仿白散法，取巴豆 1 枚，取仁去壳，捶去脂，捏为 1 丸，并备糜粥，嘱其药后不利则进热粥 1 杯，利过不止即进冷粥 1 杯。病者诸药不得入口，独进此丸后竟不呕。有顷，腹中雷鸣，片时即欲更衣，乃与之净桶，见泻下冷积宿食痰涎数升，小便随通，腹胀大减，其痛得缓。后续得快利两行，计排秽物 5～6 L，而后利自止。再视之，其腹已平，按之无所苦，诸症若失，病已霍然。

按语：寒实结胸一证，仲景未明言其候。然既名结胸，自当有心下硬满、痛而拒按、大便不通等主症。所以异于热实结胸者，但无热证耳。唯其无热证，故称"寒实"，乃水寒实邪结于心下所致，法当温下，反之则剧。

本案先有寒下之失，以承气、陷胸杂投，是以寒相加，适足以助水寒之凝，宜其不效也。后得一物巴豆竟解其厄，可见寒热天渊，可不审哉！〔张梅友. 结胸证 2 例治验[J]. 湖南中医杂志，1986(3)：36 - 37.〕

8.呕吐（3案）

（1）呕吐（幽门梗阻）

吴某，男，50 岁。呕吐食物反复发作 3 年，加重 1 个月，于 1985 年 11 月 18 日门诊。近 3 年来胃脘嘈杂，食后饱胀，时有疼痛，食后即呕出后则快，并伴有嗳气泛酸。症见：身体消瘦，神情疲惫，面色萎黄。近 1 个月来上症加重，每天必呕 3~4 次，早餐晚呕，晚餐必在第 2 天全部呕净则舒，两胁及背部胀痛感，大便 3~5 天一行、如颗粒状。舌边尖红、苔薄白，脉濡细无力。此为脾胃气虚、胃气不降、食滞不通所致。已经地、县医院多次治疗无效。经 X 线胃钡餐示：钩型胃，有禁食潴留液……蠕动推进极缓，幽门开放迟缓且梗阻，十二指肠球部始终未见充盈……诊为：①幽门梗阻；②十二指肠球部溃疡。治以补中培土、降逆涤饮。方用旋覆代赭汤加味：旋覆花(布包)10 g，赭石 25 g，法半夏、党参各 12 g，炙甘草 8 g，生姜 3 片，大枣 8 枚，枳壳 20 g。5 剂，水煎服。25 日复诊：服上药 3 剂后，仅呕过 1 次，服完 5 剂能进食未呕，嗳气吞酸亦明显减少。仍守上方 4 剂。同时以香砂六君子汤 8 剂常用量加白及 20 g，海螵蛸、徐长卿各 80 g，共研细末，炼蜜为丸如梧桐子大，每次 10 g，每天 2 次，开水送服。40 天后来院钡餐复示：钩型胃，无禁食潴留液，蠕动推进正常，幽门开放正常无梗阻，十二指肠球部充填欠满意，加压下可见一约 0.4 cm 大小龛影……结果为：十二指肠球部溃疡。幽门梗阻症痊愈。

按语：旋覆代赭汤出于《伤寒论》，适用于"伤寒发汗，若吐，若下，解后，心下痞硬，嗳气不除者"之症。然本方虽为汗吐下后表解所致之中气虚，虚则浊气不降，饮邪上逆。因其病机与本例无不相同，故取其旋覆代赭汤补虚涤饮降逆的功能，加之重用枳壳理气宽中导滞以助其赭右领党参下行镇安其逆气，更助幽门开放，清升则噫气并除而获愈。〔吴忠文．经方运用三则［J］．新中医，1988（2）：19－20．〕

（2）呕吐兼腹泻（中毒性消化不良）

张某，女，2岁，1980年7月10日来我院就诊。因高热、呕吐、腹泻3天，经某医院诊断为"中毒性消化不良""重度失水"。并予西药抗感染、输液、禁食等对症处理，住院3天，病情无好转，仍日泻十多次，患儿家属拒输液，要求出院，求诊于余。症见：精神萎靡，神志恍惚，极度消瘦，时有恶心呕吐，便泻清水，气息微弱，目眶深陷，睡卧露睛，四肢厥冷，唇淡白，舌质淡、苔薄白，指纹色淡。体查：体温40℃，呼吸32次/min，脉搏128次/min。化验：白细胞12000/mm³，中性粒细胞比值64%，淋巴细胞比值24%。辨证属脾胃虚弱，虚寒泄泻。治宜温运中阳，健脾止泻。拟附子理中汤加味：党参10 g，干姜3 g，炒白术6 g，炙甘草5 g，炮附子、肉蔻霜各3 g，每天1剂。服上方后，热退（体温38℃），泄泻次数减少，每天3~4次，能进米汤，呕吐已止，肢体转温，舌淡、苔薄，指纹色淡。阳气有振复之机，再用原方加山药10 g、砂仁3 g，服2剂后，病情大有好转，体温正常，大便成形，1天2次，饮食增加，指纹淡红。法当健脾养胃。用六君子汤加薏苡仁10 g、鸡内金5 g，服4剂痊愈。

按语： 脾胃虚寒，运化失职，故腹泻清水；中气虚衰，故气息微弱；阳虚不能温煦，故四肢厥冷。根据"寒者温之，虚者补之"的原则，首投附子理中汤，温中健脾，回阳救逆，使中焦健运，脾阳得复，泄泻乃止，手足转温；继用六君健脾调胃，竟收全功。〔张祥福．附子理中汤治疗急危重症［J］．湖南中医杂志，1987（5）：32－33．〕

（3）吐血兼便血（溃疡病并大出血）

邹某，男，45岁。因患胃脘部疼痛8年，反复发作，经某省人民医院钡餐X线片检查，意见：慢性十二指肠球部溃疡。1978年12月5日因受凉病情加重，胃脘部疼痛加剧，继而吐血一碗（约250 ml），次日解黑色大便3次。面色苍白，精神疲倦，急抬送某医院住院治疗。体温36.5℃，心率88次/min，血压60/40 mmHg，大便隐血试验强阳性，血红蛋白7.5 g dl，呈急性重病容，面色苍白，四肢冰冷，上腹部压痛，舌质淡，脉沉细无力。诊断：胃溃疡并出血，失血性休克，即下病危。予以抗休克、止血输液等对症处理，住院3天，病情稍有好转，嘱转院手术，患者及家属因拒绝手术而出院，当晚患者又吐血一大碗（约300 ml），请余诊治。诊见面色苍白，气息微弱，头汗如珠，四肢厥冷，奄奄一息，舌淡，六脉沉细无力。证属气虚血脱之危重症。拟益气固脱，温中回阳止血。方用附子理中汤加味：人参、炮附片（先煎）、白术各10 g，炮姜炭5 g，炙甘草6 g，龙骨、牡蛎各30 g，三七（研细末冲服）10 g，每2 h服1次，当晚服完1剂。翌晨复诊：服药后诸症均有好转，肢体转温，汗止，呕血、便血平定，脉细而有力。拟原方继进2剂后，大便已转黄色，面色苍白无华，精神倦怠，舌淡、苔薄，脉细。证属气血双亏。由于失血过多之故，遂用归脾汤加味，健脾摄血，调理善后。

按语：《灵枢·百病始生》载："阳络伤则血外溢……阴络伤则血内溢。"故呕血多属阳络损伤，便血多为阴络受损。笔者认为溃疡病之呕血，多为肝气横逆犯胃，胃络损伤所致；导致阴络损伤的原因不外脾胃虚寒。本例患者久病不愈，素体阳虚，脾胃虚寒，中气不足，致脾不统血，气不摄血，故呕血便血。因吐血量多而出现上述气随血脱之重危证候。唐容川《血证论》强调说"存得一分血，便保一分命"，故急用参附益气回阳救脱；白术、炙甘草健脾益气；炮姜温阳止血；龙骨、牡蛎敛汗固脱；三七化瘀止血。方证相合，疗效卓捷。〔张祥福.附子理中汤治疗急危重症［J］.湖南中医杂志，1987（5）：32－33.〕

9.便血（2案）

（1）便血（胃溃疡）

叶某，女，37岁，1987年3月21日初诊。3个月前因便血在某院内科住院，经胃镜检查确诊为胃溃疡，治疗24天好转出院。3月19日又见柏油样便。曾服自备西药无效，遂求中医治疗。刻诊：大便色黑而稀，每天3~4

次，胃脘灼热胀痛，口干微渴，食后时泛酸水，舌质红、苔黄干，脉弦数。辨为胃火炽盛，治以清胃止血：生大黄10 g，黄芩10 g，黄连5 g，侧柏炭12 g，海螵蛸15 g，地榆炭12 g，白及粉10 g，甘草3 g。3剂。3月24日复诊：脘腹热痛减轻，大便黑黄略干，每天2次。拟上方继服3剂，另加三七粉（冲服）3 g，以祛瘀生新。3月28日三诊：脘腹疼痛止，大便无异常。

按语：《金匮要略·惊悸吐衄下血胸满瘀血病》关于泻心汤的条文是："心气不足，吐血、衄血，泻心汤主之。"据此，笔者认为：①条文中"心气不足"乃"心胃火盛"所致。②泻心汤治吐衄，实治心胃火盛。清·唐容川在其《血证论》中解释方名说"方名泻心，实则泻胃，胃气下泄，则心火有所消导，而胃中之热气，亦不上壅，斯气顺而血不逆矣"，可谓切中肯綮。③凡心胃火盛致气火上逆，血液妄行皆可运用泻心汤，而不必拘泥于"吐衄"二字。④泻心汤中之大黄、黄连、黄芩均以清热降火为主，泻除胃中积热，实取釜底抽薪之效。其中大黄一味，能下气以清热，止血而不留瘀，《神农本草经》谓之能"荡涤肠胃，推陈致新"，故于炎夏暑日，心胃火盛患者，运用此方，可谓恰到好处。⑤考《金匮要略》泻心汤与《伤寒论》泻心汤，虽方名、药味及用量相同，但煎法迥异。后者用开水浸泡，取其轻清之气，以宣泄热痞；本方则为浓煎，取味厚质重，荡涤邪热。一方二法，亦不可不知。〔郑钧．泻心汤治验举隅[J]．湖南中医杂志，1990(4)：35－36.〕

（2）便血

陈某，男，47岁，1982年3月12日初诊。反复发作便血5年，每因工作紧张、劳累过度或饮食不慎而复发。近日工作繁忙，昨天进食韭菜，今晨大便，即先便后血，色紫暗，量多，下腹部隐隐作痛，肛门坠胀，大便溏薄。刻诊：面色无华，神疲乏力，短气懒言，舌质淡、苔薄白，脉细。劳倦过度，思虑伤脾，又食韭菜下气破血之品，致脾失统血，中气下陷。治宜补脾益气，升阳举陷，佐以凉血止血。处方：黄芪30 g，红参（另炖兑服）10 g，当归12 g，白术10 g，陈皮6 g，醋炒升麻8 g，柴胡8 g，槐花10 g，地榆炭12 g，茜草根10 g，黑栀仁15 g，甘草6 g。服药3剂下血止，但仍感周身倦怠乏力，仍以补中益气汤加阿胶，续服6剂。半年后再次便血，遵原法原方治疗，再效。遂以补中益气丸或归脾丸持续服4个月。随访5年未复发。

按语：凡血自大便而下，或血便夹杂而下，或在大便前后下血，或单纯下血，均称为便血；病性有实有虚。实证以胃中积热或肝胃郁热为多，瘀血阻络亦常见；虚证则多为脾胃虚弱。本例患者反复便血，经久不止，为脾虚气陷，气机升降失调，气血下坠于肛门所致。脾主统血，血气赖脾气之统摄，今脾气虚失去统摄之力，血无所归，离于脉道，渗于肠间而成便血。治宜补脾益气、升阳举陷，因血虚易生燥热，故佐以凉血止血，以补中益气汤加减治疗。方中黄芪补中益气、升阳；易党参为红参，加重补气摄血之功；当归补血和营；白术燥湿健脾；升麻、柴胡升举下陷之清阳；陈皮行气和胃；槐花、地榆炭、茜草根、黑栀仁泄热清肠、凉血止血；甘草健脾益气、调和诸药。脾胃和调，水谷精气生化有源，则脾胃气虚诸症自愈。〔周健雄. 补中益气汤临床运用[J]. 实用中医内科杂志，1992，6（1）：37－38.〕

10.噎膈（食道炎）

朱某，男，50岁，于1999年9月来院就诊。主诉：1个月来经常出现食入而哽，常呃逆，曾服降逆行气之药效果不佳，近1周来出现吞咽困难，每食入如刀绞痛，自食道至胃脘口处，以流汁充饥，亦灼痛，畏食，以静脉滴注葡萄糖维持，日渐消瘦，精神萎靡。曾在当地医院抗炎治疗数天无效。患者平素有嗜酒史。舌质淡红、苔薄黄，脉滑数。食管镜检查发现食道黏膜充血水肿。方用土茯苓100 g，金银花100 g，熬成膏状，每天分多次咽服，1剂病减，5剂而愈。

按语：噎膈是指食物吞咽受阻，或食入即吐的一种疾病。多见于高龄男性。噎与膈有轻重之分，噎是吞咽之时，哽噎不顺，食物哽噎而下；膈是胸膈阻塞，食物下咽即吐。现代医学中的食管炎、食管狭窄、食管溃疡、食管癌及贲门痉挛等均属本病范畴。本方仅两味药，方中土茯苓清热利湿，常用于水湿停留，亦可治疗梅毒；金银花清热解毒，又归胃经，疏散风热，余常用此药配伍金银花治疗食管炎，每获良效。〔姚自强．土茯苓配伍金银花治疗食道炎［J］．中医杂志，2002，43（1）：12．〕

11.关格（流行性出血热）

陈某，女，43岁，1982年5月31日入院。患者起病已6天，初但寒热身痛，3天后热退，而病反剧。症见：精神萎顿，困倦思睡，头痛腰痛，全身浮肿，斑疹显露；经水适来，量多色暗，腹内胀满，小便不通，近至无尿（<40 ml/24 h）；频繁呕吐，呃逆频作，恶心厌食，心烦不安，口干不欲饮，四末欠温。舌绛干、有裂纹，中根部浮露灰褐浊苔，脉沉细。查：血压130/106 mmHg，血红蛋白10.7 g/dl，白细胞13900/mm³，中性粒细胞比值67%，淋巴细胞比值33%；血小板37000万/mm³，非蛋白氮102 mg/dl，二氧化碳结合力37.2%；血尿、尿蛋白（++++）。诊断：流行性出血热（少尿期）。证属湿热疫，关格。疫毒深入血分，邪气关闭三焦，湿浊壅盛，阳气不通。法当凉血散血，化浊降浊，利水通阳。药用：犀牛角3 g、生地黄（磨兑）30 g，牡丹皮10 g，赤芍6 g，猪苓15 g，飞滑石30 g，白通草6 g，茯苓15 g，白蔻壳3 g，生大黄30 g，鲜茅根60 g，煎汤急进，频频饮服。患者呕吐不已，汤药难下，遂以大黄芒硝浸液灌肠，并予甘露醇、呋塞米静脉推注。之后，小便仍涓滴不通，入暮见神志恍惚，内窍欲闭，势不容稍缓须臾。乃投予甘遂，每次1.5 g，每天3服。药后竟未吐，是夜得排酱色稀溏便2次，续得小便2次，量不过40 ml。翌日查血压为170/110 mmHg，脉见沉实。乃递进甘遂，得排稀水便日三四行，尿量遽增，尿色转淡，不复呕逆，汤药得下。入院第3天，全天尿量已近1 L，腹胀大减，浮肿渐消，经水欲净，皮下瘀斑开始消散，舌上裂纹消失，浊苔已化，舌转胖嫩，边现齿痕，血压正常，脉转沉缓。病者精神好转，胃口渐开。其证浊邪已挫，阴气来复，阳气始通，而余邪未尽。乃少与甘遂，日进1 g。更予水牛角、生地黄、牡丹皮、麦冬、玄参、白茅根、通草、大黄、附子

等味，清血分余热而理肾中余湿。后 2 天，进入"移行阶段"，渐至多尿，大便转干。遂停甘遂，续进汤药。3 天后，日尿量达 3800 ml，水肿全消，瘀斑亦退。乃更予生料八味丸扶阳育阴，后 10 天，尿量正常，病趋恢复。复查血常规正常，血小板 124000 万/mm³，非蛋白氮 40 mg/dl，尿蛋白转阴。乃于 6 月 24 日痊愈出院。

按语：关格之名，最早见于《黄帝内经》，大抵本言脉体；至仲景始命为证名，谓"寸口脉浮而大，浮为虚，大为实，在尺为关，在寸为格，关则不得小便，格则吐逆"（《伤寒论·平脉法》）。笔者通过临床体会到，关格为病，浊邪为逆，变化多端，至危至急。如《证治汇补》云："浊邪壅塞三焦，正气不得升降，所以关应下而小便闭，格应上而生呕吐，阴阳闭绝，一日即死。"浊泛中焦，则脾气不转，胃气上冲；浊犯下焦，则肝肾耗竭，动血生风；浊气犯上，则肺气闭郁，心包被蒙；浊泛三焦，则三焦相混，内外不通。种种危候，莫非浊患。大抵小便利者可救之，小便难者为危殆。三焦得行，乃可保全；蒙心闭肺，死不终朝。是故祛浊通便之治，不由不急。溲利呕止，而后可缓治其本。经言"小大不利治其标，大小利治其本"（《素问·标本病传论》），其斯之谓欤？浊害清者，急祛其浊；中流满者，急开沟渠，斯之谓"批大郤、导大窾"也。如本文所举病例，关格证具，且已见营血分证，时有窍阻神昏、肝风内动之虞，而卒得获安者，率以甘遂急治客邪，取标而得之也。考甘遂苦寒，专行于水，攻决为用，主十二种水疾，泻肾经之遂道水湿，能直达水气所结之处，为泻水之圣药，并主噎膈痞塞（《本草纲目》）。用治关格，可疏利三焦，开启上下，俾升降得行，出入无阻，使湿浊无泛滥之患，阴阳有可复之机。此所谓"下中有补""投有余，乃所以补其不足也"。〔张梅友. 用甘遂治疗关格之体会［J］. 湖南中医杂志，1987，16(5)：31 - 32.〕

12.阳明腑实证

张某，男，76 岁，1974 年 9 月 12 日诊。患病第 1 天始发热，腹部不适,当时疑为先天中餐饮食过多所致;第3天上症加重并呕吐1次食物残渣,因年高不愿求治,待症加重,已4天未更衣而延余出诊。刻诊:体温38.9 ℃,呼吸24次/min,且气粗,血压140/96 mmHg。面色潮红,神志昏糊,谵语不休,并躁扰不安、循衣摸床。心肺(-),腹部饱胀、拒按,听诊闻见高调肠鸣音、气过水声并杂以金属音。见此状速抬至乡卫生院,经腹部X线透视:见多个小型液平面及肠腔空气,当即劝其手术治疗,因家属谢绝,并再三声明不论后果如何,坚决要求中医药治疗。察其舌质老红、中心燥黄起刺少津,脉滑数有力。辨证为:肠胃中燥屎、宿食,糟粕相结之里实证。病情危急,处以大承气汤:芒硝18 g,大黄12 g,枳实10 g,川厚朴10 g。2剂。先煎枳实,后下大黄,上药煎好后冲芒硝,每剂分2次服(间隔4 h)。约下午9时第1剂服完。因年逾古稀,并以5%葡萄糖注射液静脉滴注。时至翌晨1时许家属告之,下燥屎数枚兼下大量豆渣样粪便,随后安睡,天明时患者要求饮茶,并食粥1小碗而告愈。停服第2剂,后以养胃汤调之。

按语:本例与《伤寒论》阳明三急下证之一不谋而合。发热谵语,循衣摸床实为邪热上扰神明,且又具备痞、满、燥、实四症,故应急下以救欲绝之阴津,虽辅以葡萄糖支持,但应归功于大承气。如此危急重症,1剂而瘥,可见其"实则泻之""止后服"有着重要的实用价值。〔吴忠文.急症验案举隅[J].湖南中医杂志,1987(5):34-35.〕

13.胃肠奇痒

涂某,男,9岁。因其胃肠奇痒,日夜数十次,于1993年4月16日就诊。患者10天前始觉胃脘、脐腹部有似痒非痒不可名状之不适感,需按揉须臾则暂安,约数十分钟后复作再经按揉始稍缓解,近几天逐渐加重,母代诉:患儿平素极少吃蔬菜,食欲欠佳,多动,睡中龂齿,二便正常。诊见:面色萎黄,形体较消瘦,神志清楚,语言思维敏捷。就诊期间患儿先后3次不自主地用手按揉腹部,每次2~3 s。腹诊:平软、无包块、无条索状物，肝脾（－），无压痛，但见腹部因按揉而致其局部皮肤粗糙及似伤后的薄痂状。舌淡嫩润、无苔，脉细缓略弦。辨为：肝实脾虚证，投以柴芍六君汤加味，并取其芍药与甘草配合以缓急，服 4 剂后，其母诉上症依然如故。细推究其因，辨为：寒热错杂，阴阳不相顺接，胃阳不足所致。投以乌梅汤加味。药用：乌梅 18 g，细辛、桂枝、附片各 3 g，黄连、干姜各 2 g，花椒、党参各 10 g，当归、黄柏各 8 g，生麦芽 12 g。3 剂，水煎服。于第 4 天就诊时，其母诉：服第 1 剂后按揉腹部动作减少，3 剂服完胃肠似痒难受之状基本控制。方已中的，继投原方 2 剂；同时服香砂六君丸，健脾和胃。随访至今，未见复发，健康无恙。

　　按语：该患儿之症临床少见，初按常规辨证毫无效果，后据喜按揉乃虚或寒之征，日夜数十次发作乃为阴阳不顺接、寒热错杂之象，选用乌梅汤加味而瘥。〔吴忠文. 乌梅汤新用验案举隅[J]. 湖南中医杂志，1996，12（4）：36－37.〕

五
肝
（胆）
系
病
证

1.胁痛（5案）

（1）胁痛（右肝多发性囊肿）

谭某，男，55岁，1985年10月28日入院。自诉1979年6月因急性黄疸型肝炎在本院住院治疗62天而愈。1985年7月开始，出现右胁胀痛，间作刺痛，以夜间为甚，伴神疲纳呆，大便时溏。经中西药治疗数月，症无明显改善，遂赴长沙诊治。某附属医院1985年10月21日B超示：右肝后叶见24 mm×36 mm之液暗区，右肝前叶见2个分别为18 mm×12 mm、30 mm×23 mm之液暗区。液暗区轮廓欠规则，边界清楚，有包膜，诊为右肝多发性囊肿。因手术有困难，建议回当地服中药治疗，故来我院求治。诊见患者面色稍黑，精神疲惫，右肋下中度压痛，舌质淡红、苔薄白而润，脉象弦缓。辨证为肝郁脾虚，水湿内停。治用疏肝健脾、淡渗利水法。方用逍遥散加减，处方：柴胡6 g，白芍15 g，当归15 g，云茯苓30 g，白术10 g，香附10 g，郁金10 g，佛手10 g，炙甘草3 g。3剂，每天1剂，常规方法煎服。胁痛明显减轻，精神转佳，饮食知味，二便通调，药已中的，毋庸更张。续以原方加白术5 g，击鼓再进。共服上方52剂，诸症消失。出院后赴省某附属医院B超示，判为痊愈。随访至今，疗效巩固。

按语： 中医学中无"肝多发性囊肿"之病名，但根据症状分析，当属"胁痛"范畴。肝居右肋下，其经脉布于两胁，故肝脏受病，往往出现胁痛。肝性刚强，其性动而主疏泄。若情志失调，气机郁结，肝失条达则气阻络痹而胁痛乃作。肝郁日久，影响脾胃功能，导致脾失健运，胃失和降，则饮食精微难以输化，反成水湿之邪内停，形成肝郁脾虚、水湿内停之证。治宜疏肝以行气血，健脾以利水湿。药用柴胡疏肝解郁；当归、白芍养血柔肝；白术、茯苓、甘草健脾以养胃；重用茯苓意在渗湿利水；加香附、郁金、佛手，意在加强疏肝行气血之功，使肝气条达则脾运恢复，气血流畅则水湿输化，胁痛乃止。由于服药有恒，调理得当而收效。〔陈华. 右肝多发性囊肿［J］. 湖南中医杂志，1987（5）：45－46.〕

（2）胁痛

柳某，女，54岁，1990年11月1日初诊。右胁肋疼痛7天。至夜则甚，痛难入寐，活动受阻，无发热、咳嗽，胃纳可，B超、肝功能检查未见异常，舌象正常，脉沉涩。询其有无外伤病，云病前抱孙儿不慎曾有闪挫之征，当时微有不适，过后几天胁痛即作。证属瘀血胁痛。予血府逐瘀汤：当归12 g，川芎10 g，赤芍、白芍各10 g，生地黄10 g，桃仁10 g，红花10 g，柴胡10 g，桔梗10 g，枳壳10 g，甘草3 g，牛膝10 g。药进5剂，痛减十之七八，续进2剂，胁痛愈。

按语：本例酸痛固定胁肋，有闪伤病史，尤以胁痛入夜则剧为特征，因血属阴，夜为阴时，瘀血停着胁肋，同气相求，故夜痛不休。王氏血府逐瘀汤气血同治、升降相因，功能活血祛瘀，行气止痛，立方严谨，善治胸胁瘀血诸证。由于该患者病程较短，体质尚可，单纯瘀血作祟，故独遣祛瘀专剂，7剂收功。〔胡学刚. 瘀血证治四则［J］. 湖南中医杂志，1992（2）：25－26.〕

（3）胁痛（急性胆囊炎合并弥漫性腹膜炎、感染性休克）

田某，女，80岁。患者因右胁（胆囊区）反复疼痛半年余，加剧2天。于1985年4月26日入院。症见：高热寒战，胸胁绞痛，神昏谵语，口渴便秘，尿短色赤。舌质红、苔黄燥，脉弦数。体查：体温39.8 ℃，脉搏104次/min，呼吸26次/min，血压110/64 mmHg。胆囊触痛征阳性，右上腹可触及肿大之胆囊。血常规检查：白细胞21650/mm^3，嗜中性粒细胞比值86%，淋巴细胞比值8%，嗜酸性粒细胞比值4%。即给予青霉素、氯霉素分别加入液体内交替静脉滴注，并配合青霉素、庆大霉素肌内注射，连续用药72 h，病情无好转，且趋于恶化，并出现巩膜发黄，腹部胀满，弥漫性腹痛，烦躁不安，血压下降至90/50 mmHg，呈休克状态。即行腹腔穿刺，穿刺液化验结果：白细胞（＋＋＋），红细胞（＋）。血常规检查白细胞升至35100/m³，中性粒细胞比值5%。经会诊，确诊为急性化脓性胆囊炎，合并弥漫性腹膜炎、感染性休克，建议手术治疗。因患者家属拒绝手术，且年届八旬，征得家属同意，予以中药治疗为主，根据症状，辨证为肝胆火毒，肠道瘀滞，急投自拟利胆解毒汤（柴胡、赤芍各15 g，败酱草30 g，皂角刺、龙胆、穿山甲、蒲公英、金银花、栀子各10 g，茵陈20 g），加大黄（后下）、延胡索、川楝子各10 g，生黄芪30 g。每天2剂，每剂煎2次，频频灌服。药后症状逐日缓解，血压逐渐上升。共服药18剂，症状基本控制，能下床活动，血压上升至110/70 mmHg，白细胞降至9800/mm³。病情虽较稳定，但患者体质较虚弱，改投八珍汤合柴胡疏肝散加减以扶正祛邪，共住院1个月痊愈出院，3个月后随访无复发，能料理家务。

按语：急性化脓性胆囊炎是常见的急腹症之一，现代医学一般主张"在内科治疗超过48h，症状及体征反趋恶化，白细胞增加至20000/mm³以上，疑有化脓或坏死可能，或有弥漫性腹膜炎征象者，应紧急施行手术"（《实用内科学》），然而我们在病情恶化之时，征得家属的同意，采用中药保守治疗，收到满意的疗效，说明中医药不但对慢性疾病的治疗有其独特的疗效，而且对危重患者的抢救也有广阔的前景。利胆解毒汤具有利胆解毒、清热泻火、通腑攻下、化瘀导滞、益气救阴等功效，用之得当，确能取得满意效果。〔石再和，龙玉山. 感染性休克一则［J］. 湖南中医杂志，1986（6）：39－40.〕

（4）胁痛（乙型肝炎）

杨某，女，45岁，1988年8月25日诊。在3个月前经某地区医院门诊检查肝功能，发现乙肝表面抗原阳性。伴有神疲乏力，厌油纳差，两胁隐痛，口苦咽干，小便黄。诊为乙型肝炎（无黄疸型）。在某县人民医院住院3个月余，因疗效欠佳而出院。刻诊：两胁隐痛，口苦咽干，纳差腹胀，四肢无力，溲黄便干。查肝在右肋缘下 1 cm，质软，舌苔薄黄，舌边有瘀点，脉弦细。化验：谷氨酸氨基转移酶 120 U/L，乙型肝炎表面抗原 1∶1250。辨为肝胆郁热，邪毒未清，气滞血瘀。拟以清热活血解毒法：蒲公英、白花蛇舌草各 20 g，虎杖、板蓝根、丹参各 15 g，郁金、茜草、栀子各 10 g，红花 5 g，七叶一枝花 12 g。服 5 剂后，胁痛减轻。续服 15 剂，胁痛基本消失，精神好转，饮食增加，小便转清，大便正常。9 月 21 日经超声波检查，肝在肋下 0.5 cm，脾脏未探及。经某地区医院复查肝功能已恢复正常。乙肝表面抗原 1∶64。原方去栀子，加太子参、山楂、神曲、黄芪各 12 g。服 20 剂后，经地区医院复查肝功能正常，乙肝表面抗原阴性，临床症状消失。

按语：病毒性肝炎黄疸，多由湿热疫毒，内蕴中焦，湿热毒邪不得泄越而发病；或因长期嗜酒，过食肥甘厚腻，寒凉生冷，饥饱失常，劳倦太过，损伤脾胃，脾失健运，湿从内生，停聚不化，湿阻中焦，影响肝胆疏泄，致胆汁不循常道，溢于肌肤而发黄。笔者按照关幼波老师指出的"治黄必治血，血行黄易却"和"治黄需解毒，毒解黄易除"的观点，从治血入手，在清热解毒药中加活血化瘀药物，确加速黄疸的消退及肿大，肝脾的回缩，并且对各型肝炎具有降低氨基转移酶的作用。笔者在临床实践中体会到凡是乙肝表面抗原阳性者，就要把清热活血解毒一法贯穿于始终，才能提高和巩固疗效。〔张祥福. 清热活血解毒法治疗病毒性肝炎［J］. 四川中医，1990(11)：26 - 27.〕

（5）胁痛（肋间神经痛）

蒋某，男，20 岁，1986 年 7 月 3 日初诊。5 天前因情绪不佳而感两胸胁部疼痛，以左季肋为甚。诊见：手护左胸胁，痛苦病容，两胁沿神经区疼痛，局部无红肿。舌质淡红、苔薄黄，脉弦缓。胸透心肺无异常。腹软，肝脾未扪及。诊断为胁痛。拟疏肝解郁，行气止痛。药用柴胡 12 g，赤芍 12 g，枳实 12 g，甘草 3 g，瓜蒌 12 g，薤白 12 g，郁金 12 g，青皮 12 g，延胡索 12 g，川楝子 12 g。药进 2 剂痛减，4 剂而愈。

按语：肝气壅滞则两胁胀痛。胁痛病位属肝，本例情志抑郁，影响肝之疏泄，用四逆散加宽胸导滞之瓜蒌、薤白等，获效颇佳。〔吴家清，乔光

泉. 四逆散的临床应用[J]. 实用中医内科杂志，1991，5（1）：26 - 27.]

2.胁痛兼腹痛（3案）

（1）胁痛兼腹痛（肝内胆管结石）

张某，女，36岁，1983年7月17日入院。主诉：右上腹及右胁下剧痛伴畏寒发热3天，巩膜发黄2天。体查：体温38.8 ℃，皮肤、巩膜明显黄染，右上腹压痛明显，墨菲征（+），白细胞13.15×10^9/L（13150/mm^3），中性粒细胞比值86%，黄疸指数42 U，凡登白试验立即反应。B超报告为"左肝内胆管结石"。入院后给予西药治疗6天无效，乃改用中药治疗。证属湿热熏蒸肝胆，砂石阻滞胆管。投基本方（双金疏肝利胆排石汤）加芒硝12 g。处方：柴胡、赤芍、大黄各15 g，芒硝12 g，枳实、黄芩、栀子各12 g，金钱草50 g，茵陈40 g，郁金18 g，甘草5 g。每天1剂，7天为1个疗程。服药后第4天从大便中洗出结石1枚，第6、第8天又相继排出结石2枚，上腹痛及胁痛止，余症亦除。后服柴芍异功散加味5剂善其后。复查B超未见结石，肝功能亦正常。8月6日痊愈出院，随访2年未见复发。

按语：肝内胆管结石及胆石症属中医学"胁痛""黄疸"等范畴。肝与胆相表里，胆附于肝，为中清之腑，其功能以通降下行为顺。凡饮食不节，寒温不适，虫积或情志不遂等均可导致肝胆气郁，湿热阻滞，从而影响肝的疏泄和胆的通降下行之功，致使胆汁排泄不畅而发生疼痛；湿热熏蒸肌肤，故出现黄疸；湿热内蕴，胆汁受其煎熬而成为砂石。双金疏肝利胆排石汤由大柴胡汤加减而成，方中柴胡疏肝解郁，配黄芩和解少阳；大黄、枳实泻下热结，大黄伍芍药可治腹中实痛，枳实伍芍药可治气血不和之腹痛；金钱草具清热利水之功；茵陈除湿清热退黄；栀子清热利湿；郁金行气解郁，凉血破瘀。现代药理实验表明，金钱草、郁金、大黄、茵陈均有促进肝细胞的胆汁分泌及胆囊收缩之功能，郁金并能溶胆固醇，金钱草可使胆道括约肌松弛，大黄有排石增进消化之作用。全方能增加胆汁分泌，使胆囊收缩，胆道括约肌松弛，使肝胆管内压力高于胆总管下段压力，迫使结石向下移动，通过乏特氏壶腹部，进入肠道，随大便排出体外，故取效颇佳。〔韩志坚. 双金疏肝利胆排石汤治疗肝内胆管结石、胆囊结石 24 例［J］. 四川中医，1988（6）：26.〕

（2）胁痛兼腹痛（急性胆囊炎）

刘某，女，30 岁，1988 年 3 月 8 日就诊。因心窝部疼痛拒按，伴恶心呕吐，住院 5 天。B 型超声波检查诊为"胆囊炎"。经用抗感染补液治疗，症状无明显改善，遂邀余诊。症见：患者痛苦呻吟，胆区疼痛不已，寒热往来，肢体烦疼，口苦甚，恶心作呕，3 天不大便，舌红、苔白厚而干，舌下络脉青紫，脉弦数。辨证为三阳合病。方选柴胡桂枝汤，外解太阳表邪，内和少阳枢机，以调肝胆之气，合调胃承气汤泻阳明里实。药用柴胡 15 g，黄芩 10 g，法半夏 15 g，党参 10 g，甘草 3 g，桂枝 10 g，赤芍 10 g，芒硝 20，茯苓 18 g，生姜 3 片，大枣 5 枚。服药 2 剂，胆区疼痛明显减轻，寒热呕吐肢痛均止，大便已行，饥而欲食，胆囊区仍有压痛，复投原方 2 剂，药尽痛止病瘥。

按语：《伤寒论》第 146 条记载："伤寒六七日，发热微恶寒，肢节烦疼，微呕，心下支结，外证未去者，柴胡桂枝汤主之。"本方为太少两经主方，外解太阳表邪，内疏少阳枢机，有和营卫、利肝胆、统治表里三焦、调理阴阳气血之功，故效如桴鼓。〔胡学刚. 柴胡桂枝汤应用体会［J］. 中医药研究，1989（6）：33.〕

（3）胁痛兼腹痛（急性胆囊炎）

唐某，男，38 岁。发热畏寒 3 天，伴右上腹绞痛 3 小时，于 1987 年 10 月 12 日护送至某院住院。经 B 超检查，提示为胆囊炎并胆石症。曾用消炎、利胆、输液等对症处理，病情缓解后，拟行手术取石，患者拒绝手术，要求出院，次日延余诊治。刻诊：急性痛苦病容，呻吟不止，头额冷汗如珠，恶寒发热，恶心呕吐，口苦胸闷，右上腹疼痛向左侧肩胛放射，腹肌紧张，小便长，大便 2 天未行。舌质红、苔黄腻，脉弦数。检查：右上腹可触及肿大的胆囊，墨菲征阳性；白细胞 15800/mm^3，中性粒细胞比值 84%，淋巴细胞比值 28%。证属湿热蕴结，肝郁气滞。拟清热利湿，疏肝理气为治。方用三仁汤加茯苓、郁金、川楝子、延胡索、大黄(后下)各10 g，水煎服，每天1剂，分4次服。次日晨起患者家人相告，服药后解大便1次，量多较臭，右上腹绞痛明显减轻，夜间安静入睡。复诊：脉见弦数，舌苔薄黄，纳食稍增，小便黄，原方去大黄，加茵陈、蒲公英各15 g，服药5剂后右上腹疼痛消失，纳增便调，临床症状消失，有关检查未发现异常而愈。随访1年未见复发。

按语：三仁汤出自《温病条辨》，用以治疗湿温初起，邪留气分所致湿遏热伏之证。该方有宣上、畅中、渗下之功，通利三焦、利湿化浊是其独到之功，应用时只要掌握知常达变、灵活化裁的原则，对急危重症疗效满意。本案属湿热蕴结，肝郁气滞，加郁金、川楝子、延胡索疏肝理气止痛，佐黄芩、大黄清热利胆，随证出入，则可转危为安。〔张祥福. 三仁汤治急症举隅[J]. 湖南中医杂志，1990(2)：18，25.〕

3.腹痛（5案）

（1）腹痛（胆绞痛）

龚某，女，37岁，于1993年2月6日诊治。右上腹疼痛5天。2月初起病，右上腹持续性疼痛，时而恶寒欲盖被，继而发热，体温38.4 ℃，口苦，呕吐，大便干结，小便热赤，口干渴喜饮，舌红、苔黄质干，脉弦数，已经西药输液3天，在外院服大柴胡汤2剂，热退而腹痛不止，经我院B超示：胆石症并胆囊炎。拟诊胆石症，少阳阳明合病。予大柴胡汤合乌梅丸：柴胡15 g，黄芩10 g，法半夏10 g，大黄10 g，枳实10 g，白芍10 g，乌梅18 g，花椒5 g，金钱草30 g，川楝子10 g，延胡索15 g，郁金10 g，生地黄15 g，生姜3片，大枣5枚。早饭时始服药，1剂尽，至黄昏，右上腹疼痛显减，翌日腹痛渐止，已知饥思食，继服4剂，临床症状消失。

按语：痛证有复杂之因机，古方有妙用之变化，擅用古方而不为所囿，变通古方而不出大法，此所谓医不执方，而医必有方者也。本例患者寒热往来，口苦呕吐，大便干结，小便赤，口干渴喜饮，舌红、苔黄质干，脉弦数，乃少阳阳明合病之象，方用大柴胡汤合乌梅丸，方中大柴胡汤主治少阳阳明合病，内泻热结；乌梅丸则可缓肝调中，清上温下，对烦躁呕吐疗效尤甚，故两方相合，临床止痛功殊。〔胡学刚. 巧配古方治痛证［J］. 江西中医药，1995（增刊）：35.〕

（2）腹痛（慢性胆囊炎）

熊某，女，30 岁，1988 年 2 月 1 日初诊。患者自 1977 年 3 月始右上腹部疼痛。每年发作 2~3 次，经 B 超检查诊断为胆囊体部折叠，慢性胆囊炎。7 天前右上腹呈持续性胀痛，时有阵发性绞痛，并向肩背部放射，进食后疼痛加剧，伴呕吐黄苦水，无畏寒发热，不欲食，大便 3 天未行，小便色黄。诊见：面色微黄，白睛轻度黄染，舌质暗红、舌苔薄白微黄，脉弦小数。右上腹肋缘下可触及 2 cm×3 cm 包块，有明显压痛，墨菲征阳性。诊为腹痛（肝胆气滞），拟疏肝利胆，活血止痛。药用柴胡 12 g，赤芍 12 g，枳实 12 g，陈皮 12 g，香附 12 g，青木香 12 g，川楝子 12 g，延胡索 12 g，丹参 20 g，五灵脂 12 g，炒大黄 9 g，生甘草 8 g。1 剂后痛缓，4 剂腹痛消失，呕止，食纳增加，二便转调。二诊原方去五灵脂、丹参、延胡索，加茵陈 20 g，3 剂诸症消失。近 1 年未复发。

按语：四逆散源于《伤寒论·辨少阴病脉证并治》，由柴胡、枳实、芍药、炙甘草组成，具有疏肝和胃、透达郁阻之功。方中取柴胡入肝胆经，升发阳气，疏肝解郁，透邪外出，为君药；芍药敛阴养血柔肝为臣，与柴胡合用，以补养肝血，条达肝气，可使柴胡升散而无耗伤阴血之弊；佐以枳实理气解郁，泄热破结，与芍药相配，又能理气和血，使气血调和；使以甘草，调和诸药，益脾和中。慢性胆囊炎每因肝胆气滞、肝胃郁火所致，湿热之象不显，用此方适加清热利胆之品，疗效颇佳。〔吴家清，乔光泉. 四逆散的临床应用［J］. 实用中医内科杂志，1991，5（1）：26－27.〕

（3）腹痛（胆囊息肉、 胆囊炎）

赵某，女，38 岁，2004 年 8 月 20 日初诊。患上腹部胀痛、口苦咽干、烧心纳差近 2 年，1 年前曾在某县人民医院经电子胃镜检查，诊为反流性胃黏膜炎。经治疗有所好转，但反复发作。半年前又到某市人民医院检查，经B超检查诊为胆囊息肉、胆囊炎。建议手术治疗，患者拒绝手术，改为服药治疗，有一定好转，但停药则复发。经人相荐，来本院门诊。自述上腹部胀痛，两胁亦时有胀痛，进食肥猪肉或蛋类食品后加剧。口苦咽干，嗳气烧心，纳差便秘，舌红、苔薄黄，脉弦细而数。B超检查示胆囊大小为7.8 cm×3.4 cm，后壁见有0.8 cm×0.4 cm大小息肉各1枚。诊断为胆囊息肉、胆囊炎。遂予双花连胆汤治疗，处方：金银花、野菊花各20 g，柴胡、白芍、厚朴、青皮、制香附、前胡、茯苓、茵陈各15 g，黄连、龙胆、甘草各10 g。每天1剂。8月26日二诊：患者诸症大减，精神好转。药已中病，效不更方，继续服用原方。9月6日三诊：患者自诉觉症状基本消失，纳增，但仍有轻度烧心，大便不畅，遂于前方中加火麻仁15 g，大黄6 g，嘱进13剂。9月20日四诊：患者告之，诸症若失，饮食正常，体重增加。B超复查，胆囊大小为5.8 cm×2.6 cm，未见胆囊息肉。停药随访至今，未见复发。

按语： 中医学认为，胆囊息肉的形成原因有二：一是由于肝郁气滞，疏泄失常，气血运行不畅，久郁成瘀而致；二是因肠胃积滞，运化失常，水湿内停，蕴而化热，上蒸肝胆，使肝失疏泄，久郁成瘀而致。肝胆经络循行两胁，肝失疏泄，气滞不行故两胁胀痛；木郁克土使脾胃气滞故脘腹胀满或疼痛；湿热内蕴，肝胆气逆故见口苦咽干、烧心。舌苔黄腻乃肝脾湿热上蒸所致。本病的治疗原则应以疏肝利胆、清热泻火、健脾祛湿为主。双花连胆汤方中金银花、野菊花、黄连、龙胆清热泻火；柴胡、制香附、青皮疏肝利胆；厚朴、前胡、白芍、甘草理气行滞、解痉止痛；茯苓、茵陈清热利湿。诸药合用，共奏清热泻火、疏肝利胆、健脾祛湿之功。药中病机，故疗效显著。〔周汉清. 双花连胆汤治疗胆囊息肉62例［J］. 中国民间疗法，2005，13(11)：31.〕

（4）腹痛（胆绞痛）

李某，女，28岁。1980年3月15因患胆结石行手术治疗，好转出院。同年10月18日因受凉后饮食不节致病复发。往来寒热，周身疼痛，胸闷纳差，口苦心烦，中腹部剧痛，恶心呕吐，经某人民医院检查诊断为"胆绞痛"，用山莨菪碱与哌替啶合并作肌内注射，终因痛不能缓解而延余诊治。诊见：面色苍白，手足欠温，精神差，中腹部剧痛，呻吟不止，恶心呕吐苦水，舌质淡、苔薄白，脉沉迟。证属阳虚感寒，胃失和降，气机不畅。治宜温经散寒，降逆和胃。拟乌头汤加味：制川乌（先煎）10 g，桂枝 10 g，白芍 30 g，炙甘草 10 g，炙麻黄 10 g，生黄芪 20 g，姜半夏 10 g，川木香 10 g，生姜 3 片，大枣 3 枚。服 1 剂后疼痛缓解，面色转红润，手足转温。拟原方去麻黄、桂枝，加柴胡、香附各 10 g，再进 2 剂，诸症悉平。追访 1 年病未复发。

按语：乌头汤为《金匮要略》方，由麻黄、芍药、黄芪、炙甘草、川乌、白蜜等药组成。功能温经祛寒，除湿止痛。主治寒湿留于关节，经脉痹阻不通，气血运行不畅，关节剧烈疼痛不能屈伸等症。患者行胆道手术后元气亏损，脾胃虚弱，此次发病复感寒邪，恣食肥甘，致胃失和降，气机不畅，致腹痛如绞。投乌头汤加味恰中病机，故获捷效。〔张祥福. 乌头汤加味治急症二则[J]. 湖南中医杂志，1987(3)：29-30.〕

（5）腹痛（胆道残余结石）

陈某，女，38 岁。有右上腹疼痛史 8 年，经某省级医院行胆道造影检查，诊为胆结石。于 1985 年 8 月赴怀化地区某医院行手术治疗，取出结石数枚。术后 1 年复感上腹部饱胀、隐痛，尤以右上腹部绞痛明显。此次发病因受凉后诱发。症见：寒热往来，呕吐黄色苦水，右上腹绞痛如刀割。抬送某县人民医院住院治疗。经 B 超检查为胆道残余结石。曾用哌替啶、抗感染等对症处理，病情缓解，嘱准备行第 2 次手术取石治疗。患者惧之，要求出院，回家后次日延余诊治。症见：急性痛苦病容，大汗淋漓，手捧腹部，呻吟不已，伴恶心呕吐，往来寒热，舌边尖红、苔薄黄，脉弦数。大便 3 天未行。证属邪入少阳，枢机不利，胆火上乘。治宜和解少阳，疏利枢机。方拟小柴胡汤加味：柴胡 20 g，黄芩 15 g，法半夏、党参、川楝子、郁金、大黄（后下）各 10 g，芒硝（冲兑）15 g，金钱草 20 g，甘草 5 g，生姜 3 片，大枣 3 枚。煎服 1 剂，每天 4 次。翌晨诉药后上腹痛减轻，夜间能安静入睡，得行大便 1 次。拟原方服 2 剂后，大便变软，日行 2 次，自觉排便时肛门有颗粒样异物摩擦感，嘱用瓷盆盛之，以水淘洗，在几次大便中得砂石大如绿豆者3粒，小如碎米者约10粒。嗣后上述临床症状消失。共服药12剂，追访2年未见复发，已恢复体力劳动。

按语：本例具有寒热往来，或口苦咽干、胸胁苦满、目眩、脉弦等少阳病的主要见症，根据其邪犯少阳、枢机不利这一病机，故用和解少阳、疏利气机的主方小柴胡汤加减治疗而获卓效。本方由小柴胡汤加郁金、川楝子以疏肝理气止痛；加大黄、芒硝、金钱草以清热利胆、排石。结石得排，诸症悉除。〔张祥福. 小柴胡汤加减治疗急症举隅［J］. 湖南中医杂志，1989(1)：18－19.〕

4.臌胀（4案）

（1）臌胀（肝硬化腹水）

刘某，男，40岁，2001年4月12日入院。反复腹部膨隆、尿少2年余，加重1周，纳差、口苦、喜温饮，大便时干时稀，既往有肝炎病史16年。体查：舌暗红、苔黄，脉细弦，血压100/60 mmHg，消瘦，皮肤巩膜无黄染，面颊毛细血管扩张，颈部散在蜘蛛痣，腹部膨隆（腹围103～105 cm），移动性浊音阳性，肝脾扪及不满意，双下肢重度浮肿，肝功能：总蛋白63 g/L，A/G＝0.6：1，丙氨酸氨基转移酶（GPT）正常；B超：肝硬化腹水，脾脏增大；食管吞钡：食管静脉曲张。辨证：脾虚气滞。治法：益气健脾，逐瘀利水。组方：党参15 g，白术10 g，砂仁20 g，广木香8 g，香附10 g，柴胡10 g，山楂12 g，乌药10 g，小茴香6 g，益母草40 g，三七（冲）6 g，丹参30 g，赤芍20 g，胡芦瓢20 g，大腹皮20 g。另加用短期小剂量西药利尿药，氢氯噻嗪25 mg、2次/d，氨苯蝶啶50 mg、2次/d，治疗10天后，一般情况好转，腹水减退（腹围93～95 cm），大便正常，以后根据上方略有加减。治疗1个月后，一般情况好，腹水消失（腹围83～85 cm），双下肢不肿，二便正常，复查肝功能：总蛋白71 g/L，A/G＝1.27：1，GPT正常；B超：肝硬化未见腹水，随访1年未见复发。

按语：肝硬化的病理变化是以肝细胞坏死、假小叶形成、纤维组织增生为特点，致肝内血流不畅、侧枝循环开放和扩大，此属中医血络瘀阻，故说血瘀气滞是肝硬化之本，而且中医学认为"肝体阴而用阳"，以血为体，以气为用，体和用，生理上相辅相成，病理上相互影响，互为因果，恶性循环。肝硬化主要是"藏血失司"，肝血瘀滞，日久则肝血不畅，瘀凝肝络，功能减退，横逆犯脾，木乘土位，脾失健运，则见臌胀。因而治疗当从肝血入手，符合前人"治肝先治络"的原则，本病主要为肝脾络脉瘀阻，脾失健运。而生化之源馈乏，导致脏腑精气亏损，因而消瘀要顾虚，补虚勿滞邪。故治疗上必须"寓消于补，攻补兼施"，既要重视治肝先治络的原则，又要兼顾健脾和胃、养血滋阴等。若"活血"之法用之得当可祛瘀生新，如攻猛太过，则正虚而瘀不化，贻害非浅。在活血化瘀中，常选三七、郁金、红花等，但首选三七。前人说"一味三七可代《金匮》下瘀血汤，而较下瘀血汤尤为稳妥"。并常加血中气药如香附、延胡索，同时还选加当归、丹参、生地黄、鸡血藤等补血、调肝、和血。这样既照顾到肝体又无活血耗血之虑，更符合"血以和为补"的原则。而对于邪退正虚或正虚而余邪未尽时，临床上常以益气健脾为主，如党参、黄芪、白术、茯苓等，有实验证实：益气健脾法可提高机体免疫功能，且有抗肝损伤作用，同时少佐和血之品，如当归、丹参等，补虚勿碍邪，并选用木香、枳壳、砂仁等行气健脾，既可增进活血通络的功效，又有一定的软缩肝脾的作用，而无伤阴耗血之弊，"无水不成臌"，故在组方中，依据患者的具体情况，加用大腹皮、茯苓皮、胡芦瓢利水消肿，与上述药物为伍，共奏扶正攻邪之功。〔龙玉山，滕黎明.活血化瘀、益气健脾法治疗肝硬化腹水[J].中国民族民间医药杂志，2003（64）：277－278.〕

（2）臌胀（肝硬化）

患者，男，42岁，2008年7月20日初诊。自诉4年前曾患慢性乙型病毒性肝炎，经治疗病情好转。近1个月来因劳累后出现腹部胀大，身目小便黄染，双下肢浮肿，遂来我院就诊。症见：腹大胀满，身目鲜黄，烦热，口苦且臭，纳差神疲，下肢浮肿，夜不能寐，卧则气喘，心中懊忱，恶心，牙龈出血，小便短黄，大便干结。体查：身目色黄且鲜，形体消瘦，腹皮光滑绷急，青筋显露，肝脾触诊不满意，双下肢呈凹陷性水肿。舌红、苔黄腻，脉弦数。腹部彩超示肝硬化并大量腹水。肝功能：丙氨酸氨基转移酶526 U/L、总胆红素 436 μmoL/L、直接胆红素 280 μmoL/L、总蛋白 46 g/L、白蛋白 25 g/L；乙型肝炎表面抗原（HBsAg）阳性。西医诊断：肝炎后肝硬化（失代偿期），慢性乙型病毒性肝炎。中医诊断：臌胀（湿热瘀滞，水浊滞留）；治法：清热渗湿利尿，活血化瘀，佐攻下逐水。处方：茵陈 30 g，赤芍 15 g，丹参 20 g，半边莲 20 g，半枝莲 20 g，泽兰 15 g，泽泻 15 g，茯苓20 g，炒鸡内金 12 g，黑牵牛子、白牵牛子各 10 g，郁金 12 g，白茅根30 g，炒大黄 6 g，炒山楂 20 g，山药 15 g，薏苡仁 20 g，甘草 6 g。6 剂，水煎，每天 1 剂，分 3 次口服。二诊（7 月 26 日）：服药后尿量增多，大便变稀，双下肢浮肿已退，腹大胀满，身目发黄明显减轻，可平卧，仍齿衄，纳食欠佳，夜寐多梦。舌红、苔黄且厚，脉弦。治宜清热渗湿利尿，理气活血祛瘀，佐以健脾。处方：茵陈 30 g，川黄连 5 g，知母 15 g，厚朴 10 g，枳实 10 g，茯苓 20 g，炒大黄 10 g，泽泻 15 g，白术 15 g，党参 15 g，陈皮10 g，炒鸡内金 10 g，三棱 10 g，莪术 10 g，丹参 20 g，炒栀子 10 g，三七10 g，炒山楂 20 g，甘草 6 g。30 剂，水煎，每天 1 剂，分 3 次口服。三诊（8 月 29 日）：复诊时诉诸症大减，夜能平卧，精神转佳，食欲复常，二便可。舌淡红、苔薄白，脉弦。肝功能复查均正常。腹部彩超示腹水消失。予疏肝健脾、理气活血以善其后。处方：当归 12 g，赤芍 15 g，白术 15 g，茯苓 15 g，柴胡 10 g，鸡内金 12 g，炒山楂 20 g，丹参 20 g，郁金 12 g，三七 10 g，枳壳 12 g，党参 20 g，生黄芪 20 g，甘草 6 g。30 剂，水煎，每天1 剂，分 3 次口服。后随访患者已恢复工作，至今未复发。

按语：肝硬化腹水的发生多因气滞、血瘀、水湿停留等多种因素，渐致肝脾肾三脏功能受损，气、血与水瘀积于腹内所致。肝硬化后期属本虚标实证，气、血、水互结为标，肝脾肾亏虚为本。临证治疗时应分清标本缓急，本虚缓图，标实急治。急性期强调使用化瘀行水法，缓解期强调护肝健脾养肾，终末晚期注重养阴及饮食调养，每收良效。〔乔玉山，罗承勇.

吴家清治疗肝硬化腹水经验[J].湖南中医杂志，2015，31(2)：22-23.]

（3）臌胀（肝硬化腹水）

湛某，男，13岁，1999年5月就诊。患者于2年前患急性黄疸型肝炎，经治疗后症状好转，未曾介意。近半年来，因感腹胀、纳差、乏力，到当地医院检查，诊断为肝硬化腹水，经服中西药月余无效。刻诊：脘腹胀大，青筋暴露，形体消瘦，食少恶心，面色萎黄，小便短少，大便干燥，舌暗红、苔黄滑，脉小弦滑。证属肝郁络瘀、湿热阻滞，治宜：清热祛湿、舒肝通络，方拟旋覆花汤加味：旋覆花(布包煎)6 g，茜草10 g，青葱管5根，丹参12 g，泽泻12 g，泽兰10 g，郁金10 g，鸡内金6 g，佩兰6 g，三七粉(冲服)3 g，白花蛇舌草15 g。5剂。复诊：服上方后，腹胀减轻，小便增多，食欲增加，舌红、苔黄滑，脉弦滑。原方去三七、青葱管，加茯苓12 g、生牡蛎15 g、红花5 g，以补肝渗湿、软坚逐瘀，续服30余剂，症状消失，迄今未复发。

按语：旋覆花汤出自后汉张仲景所著《金匮要略·五脏风寒积聚病脉证》，原方由旋覆花3两、葱14茎、新绛少许组成。主治"肝着，其人常欲蹈其胸上，先未苦时，但欲饮热"，具有疏肝解郁、活血通络之功，凡属营气痹塞、经脉瘀阻内科杂症，用之均有良效。〔张寿华.旋覆花汤在内科中的运用[J].湖南中医药导报，2003，9(10)：19-20.]

（4）臌胀（晚期肝硬化腹水）

舒某，男，33岁。患者于1982年上半年因结核性胸膜炎、急性黄疸型肝炎经住院治疗好转。9月份病情加重，腹部胀满，转某医学院，经检查诊断为：①晚期肝硬化腹水；②左侧结核性胸膜炎、胸腔积液；③慢性肾炎并重度贫血。冬日因外感而致诸症加重，住入我院。现症：咳嗽气喘，腹胀难忍，小便量日约为300 ml，面色苍白而晦暗，形肉瘦削，头倾息微。左胸廓饱满，叩呈实音，腹围106 cm，肝脾触不清，双下肢浮肿，按之没指。舌淡、苔白，脉沉细。化验：肝功能：血清麝香草酚浊度试验21 U、血清麝香草酚絮状试验(++++)，总蛋白5.6 g/L，A/G为1：1.14；尿常规：红细胞(+++)、蛋白(+++~++++)；血常规：血红蛋白6.5 g/dL，红细胞

250 万/mm^3、白细胞 7500/mm^3、中性粒细胞 80%、淋巴细胞 18%，血小板 5.2 万/mm^3。中医诊断：臌胀。证属肝瘀脾虚，脾肾阳衰，三焦气化不利，水邪泛滥。急治其标。先投温阳化饮、疏利三焦，兼顾健脾益气、活血之剂，处方：桂枝 10 g，白术 15 g，茯苓、附片、葶苈子各 20 g，麻黄、杏仁、大腹皮、厚朴各 10 g，车前子、党参、丹参、泽兰各 15 g，生姜 10 g，大枣 5 枚。另配服西药利尿药。治疗 7 天后，咳喘、腹胀减轻，能少量进食。前方减温通宣发之品，停用西药。拟方：茯苓、黄芪、丹参、沙参各 20 g，附片、白术、枸杞子、鸡内金、大腹皮各 10 g，党参、百部、骨碎补各 10 g，白茅根 30 g，甘草 5 g。10 剂。药后腹胀减。症见：鼻燥衄血，舌尖红、苔花剥。拟育阴清热、柔肝健脾利水为治，处方：沙参、麦冬各 20 g，生地黄、墨旱莲、百部、党参、白术各 15 g，白茅根、丹参各 30 g，茯苓、黄芪各 20 g，白芍、半边莲、泽兰各 15 g，甘草 5 g。服 15 剂后，腹水大减，纳增肿消，但足心发热，渴不欲饮，腹软，脾肋下 4 cm，舌脉如前。宗前方加重养血活血之品以消瘀滞痞块。服 20 剂，食量增至每餐 3 两，二便如常，精神转佳，阴津得复，虚热渐退。拟上方减泽兰，加鸡内金 10 g，服 50 剂后，腹水消退。但化验肝功能未全改善，尿常规仍有蛋白、红细胞，继以上方增损，调治半年，诸症改善，腹围 72 cm，各种化验指标基本恢复正常。出院后继续以前方调理巩固疗效，至今能参加一般体力劳动。

按语：本例为臌胀重症，复感外邪，以致上有胸腔积液，中有腹水，下肢浮肿，水湿弥漫三焦。按照急则治标的原则，首宜疏利三焦，故用麻黄、杏仁、葶苈子、生姜宣通肺气，开发上焦；白术、茯苓、大腹皮、厚朴理气健脾以运中焦；附片、桂枝、车前子等温肾通关以利下焦；辅以党参、大枣以养气血扶正；丹参、泽兰活血化瘀，标本兼顾，使三焦气化得利，病有转机。本例因还伴有他病，病情危笃。故施逆流挽舟之后则以益气健脾、养血活血、调补肝肾培其本；兼以清利湿热余毒，养阴润肺。使脾气健运，气血生化有源且调达舒畅，瘀滞得散，肝肾得养而诸症悉除，沉疴起矣。〔唐云刚. 臌胀重症治验[J]. 湖南中医杂志，1987(3)：42.〕

5.脾虚纳差（乙型肝炎）

张某，女，27岁。因全身乏力、纳差半个月余，于1997年6月5日到我院门诊，经查乙肝五项示一、三、五阳性，肝功能示谷氨酸氨基转移酶164 U/L，辨证为脾虚型。予基本方（疏肝健脾汤）：柴胡10 g，白芍15 g，枳实10 g，甘草6 g，白花蛇舌草30 g，香附10 g，虎杖30 g，桑寄生20 g，板蓝根30 g，半边莲15 g，党参15 g，山药15 g，薏苡仁30 g，神曲6 g，白术10 g，山楂10 g。2剂，水煎，服3天（即第3天服前2剂之合煎）；1个月为1个疗程（需服药20剂），不能间断，每月复查1次，若乙型肝炎表面抗原（HBsAg）转阴，继服半个月以巩固疗效。治疗期间服肌苷片0.2 g，每天3次；肝太乐0.2 g，每天3次。按上述方案治疗1个月后复查乙肝五项之一、三、五阳性，谷氨酸氨基转移酶68 U/L，继服1个月后查乙肝五项之四为弱阳，五为阳性，肝功能正常，第3个疗程结束后复查，仅存乙肝五项之五为阳性，再分别于2个月后、6个月后复查，乙肝五项及肝功能均恢复正常。

按语： 本例病位多在肝、脾，主要为脾虚或肝郁，故从调理肝脾入手，以疏肝健脾汤为基本方，取得一定疗效。疏肝健脾汤意取肝脾同调，理气开郁，疏畅肝脾气机。方中虎杖、白芍清热利湿而利肝脾，桑寄生补肾滋水以涵肝木。现代药理研究表明，半枝莲、板蓝根均有抗病毒之功效，笔者观察到，无论何型均有不同程度之气虚表现，如自汗、纳差、易感冒等，故在治疗中后期均可加入党参、黄芪以益气扶正，提高疗效。临床中发现症状越明显，证型越典型，或伴有氢基转移酶增高，肝功能损害者，疗效越好，此外发病时间越长，或小三阳（乙肝五项之一、四、五阳性）者，疗效较差。疗程长短与疗效有关，笔者认为，疗程以3~6个月为宜。〔滕黎明，龙玉山.自拟疏肝健脾汤治疗急慢性乙肝68例临床体会[J].内蒙古中医药，1999（4）：5.〕

6.黄疸（病毒性肝炎）

胡某，男，18 岁，1986 年 5 月 8 日诊。十余天来疲倦懒动，纳谷不香，时有厌油恶心，大便时干时稀，午后低热，小便黄如浓茶，巩膜、皮肤黄如橘子色，舌质淡红、苔薄黄、微腻，脉濡数。查腹软，肝在右肋缘下 2 cm，质软，黄疸指数 30 U，凡登白反应立即阳性，麝香草酚浊度试验 16 U，硫酸锌浊度试验 25 U，谷氨酸氨基转移酶 500 U/L，乙型肝炎表面抗原阴性。西医诊断：病毒性肝炎（黄疸型），中医辨证属阳黄（湿热型）。拟以清热活血解毒法，药用：蒲公英、白花蛇舌草、板蓝根各 20 g，红花 5 g，丹参 15 g，郁金、茜草、栀子、藿香、虎杖各 10 g，半夏 6 g。服 3 剂后，精神好转，乏力、胸闷减轻，稍能进食，无恶心呕吐。守方再进 6 剂。巩膜、皮肤黄染已退，精神佳，舌质淡红、苔薄白，脉弦缓。湿热已除，余邪未清，原方去藿香、半夏，加神曲、麦芽各 12 g。服 3 剂，临床症状消失，面色红润，精神好、纳食正常。查肝在右肋缘下刚触及，复查肝功能 3 次均正常。追访 1 年，未见复发。

按语： 本例患者系因疫毒之邪由表入里，熏蒸肝胆，胆汁外溢所致，溢于肌肤则皮肤黄如橘子色，溢于肝窍则见肝功能指标均异常，下流膀胱则小便俱黄。因此治疗应以清热利湿为法，方中蒲公英、白花蛇舌草、板蓝根清热解毒，丹参、红花活血通经止痛，郁金活血止痛、行气解郁，茜草祛瘀通经、栀子清热利湿、凉血解毒，藿香、半夏燥湿化湿，虎杖利湿退黄、散瘀散热。患者服用后，湿热已除，而余邪未清，于原方去燥湿之藿香、半夏，加神曲、麦芽以归脾、胃、肝经，行气散瘀、疏肝理气。
〔张祥福. 清热活血解毒法治疗病毒性肝炎［J］. 四川中医，1990（11）：26 -27.〕

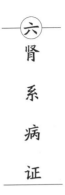

六 肾系病证

1.淋证（6案）

（1）淋证（肾盂肾炎）

杨某，女，17岁，1997年8月8日初诊。自述患肾盂肾炎半年，在外院曾用庆大霉素、呋喃妥因等治疗，疗效不明显，反复发作，近日来又复发。刻诊：发热、体温38.7℃，腰酸痛，右侧肾区叩击痛尤甚，尿频、尿急、尿道灼热痛、尿出不爽，大便干燥、两天未行，舌质红，苔黄腻，脉数，尿培养发现有大肠埃希菌，尿常规检查白细胞8～12个/HP，红细胞2～4个/HP，蛋白（+）。诊断：热淋（肾盂肾炎），急性发作证候：湿热蕴结下焦，膀胱气化不利。治则：清热利湿，通淋止痛。方用侗药"五草三黄汤"（金钱草、白花蛇舌草、鱼腥草、车前草、益母草各30 g，黄连、黄芩、黄柏各12 g）水煎服，每天1剂。服5剂后，尿频、尿急、尿道灼热痛均减轻，原方服7剂，诸症消失，尿常规复查无异常，尿培养阴性，为巩固疗效继服上方15剂后，尿培养无细菌生长，随访2年无复发。

按语：热淋与现代医学泌尿系感染的临床特征基本相似，多因细菌感染所致。西药费用较贵，副作用大，易复发。传统侗医学认为本病的病理变化是染受湿热之邪，蕴结下焦，致使膀胱失司，清利下焦湿热是治疗本病的根本大法。所用"五草三黄汤"中，黄芩、黄连、黄柏味苦性寒，清热燥湿，功专效宏；白花蛇舌草、车前草、鱼腥草、金钱草、益母草甘辛，利湿通淋，直达病所。方中益母草行血消瘀、清热利尿，在治疗热淋方药中独具特色，对根治热淋具有独特疗效，上药合用共奏清热利湿、通淋止痛之效，如此紧扣病机，疗效确切。

本方据现代药理学研究表明，具有广泛抗菌抗炎和促进血运、改善微循环作用，药源广，价低廉，疗效可靠，无副作用。本方既符合传统医学治则治法，又符合现代医学观点，确为治疗热淋良方。[张祥福.侗药五草三黄汤治疗热淋87例临床体会[J].中国民族医药杂志，2007，13(11)：14.]

（2）淋证（急性泌尿系感染）

李某，女，22岁，已婚，1985年3月12日入院。寒热往来、恶心呕吐，腰腹胀痛伴尿急、尿频、尿痛3天。体查：体温39℃，右下腹轻度压痛，右胁腰处有压痛，右肾区叩击痛，舌质红、苔薄黄，脉滑数。尿常规：蛋白(+)，红细胞0~3个/HP，白细胞0~4个/HP，脓细胞0~1个/HP，白细胞11.2×10⁹/L，中性粒细胞84%。诊为淋证（下焦湿热）。治用基本方：鱼腥草、滑石各20 g，牛膝、黄柏各10 g，益母草、车前子（布包）各15 g，红花5 g，甘草梢6 g。1天退热，查体温37.4℃，3天血常规正常，临床症状消失，住院1周出院，追访1年，未见复发。

按语：淋之名称，始见于《黄帝内经》，有"淋""淋溲""淋满"等记载。该病多因湿热蕴结下焦，膀胱气化不利，或病久脾肾两虚，膀胱气化无权所致，而热邪、湿邪及热毒是其主要致病因素。本例患者为青年女性，发病急，患者出现恶寒发热之象，考虑为湿热蕴结，中焦被遏，营卫失和所致，又湿热之邪导致脾胃失和，影响气机升降，故患者见恶心呕吐之症，而腰腹胀痛伴尿急、尿频、尿痛、高热、右下腹轻度压痛等为淋证主要临床表现，舌质红、苔薄黄、脉滑数为下焦湿热之象。基于此，本例患者为湿热邪毒侵袭于肾、膀胱，导致膀胱气化失常，水道不利，故为实证、热证，治疗上宜清热利湿、活血利尿通淋，标本兼顾。治以自拟方治疗。方中鱼腥草清热解毒、利尿通淋；滑石、车前子利水通淋、渗湿泻热，使湿热之邪随小便而去；黄柏清热燥湿、泻火解毒；正气存内，邪不可干，故予以牛膝既补肝肾、强筋骨，又散恶血、治淋证血尿，并引药下行，标本兼治；基于"久病必瘀，久病入络"理论，予以益母草活血养血、利尿消肿，兼可清热解毒；红花养血活血、祛瘀止痛；甘草梢调和诸药、缓急止痛。全方配伍，共奏清热祛湿、利尿通淋之功。〔张祥福，杨志球. 清热活血通淋法治疗急性泌尿系感染[J]. 四川中医，1988(12)：34.〕

（3）淋证（急性泌尿系感染）

唐某，女，23岁，1985年12月12日入院。1983年患急性肾盂肾炎，反复发作。近7天来，腰痛伴发热、恶寒、尿急、尿频、尿痛。体查：体温39.2℃，舌质红、苔薄黄，脉弦数。心肺无病理杂音，腹平软，双肾叩击痛，尤以左侧为甚。尿常规检查：蛋白（+），红细胞2~4个/HP，白细胞（+），脓细胞1~2个/HP。血白细胞12.2×10⁹/L，中性粒细胞80%。诊为淋证(湿热下注)。治以基本方：鱼腥草、滑石各20 g，牛膝、黄柏各10 g，益母草、车前子(包布)各15 g，红花5 g，甘草梢6 g。1天后退热，2天后症状大部分消失，3天后血常规化验恢复正常，临床症状消失，住院1周，尿常规化验3次恢复正常。

按语：急性尿路感染属中医学"淋证""腰痛"范畴。淋病者，小便频急，淋沥涩痛，小便拘急，痛引腰腹，尿道不利，此为诸淋特征。《诸病源候论》指出："诸淋者，由肾虚而膀胱热故也。"提出"肾虚而膀胱热"是淋证的根本病机。本病常因湿热之邪胶着不解，病情缠绵，笔者在多年临床实践中遵循辨证施治的原则，运用清热活血通淋法为主，再根据患者个体差异及兼症进行加减治疗，常获捷效。〔张祥福，杨志球. 清热活血通淋法治疗急性泌尿系感染[J]. 四川中医，1988(12)：34.〕

（4）淋证（尿路结石）

雷某，女，29岁，1983年4月5日诊。右少腹阵发性绞痛3天，尿频、尿急、尿痛2天。痛剧时向上连及右肾区，向下放射至膀胱，伴恶心呕吐，额出大汗。诊见：苔黄中厚，脉弦滑。腹软，右少腹轻压痛，右肾区轻度叩击痛。尿常规红细胞（++）。腹部平片提示右输尿管下段有一个大小1.1 cm×0.7 cm结石阴影。诊断为"石淋"，予三金化石汤加延胡索、白茅根。处方：金钱草60 g，海金砂35 g，鸡内金末(吞服)15 g，萹蓄、瞿麦、生地黄、甘草梢各15 g，车前子12 g，石韦、大黄、栀子各10 g，牛膝9 g，琥珀末(另吞)8 g，延胡索15 g，白茅根15 g。水煎2次，每次药量不少于250 ml，分2次空腹兑服鸡内金末、琥珀末。药后于结石部位行热敷25 min左右，30 min后再做40 min左右跳跃运动。连服3剂，腹痛大减，尿频急涩痛亦明显好转；服完第4剂排出结石1枚，诸症全除，复查腹部平片右输尿管下段结石阴影消失。

按语：尿路结石多因湿热内蕴下焦，尿液受其煎熬，杂质聚积而成。三金化石汤中金钱草、海金砂利水通淋、软坚化石，鸡内金化石，故此三药重用为君；石韦以滑利窍道，车前子、萹蓄、瞿麦利水通淋，栀子清热，生地黄凉血，牛膝导药下行，大黄攻积导滞，琥珀利水通淋、活血通经，生甘草治阴茎中痛。全方共奏清热利湿、化石通淋、利尿止痛之功。为加速结石移动，服药后须在尿路结石部位行热敷，并做跳跃运动以利结石下行。〔韩志坚.三金化石汤治疗尿路结石54例[J].四川中医，1987(2)：34-35.〕

（5）淋证（左侧输尿管下段结石）

邱某，男，21岁，1984年6月12日诊。突然腰腹剧痛，呈持续性疼痛，阵发性加剧，伴恶心呕吐，腰不能直，小便短涩不利，疼痛难忍，尿道灼热，小腹胀痛，便秘溺黄。延余诊治。患者急性痛苦病容，捧腹屈腰，大汗淋漓，左侧肾区叩击痛明显，六脉浮紧，舌质淡红、苔薄黄，小便化验：红细胞(++)，蛋白(+)，草酸钙结晶(++)，诊为石淋绞痛。后经X线片腹部平片确诊为：左侧输尿管下段结石。方用桃仁、甘草梢、大黄(后下)、瞿麦、牛膝各10 g，桂枝5 g，金钱草、芒硝(兑)各20 g，滑石30 g，水煎服，每天1剂，分4次服。药后大便通，疼痛缓解。守原方再进2剂，小便通畅，腹痛消失。嗣后用六味地黄汤加金钱草、冬葵子、萹蓄，每天1剂，连服6剂，排出绿豆大两粒砂石，诸症悉除。复诊摄X线片未见结石阴影，追访3年，未再复发。

按语：本例患者为青年男性，平素饮食不节，嗜食辛热肥甘厚味，湿热内生，蕴结下焦，煎熬尿液成石，阻塞尿道。结石阻塞，气机阻滞，不通则痛，故患者出现腰腹剧痛，呈持续性疼痛、阵发性加剧等特征；热灼血络，迫血妄行，故见血尿；湿热相合，下注膀胱，膀胱气化失司，开阖失司，故见小便短涩不利，疼痛难忍，尿道灼热，小腹胀痛，便秘溺黄等膀胱刺激症状。六脉浮紧为结石阻塞之脉象，舌质淡红、苔薄黄，为中焦湿热之象。结石阻滞气血运行，气血不行，日久则血凝瘀滞，不通则痛，故治宜活血化瘀、清热利湿、通淋排石。方用桃核承气汤加减。桃核承气汤出自《伤寒论》，先贤用以治疗"太阳病不解，热结膀胱，其人如狂"之蓄血证。笔者在临床运用中，遵循辨证论治的原则，用此方治疗石淋收到满意效果。方中桃仁能破血活血行瘀血，并能除蓄血、通腑结，疏肤腠之瘀血，散肝经之血结；大黄破积滞、行瘀血、推陈致新，调血脉、利关节、泻诸壅滞，桃仁与大黄相伍，增强活血化瘀之力；桂枝温经通络，宣阳行气，血得热则行，遇寒则凝，所以活血化瘀中，温经通阳的药物必不可少，芒硝软坚散结、化积、消痈肿、消恶血；甘草缓急止痛，并有通经脉、利气血的作用；瞿麦、滑石利尿通淋，泻膀胱之湿热而通利水道；牛膝补益肝肾、活血解毒化瘀，除尿路涩痛，并能引药下行；金钱草利尿通淋兼有化石之功，重用以化石排石。诸药同用，共奏活血化瘀、清热利湿、通淋排石之功。患者服药后，诸症缓解，考虑久病及肾，改用六味地黄汤滋补肾阴，再加用金钱草、冬葵子、萹蓄继续清热排石治疗，患者连服 6 剂后，排出绿豆大两粒砂石，诸症悉除，追访 3 年，未再复发。桃核承气汤具有苦寒泻下、导瘀热下行的作用，可通腑气、下热结，达"通则不痛"之目的，临床如能正确掌握，辨证论治，灵活加减运用，则其效甚捷。〔张祥福. 桃核承气汤治疗急症［J］. 湖南中医杂志，1989（4）：23.〕

（6）淋证（肾功能重度损害）

蒋某，男，48 岁。于 1983 年 1 月，因肾结石腰痛、下肢浮肿半年而诊。患者于 1982 年 8 月始自觉腰痛，时有尿频尿急，入冬加重，当地屡用苦寒或清淡利水之剂，上症加重。已于 1983 年 1 月到常德地区医院作肾图检查：右肾图，AB 两段正常，C 段下降延时，示右肾排泄差，功能轻度受损；左肾图 A 段可，B 段上升缓慢、峰不尖，C 段下降明显缓慢，代表左肾功能重度损害；复经静脉尿路造影报告：左肾不显影，原因待查。诊见：面色苍白，眼睑轻浮，下肢肿，神倦，腰痛，双膝酸软，夜尿频，腰及阴部有冷感，舌淡有齿印，苔白，脉沉细。证属肾阳不足，沙石阻塞。处方：熟地黄 20 g，山药、杜仲各 15 g，茯苓、泽泻、仙茅、附片、车前子各 10 g，淮木通 8 g。共 15 剂，水煎。送服金匮肾气丸，每次 8 g，每天 2 次。3 月 4 日、4 月 6 日复诊 2 次，仍拟上方加入金钱草 15 g，先后服用第 23 剂时，排出绿豆大小结石 4 颗。复查肾图示：右肾图正常，左肾图 AB 两段正常、C 段下降迟缓，功能轻损。继与上方减淮木通，加生鸡内金（研粉兑服）10 g、黄芪 18 g，仍与金匮肾气丸同服，时至 5 月 16 日，经静脉尿路造影 X 线片报告：左肾已显影，输尿管下行正常。仍坚持以济生肾气汤（丸）加减治疗至痊愈。追访至今一切正常。

按语：通法治疗脏病，虽不能一概而论，但只要临床中认真辨证，必然会发现和鉴别出因气、血、水、湿、痰、瘀、石等致脏病，而必须使用通法祛除的病邪。所以，脏病用通法亦属常用之治法。本案病在肾，系因肾阳虚而结石阻塞之本虚标实证，故始终以通补结合。所以，在某种角度上来讲，用通法治脏病的某些病、症、证时，把握分寸，贵在坚持，中病即止或衰其大半而撤，既可挽其垂危，又可避免虚虚之弊。〔吴忠文，聂伟，李永贵. 立"通法"治脏病论［J］. 湖南中医药导报，2004，10（2）：1-2，7.〕

2.肾痈（2案）

（1）肾痈（右肾周围脓肿）

唐某，男，16 岁，1982 年 9 月 9 日入院。患者 10 天前因右大腿中后侧深部脓肿，经用抗生素、切开排脓等治疗后，脓口愈合。近 5 天来右侧腰部持续性疼痛，畏寒发热，经某区卫生院用庆大霉素、青链霉素、红霉素等治疗 5 天，症状改善不明显，患者父母要求转我院中医治疗。体查：体温 39.5 ℃，脉搏 120 次/min，呼吸 30 次/min，血压 110/80 mmHg。急性高热重病容，神清，心肺肝脾均无异常，肠鸣音存在，右侧腰部肾俞穴及上缘处腰肌强直，局部红肿隆起，患者喜向左侧屈曲而卧，稍伸展右下肢则腰痛加剧。实验室检查：白细胞总数 21.5×10^9/L，中性粒细胞 90%，淋巴细胞 10%，尿蛋白（-），白细胞（+）。X 线检查：腰椎向右侧弯曲，右肾阴影增大，肾界不清。诊断为肾痈（右肾周围脓肿）。入院时患者壮热不寒，时有汗出，口干咽燥，渴不欲饮，右侧腰部疼痛拒按，入夜尤甚，纳差，腹部胀满疼痛，小便短赤，大便秘结 3 天未解，舌质绛红，苔黄燥，脉实数。此乃因流注发于右下肢，余毒瘀热流窜经脉，内阻肾络，气血壅滞，而发肾痈，急宜清热解毒、活血化瘀与通里攻下并治。方用仙方活命饮合桃仁承气汤加减：金银花 30 g，炮穿山甲 5 g，乳香 5 g，没药 5 g，浙贝母 10 g，桂枝 8 g，甘草 5 g，皂角刺 10 g，天花粉 10 g，赤芍 10 g，桃仁 10 g，当归尾 10 g，生大黄（后下）10 g，芒硝（后下）15 g，1 剂煎服。9 月 10 日二诊：服上药 1 剂后大便已通，腰痛腹痛减轻，体温降至 38 ℃。药既取效，原方去大黄、芒硝，续服 3 剂。9 月 13 日三诊：腰痛腹胀基本消失，精神一般，饮食尚可，二便通畅，体温正常，脓毒瘀血渐退，守原方再服 3 剂。9 月 16 日四诊：诸症悉减，唯觉腰酸腿软，神疲乏力，舌质淡红，苔薄白。复查血、尿常规均正常。拟益气养血，清热解毒，药用：黄芪 30 g，当归 10 g，党参 15 g，白术 10 g，茯苓 10 g，甘草 5 g，炮穿山甲 5 g，皂角刺 10 g，金银花 10 g，连翘 10 g，地丁草 20 g。同时服六味地黄丸，每天 3 次，每次 1 丸。9 月 22 日诸症全消，一般情况好，痊愈出院。随访至今未复发。

按语：肾痈（肾周围脓肿），《医宗金鉴·外科心法要诀》"内痈"中有记载，《蒲辅周医案》中也载有治愈病案。笔者针对不同证型和病期，分别采用消、托、补等治法。消法用于病之早期，有阻止疾病发展的作用，故有"以消为贵"的说法。托法是用透脓托里的药物托邪外出，其作用是促使疮疡邪毒移深就浅，早日成脓，早日破溃，使毒随脓泄，以防脓毒旁窜或内陷走黄。体虚者用托补法，体健者用透托法，补法能益损补虚，扶助正气。黄芪、当归、白术等补益药物不仅能提高人体的免疫功能，增强抵抗力，并有调节代谢、促进机体功能恢复等多种作用，药证相符，疗效则佳。〔何进阶. 辨证治疗肾痈（肾周围脓肿）38 例临床观察［J］. 中国医药学报，1988，3（1）：42 - 44.〕

（2）肾痈（右肾周围脓肿）

蒋某，女，33岁，1981年11月26日入院。患者分娩后半个月，右腰部胀满疼痛，继则红肿发热，持续10天，逐渐加重，于10月21日住县医院外科治疗，诊断为"右肾周围脓肿"，次日行脓肿切开引流术，并用多种抗感染、水解蛋白、能量合剂等西药治疗35天，疮口仍流脓不止（每天流脓约500 ml），病情日益恶化，而转我院中药治疗。现症：头昏目眩，时有汗出，畏冷，精神疲乏，形体枯瘦如柴，面色灰暗无华，双颧微红，颧突目陷，两颊凹陷，嘴唇干焦而红，舌质瘦红，苔白而花剥，脉沉细数。胸廓对称，双肺未闻及干湿啰音，心率120次/min，律齐，心音低，心尖区可闻及Ⅱ级收缩期吹风样杂音。腹似舟状，肝脾未触及，右下腹部深压时疼痛，右髂后上棘上方2 cm处有1 cm大小的疮口，脓白质稍稠，四末欠温。实验室检查：血红蛋白7.2 g/dl，白细胞1.3万/mm³，中性粒细胞80%，淋巴细胞20%；尿蛋白微量，白细胞0~2个/HP，上皮细胞0~2个/HP，红细胞0~1个/HP；大便培养可见大量真菌生长。西医诊断：①右侧肾周围脓肿；②口腔肠道真菌感染；③营养性贫血。中医诊断：肾痈（气血大亏、阴阳两虚，余毒未清）。此乃产后气血亏虚，加之保养不慎，湿热之邪乘虚而入，循经上犯于腰，注于右肾，血肉腐败而成肾痈。西医予以切开引流、抗感染、输液等对症治疗，仍经久不愈，可知是气血大亏，不能托邪外出，故急宜大补气血与托里排毒法并用。方用四妙勇安汤加减：红参6 g，黄芪30 g，麦冬20 g，当归10 g，金银花10 g，茯苓15 g，连翘10 g，白芷10 g，炙甘草5 g。3剂，水煎服。11月29日二诊：已不畏寒，无汗出，精神好转，脓液明显减少，但双颧仍微红，嘴唇干焦，口渴，饥而不欲食，药既取效，上方加石斛10 g，天花粉10 g，黄柏10 g，继服4剂。12月3日三诊：精神一般，脓液基本干净，口不渴，每餐能进少量饮食，但仍口中无味，嘴唇干燥，双颧略红，舌尖红，脉细，原方去黄柏，加胡黄连10 g，地骨皮10 g，麦芽10 g，4剂煎服。病情继续好转，后用补中益气汤随症加减内服12剂，12月20日脓口愈合，诸症全消，血红蛋白上升到10.5 g，二便常规正常，痊愈出院，随访4年未复发。

按语：本例患者为产后气血亏虚，湿热之邪趁虚而入，循经上犯于腰，注于右肾，血肉腐败而发病。产后患者气血大失，加之调养不当，损及阴阳，阴阳两虚，又湿热之邪入侵，发为肾痈，虽经现代医学对症治疗后，仍未痊愈，此乃正气虚弱无以托邪外出，故见头昏目眩，时有汗出，畏冷，精神疲乏，形体枯瘦如柴，面色灰暗无华等症，治宜大补气血、托里排毒，方用四妙勇安汤加减治疗。方中红参大补元气、复脉固脱、益气摄血；黄芪益气固表、托毒生肌；麦冬养阴生津、清心；女子以血为用，当归其味甘而重，气轻而辛，既可补血又能行血，养血敛阴而不致于血滞，行血活血而不致于动血劫阴，为补血活血之妙药；金银花气味芳香，能清热解毒、消肿散结；连翘味苦，其气芬香，能清热解毒、消肿散结，为疮家圣药；白芷活血排脓、消肿生肌；茯苓益心脾，利水湿，补而不峻，利而不猛，既能扶正，又可祛邪；炙甘草调和诸药。全方合用，共奏气血双补、托里排毒之效。服药后患者症状好转，在原方基础上加石斛、天花粉、黄柏以清热养阴生津，后根据患者复诊情况随症加减。气血亏虚为产后百病始生之根本，待患者病情继续好转，余毒已清时，则改用补中益气汤加减连服12剂以固其本，患者诸症全消。〔何进阶. 肾痈治验2例［J］. 湖南中医学院学报，1987(3)：25－26.〕

3.水肿（8案）

（1）水肿（急性肾炎）

向某，男，9岁，1984年1月6日诊治。患儿于半个月前患皮肤脓疮，继而发生全身浮肿，当地医院检查诊为"急性肾炎"，经用消炎利尿治疗罔效。刻诊：目窠浮肿，面色萎黄，小便短少，舌淡脉缓。尿检：蛋白(＋)。此证本属风水，只因迭经利尿行水，有降无升，致使脾虚不运，中气下降，"水惟畏土，其制在脾"，今脾虚土不制水而反为水克，导致脾虚水泛。治宜健脾益气，化气行水。拟补中益气汤加味：生黄芪20 g，当归6 g，党参、白术各10 g，炙甘草6 g，升麻、柴胡各3 g，陈皮、杏仁、桔梗各5 g，薏苡仁 15 g，茯苓 10 g。服 6 剂后，浮肿全消，头晕呕吐亦止，精神振，食欲增。守方又服 5 剂后复查小便，蛋白(-)。乃愈。随访半年，未见复发。

按语：本例患者虽属风水，但却未用治风水的常规方剂。因本病主要病机是脾胃虚弱，气虚下陷，故见目窠浮肿，面色萎黄，小便短少，舌淡脉缓等脾胃亏虚之象，治宜健脾益气、化气行水。方用补中益气汤加味治疗。方中重用生黄芪以大补脾肺之气，党参、白术、炙甘草等辅以健脾燥湿益气，以增强生黄芪补气升阳之功；当归养肝血以补气之母，并助党参、生黄芪以补元气，合以气血双补；陈皮燥湿行气和胃，使诸药补而不滞；升麻、柴胡升达肝脾之阳气，助生黄芪健脾益气，《本草纲目》谓"升麻引阳明清气上升，柴胡引少阳清气上行，此乃禀赋虚弱，元气虚馁，及劳役饥饱，生冷内伤，脾胃引经最要药也"；炙甘草调和诸药、补精化气；茯苓健脾益气、利水消肿；薏苡仁健脾祛湿、清热排脓；肺为气之主，气行则水行，故加杏仁、桔梗合用以宣畅肺气，助薏苡仁排脓消痈、茯苓利水消肿。全方共奏健脾益气、化气行水之功，故只用补中益气汤一方而获得了较好的疗效。〔胡学刚. 补中益气汤治疗风水[J]. 四川中医，1986(10)：33.〕

（2）水肿（急性肾炎）

彭某，男，12 岁，1987 年 5 月诊。10 天前患漆疮，已治愈。近 4 天来，先见面目浮肿，渐至全身水肿，伴畏寒发热，神倦嗜卧，纳呆，便溏，尿短赤，舌红，苔薄白腻，脉浮滑数。体查：体温 38 ℃，脉搏 85 次/min，呼吸 20 次/min，血压 19/12 kPa。神清，全身水肿壅盛，腹大如鼓，肝脾扪及不满意，肠鸣音可，无移动性浊音。阴囊水肿如球，囊皮光亮。双下肢呈凹陷性水肿。尿常规：混浊，红细胞(++)，白细胞(++)，蛋白(++++)，管型(+)；血常规：血红蛋白 80 g/L，红细胞 3.18×10^{12}/L，白细胞 12.1×10^9/L，中性粒细胞 84%，淋巴细胞 18%。诊为急性肾炎；水肿。属风邪束表，肺卫失宣。治以解表宣肺，利水消肿。予三鲜赤小豆汤：鲜白茅根、鲜半边莲、鲜蒲公英各 30 g，赤小豆 12 g，麻黄 6 g，连翘、桑白皮、杏仁各 9 g。加小蓟、通草各 9 g，夏枯草 12 g。服 3 剂，精神改善，水肿渐消，体温、血压均正常。继以本方随症调整，服 18 剂而愈。随访 1 年，未复发。

按语：急性肾炎是由多种病因所致感染后使机体发生免疫反应而引起的非化脓性弥漫性病变，属中医学"水肿"范畴。张景岳曰："治水者，必先治气。"肺为气之主，故拟三鲜赤小豆汤疏风解表，宣肺行水。方中麻黄、桑白皮、杏仁发表宣肺、通调水道；鲜半边莲、鲜蒲公英、鲜白茅根利水消肿、清热解毒。这3味药鲜品比干品疗效显著。赤小豆利水消肿，解毒排脓。诸药配合，对消除病理产物，调整机体免疫功能，确有显著疗效。然而急性肾炎病理中的证型多变，主方随症应变的加减法，经临床观察，具有一般的规律性。〔黄生杰. 三鲜赤小豆汤治疗急性肾炎45例[J]. 四川中医，1992(12)：32.〕

（3）水肿（急性肾炎）

张某，男，7岁。发热、尿少、浮肿3天。3天来持续发热，体温39.5 ℃，同时出现眼睑及双下肢浮肿、尿量减少，伴有恶心、纳差。病后经某医院化验小便异常，蛋白(+++)，颗粒管型0~2个/HP，诊断为急性肾炎，曾用中西药治疗3天罔效。仍发热、气喘、全身浮肿、尿少。患儿拒绝打针，由母亲抱来我院门诊就诊。用蝉蜕10 g，麻黄5 g，杏仁5 g，泽泻10 g，车前子(包煎)10 g，益母草10 g。服3剂后热退、喘平、小便增多，浮肿减轻，化验小便蛋白(+)、无管型，嗣后在原方中有意去蝉蜕服3剂，则药效大减，浮肿加重，小便减少。于是再加入蝉蜕10 g，服5剂，临床症状消失，小便3次化验均无异常，随访半年无复发。

按语：本病多因外感风、湿、热、毒而使肾失开阖、肺失宣降、脾失传输，脏器功能异常，水液代谢紊乱于体内滞留而发病。本例患者为小儿，形气未充，脏腑娇嫩，肺气虚弱，肾气不足，易感受外邪疫毒而发病。外感风邪湿热入侵，首先犯肺，可见发热、气喘等症，肺失宣降，脾失运化，肾失开合，膀胱气化失司，且气血运行不畅，瘀血内阻，三焦水道不通，水液溢于肌肤，故可见水肿、尿量减少等症，小儿肾气未充，肾虚不固，精微下泄，可见蛋白尿、管型尿等症。治宜清热解毒、宣肺利水、利尿消肿。方中蝉蜕清热疏风，对发热、尿蛋白均有明显疗效，麻黄发汗解表、宣肺利水，杏仁宣肺降气、行水消肿，泽泻利水渗湿，车前子清热利尿、渗湿通淋，益母草活血养血、清热解毒、消肿利尿，可改善肾脏微循环。诸药联用，共奏清热解毒、宣肺利水、利尿消肿之功效。〔张祥福. 蝉蜕治疗急性肾炎、过敏性紫癜［J］. 中医杂志，1994，35(7)：389-390.〕

（4）水肿（急性肾炎）

邱某，男，8岁，1958年6月10日诊。发热咳嗽咽喉疼痛5天，伴周身浮肿尿少2天。患儿1周前因洗澡不慎受凉，当晚发热恶寒，头痛鼻流清涕，翌日咳嗽、气促、咽喉疼痛，胸闷纳差，外院诊断为上呼吸道感染，急性扁桃体炎。曾用抗生素治疗5天，症状减轻。自第6天晨起，患儿面部及全身浮肿，发热咳嗽再度加重、腹胀纳差，尿少。尿常规：蛋白(+++)，红细胞(++)，白细胞(+)，管型(+)，血压125/100 mmHg，体温38.5 ℃。西医诊断：急性肾炎。邀余诊治，症见：急性重病容，面浮神昏，咳嗽气促，周身浮肿，胸腹胀闷。纳差，舌尖红、苔黄腻，脉浮缓。证属风邪夹湿，水湿内停，溢于皮肤，发为水肿。治宜祛风除湿，宣肺停水，通利三焦。拟三仁汤加益母草、白茅根各10 g，每天1剂，水煎服。6月20日复诊：服药3剂，精神转佳，咳嗽气促减轻，腹胀除，尿量增多，浮肿消退大半，血压102/70 mmHg。尿常规：蛋白(+)，红细胞0~1个/HP，续用原方去滑石、通草，加黄芪、白术、山药各10 g，服药3剂后，症状消失，尿常规正常。唯面色苍白，纳食欠佳。改用六君子汤加味调理而愈。半个月后相继复查尿常规3次，均无异常。随访1年未复发。

按语：三仁汤有宣上、畅中、渗下之功，通利三焦、利湿化浊是其独到之处，应用时只要掌握知常达变、灵活化裁的原则，对急危重症疗效满意。本案系风邪热毒所犯，脏腑功能失调，升降失司，水湿内停，热毒瘀阻，故加益母草、白茅根清热化瘀，活血消肿。笔者认为，古方今用，贵在灵活变通，药随证遣，既不失其制方之原意，亦不得拘泥于其方，方可得心应手。〔张祥福. 三仁汤治急症举隅［J］. 湖南中医杂志，1990(2)：18.〕

（5）水肿（急性肾炎）

刘某，男，9岁。1984年冬因脸面突然水肿，赴某医院诊为"急性肾炎"，经西药治疗半个月，病情反复。近 2 天诸症加重，脸面水肿，喘咳无痰，心烦不宁，小便不利，阵阵恶寒，舌淡胖，苔白腻，脉浮紧。辨为风水泛滥之水肿。因冬季风寒当令，外邪束表，肺失宣降，水道不通，水泛肌肤所致。方用麻黄汤开宣肺气，疏通水道，加茅根、蝉蜕增强疏风利尿之功。药用麻黄 6 g，桂枝 6 g，杏仁 6 g，炙甘草 3 g，茅根 10 g，蝉蜕 5 g。2 剂，小便通利，诸症减轻；续服 3 剂，诸症若失。后用四君子汤加生黄芪调理周余收功。追访 1 年来未见复作。

按语：本例水肿乃风寒束表，肺失宣降，通调失职所致。而麻黄汤的主要作用就在于开皮毛以发汗解表，宣通肺气以通调水道，方证合拍，故收佳效。本人临证运用麻黄汤时，常用药量为"三等一半"，即麻黄、桂枝、杏仁三药用等量，甘草一味用半量。按照这个原则，根据年龄、体重、病情轻重而酌情用量。据临床试用观察，此用法比较安全，效果较好。虽麻桂大辛之品，但配合相当量的甘草，却无汗多之虞。〔陈华. 麻黄汤验案二则. ［J］国医论坛，1986(2)：24.〕

（6）水肿（特发性水肿）

朱某，女，39 岁，1986 年 4 月 7 日初诊。患者遍身浮肿已数月。初尚不甚，未曾治疗。渐觉增剧，乃到某县人民医院检查，已排除心、肝、肾病及钩虫、贫血等，诊断为"特发性水肿"。经西药治疗好转，但停药即肿。遂转中医治疗，皆云"脾肾阳虚、寒湿内停或气血虚弱"。先后服中药 30 余剂罔效。患者自疑病重，又到某地区人民医院做各科全面检查，并未发现明显病变，仍诊断为"特发性水肿"。并告之曰："此病尚无特殊治疗，主要是加强锻炼和饮食调养。"患者虽能坚持上班，但不堪其苦，乃自购利尿消肿药常服。越旬，自觉四肢乏力，头晕食少，乃停药。后由一友相告，求诊于余。症见：面色㿠白，遍身浮肿，双下肢按之凹陷不起。形寒肢冷，口渴不饮，尿少便溏。经期尚准，经来色黑有块状物，少腹疼痛。舌淡，边稍紫暗，苔薄白，脉沉细而涩。证属脾肾阳虚兼有瘀之象。索检前医诸方，多系健脾利湿、通阳化气、调补气血之剂。然服之罔然，其理安在？乃细思之，余以为脾肾阳虚之候虽明，但仍以血瘀为根。遂拟活血祛瘀为主，佐以温经通阳。投桃红四物汤合失笑散加味。处方：当归、川芎、熟地黄、茯苓各15 g，白芍、五灵脂、桃仁、红花、附片、生蒲黄各10 g，服3剂。4月11日二诊：浮肿稍减，饮食略增。经水于10日又至，量少色暗有块，少腹疼痛。乃胞宫瘀未去，于上方中加三七10 g，以熟地黄炭易熟地黄，蒲黄作半生半炒。又进3剂。4月15日三诊：浮肿全消，饮食如常，头晕乏力，经水于14日干净，经量较历次多且下血块十余枚，少腹疼痛已除。舌淡、苔薄白，脉缓。此为瘀去气血未复之候，法当调理气血为要。乃予八珍汤加减。处方：当归、熟地黄、炒白芍、党参、白术、茯苓、制香附各15 g，川芎、炙甘草、北枸杞子各10 g。连服6剂，并嘱其加强活动锻炼。追访5个月，月事如常，病未再发。

按语：水肿一症，乃体内水液代谢失常，溢于肌肤所致。多责之肺、脾、肾三脏。临床常见于心肾阳虚、脾运失健、肺失宣发或久病体虚、气血亏损等证。《素问·汤液醪醴论》云："其有不从毫毛而生，五脏阳以竭也。津液充郭，其魄独居，孤精于内，气耗于外，形不可与衣相保……"说明水肿多为阳气衰微、气化失常之证。本例患者长期从事财务工作，终日伏案，阳气不运，气亦自虚。气为血帅，气行则血行，气虚鼓动无力则血循行缓慢，脉络不充，血流不畅，日久则成瘀滞。《医林改错》指出："元气即虚，必不能达于血管，血管无气，必停留而瘀，以致气虚血瘀之症。"《黄帝内经》曰："人有所堕坠，恶血内留。"《沈氏尊生书》也曰："气运乎血，血本随气以周流，气凝则血亦凝矣。夫气滞血凝，则作痛作肿，诸变而生。"津血同源，血瘀则津液气化失常，气化失常则水液过剩，溢于肌肤发为水肿。患者虽有脾肾阳虚见症，但血瘀乃为其实质。前医忽视了这一实质，故投健脾利湿、通阳化气及调补气血之剂罔效。余避其所短，首用活血祛瘀以捣其病源，特别是在经期更为有利。因女子经期胞门开放，经水自下，此时投以活血祛瘀之剂，则可起到因势利导、顺水推舟之功，使瘀从经解。瘀去，后用调理气血之剂，加之体力锻炼，使气血调和而肿疾自除。〔周汉清. 特发性水肿［J］. 中医药学报，1987（1）：49.〕

（7）水肿（慢性肾炎）

张某，男，7岁，1988年5月2日初诊。患肾小球肾炎已3年余。曾在某县住院治疗多次，病情好转，但持续蛋白尿，且常见颜面轻度浮肿，遇感冒则剧。刻诊：面色㿠白，眼睑轻度浮肿，乏力纳差，便溏，尿微黄，舌淡胖、苔白腻，脉沉缓。尿化验检查：蛋白（+++），白细胞0～2个/HP。辨为脾虚湿滞之水肿。治当健脾燥湿理气。试投完带汤加茜草治疗。处方：山药、白术、苍术、党参、白芍、车前子各15 g，茜草、炙甘草、陈皮、柴胡、荆芥炭各10 g。药进7剂，浮肿消，纳增，尿化验转阴，仍予原方10剂，诸症悉除，继予原方研末冲服半个月善后。随访至今，病未复发。

按语：凡肾炎患者，急性期多服清热利湿之剂，病久不愈者乃用滋阴补肾或活血化瘀之品。本例患者病情反复多次，清热利湿之品用之过多，损伤脾胃之气，运化失职，致湿邪滞而不去，清浊不分，故蛋白尿久不消失。其病机与湿滞脾虚之带下病基本相同，故投完带汤加茜草治疗，效如桴鼓。〔周汉清．完带汤新用二则［J］．新中医，1991（1）：48.〕

（8）水肿（肾病综合征）

邱某，男，15岁，1986年8月6日诊。全身反复重度浮肿半年，胸腹胀满，动则气促，小便少，经某地区医院诊断为"肾病综合征"，住院2个月余，病情好转出院。出院后因受凉，饮食不节，病情再度加重。同年12月2日转诊于余。症见：面色苍白，精神差，高度水肿，两眼不能睁开，腹胀如鼓，叩诊闻移动性浊音，胸闷纳差，恶心干呕，小便每天约200 ml，双下肢呈凹陷性水肿，舌质淡红，苔薄白，六脉沉细。血压140/90 mmHg。实验室检查：小便常规，蛋白（+++），颗粒管型1～2个/HP，血清总蛋白4.8 g/100 ml，白蛋白（A）2.2 g/100 ml，球蛋白（G）2.1 g/100 ml，A/G＝1.05∶1。证属脾肾阳虚。治以补脾温肾利水。予五苓散加炮附片5 g、肉桂3 g、黄芪3 g、山药15 g，水煎服，每天1剂，分4次服。守方3剂，尿量增多，约2500 ml，全身浮肿渐消，精神大振，食欲增加，续原方15剂，临床症状消失。用金匮肾气丸加黄芪30 g，服30剂痊愈。

按语：五苓散以桂枝通阳化气行水；白术健脾燥湿；猪苓、泽泻利小便，导水下行；合为化气行水。笔者以五苓散通阳化气、健脾燥湿利水善治表里同病，随症加减，治疗多种急危重症，收到满意效果。本例患者全身反复高度浮肿、小便少，属脾阳不运，肾阳不足，肺失清降，清阳不升，浊阴不降，故在健脾通阳利水的基础上，加附片、肉桂温复肾阳；黄芪、山药益气健脾，终获痊愈。〔张祥福，张祥尤. 五苓散治疗急危重症［J］. 湖南中医杂志，1989(6)：19.〕

4.癃闭（2案）

（1）癃闭

李某，男，42岁，1982年7月23日来院门诊。患者尿少黄热，点滴不畅，小腹胀满，口渴不欲饮，阴囊红肿，舌质红，苔黄，脉滑数。此乃湿热蕴结膀胱，治以清热利湿通窍，药用黄柏、知母、川楝子、木通各10 g，生蜈蚣2条，1剂小便顿通，诸症向愈。

按语：癃闭者，小便不畅或点滴不通，其致病之由虽有多方面，但内窍不通，气化失常其一也，故以蜈蚣治疗此病，取其色黑入肾，通窍达下之用，加入清热利湿药中，治疗此病，效如桴鼓。〔姚自强. 生蜈蚣的临床应用［J］. 中医药信息，1990(3)：42.〕

（2）癃闭

田某，男，74岁，1986年11月诊。家属代诉：已病2个月，在某院门诊诊断为肺部感染。治疗3次，病未痊愈，自行终止治疗。一直带病卧床。近1周来，食欲不振，全身酸软，卧床不能自行翻身，小腹胀坠，尿意频频，排尿无力，夜间低热，稍有咳嗽。是夜，因神识模糊，小便不通，于次日邀余出诊。症见：意识朦胧，蜷卧在床，呼吸短促，四肢逆冷，小腹胀坠，膀胱充盈于脐下3指，舌质老红、苔薄黄，脉沉细数，重按无力。此乃上焦壅滞，下元虚惫，阴阳失调。病属癃闭，并发厥证。治宜培补下元，调理气机，维系阴阳。疏以张锡纯的宣阳、济阴二方化裁：红参6 g，麦冬12 g，威灵仙6 g，地肤子6 g，熟地黄15 g，白芍20 g，山茱萸15 g，车前仁 15 g。水煎服。另肌内注射青、链霉素，每天 2 次，连用 1 周。服上方 3 剂后，厥证解除，小便稍利。其后，据证疏方，服中药 21 剂，得以康复。

按语：《灵枢·卫气》曰："下虚则厥。"患者年老肾本亏虚，病久元气耗散，因此出现了下虚上盛、气机逆乱的病理证候。疏以宣阳、济阴之剂，培补真元，促使机体阴阳顺接，恢复正常气化功能，故一举取效。〔黄生杰. 培元固本法治疗内科急症 [J]. 湖南中医杂志，1988(5)：21.〕

5.阳痿

阳某，男，31 岁，1985 年 8 月 12 日就诊。患者于 1981 年 5 月始出现性欲减退，继而阴茎痿软，临房不举，伴精神抑郁，心烦不寐，曾长期服补肾壮阳、养心健脾中药等不效。诊见舌淡红、苔薄白，脉弦。辨证属肝气郁结，宗筋弛纵。治拟疏肝解郁，养血舒筋。处方：柴胡 5 g，白芍 15 g，枳实 5 g，甘草 3 g，丹参 15 g，郁金 6 g，木瓜 12 g。上方加减，每天 1 剂，治疗月余阴茎勃起，房事成功。

按语：阳痿多因情志刺激、六淫侵袭、房事不节等因素导致宗筋失养或阻滞而发病。本例患者为青年男性，出现性欲减退，继而阴茎痿软，临房不举等症已有数年之久，并伴精神抑郁，心烦不寐。《灵枢·经脉》记载肝经"过阴器""经胫上睾"，肝经与宗筋密切相关。因此，该患者为长期抑郁，愤懑不释，阳气不舒导致肝失条达，疏泄无权，气血逆乱，宗筋失于充养而发生阳痿，而阳痿的发生又加重了患者抑郁焦虑情绪，故长期服用补肾壮阳、养心健脾之类的中药治疗无效，治宜疏肝解郁、养血舒筋。方用四逆散加减。四逆散出自《伤寒论》，原方由柴胡、白芍、枳实、甘草组成。主要功效为透解热邪，疏肝理脾。主治传经热邪，阳气内郁之四肢厥冷证。笔者采用本方加味治疗阳痿获得显著疗效，方以仲景之四逆散透邪解郁、通达气机，配以专达肝脉之品，疏则气机畅，气至则痿自起。〔谢云桂. 四逆散加味治疗疑难杂症四则 [J]. 湖南中医学院学报，1988，8(4)：34.〕

6.遗精

欧某，男，45岁。因遗精反复发作5年，自服参桂鹿茸丸十余瓶罔效，于1976年7月20日求诊。诉遗精常作，少则2天1次，多则1天2次，常感神疲乏力，纳呆便溏，记忆力渐渐减退，形体消瘦，面黄无华。舌淡红、苔薄白腻，脉象濡弱。辨为脾虚湿盛，拟健脾益气、化湿和胃法。方用六君子汤加味：党参30 g，白术15 g，茯苓30 g，陈皮6 g，法半夏10 g，砂仁6 g，炙甘草3 g，姜、枣各3 g为引。3剂，每天1剂，遗精终止，精神稍振，饮食知味，大便成形，续守原方3剂，诸症悉除。为巩固疗效，令服健脾膏半个月。追访2年，疗效巩固。

按语：遗精之证，主要责之于肾。然亦有属脾者，不可拘泥于治肾。因精虽藏于肾，实则源于脾。若脾失健运而致水谷精微化为痰湿，痰湿窜流，扰动精室，其精安藏！业医者常以补肾固涩论治，亦常有无效者。殊不知后天振奋，资源充足，诸脏受益，则精自藏于命门，故遗精虽为肾病，治当顾脾；若确系肾虚精关不固，仍宜治肾为主，佐以理脾，两者兼而治之，亦不失为良法。〔陈华. 医案2则〔J〕. 湖南中医学院学报，1987(4)：31.〕

7.腰痛（肾绞痛）

黄某，男，42岁。因急起右腰部绞痛，伴恶心呕吐，于1981年5月5日，经某县人民医院检查诊断为肾绞痛。曾肌内注射硫酸阿托品与哌替啶，只能暂缓疼痛，数小时后又剧烈绞痛。转请余诊治。体查：体温37.6 ℃，血压100/60 mmHg，腹软，中腹部深压痛，双肾区叩击痛，手足欠温，出冷汗，尿少，尿常规化验蛋白(-)，红细胞(+)；血常规化验：血红蛋白9.5 g/dl，白细胞8500/mm³，中性粒细胞67%。舌质淡、苔薄白，脉沉紧。证属寒疝腹痛，寒气内结。治宜散寒止痛，佐以益气固表。拟乌头汤加减：制川乌(先煎)10 g，桂枝10 g，黄芪20 g，白芍30 g，炙甘草10 g，炙麻黄

6 g，生姜 3 片，大枣 3 枚，服 1 剂后，腰腹疼痛大减，手足转温。精神稍差，纳谷不香。守原方去麻黄，加山楂、党参各 15 g，再进 1 剂，诸症悉除。后以香砂六君子汤调理。追访半年未见复发。

按语：《诸病源候论》谓："寒疝腹痛候，此由阴气积于内，寒气结搏而不散，腑脏虚弱，故风邪冷气与正气相击，则腹痛里急，故云寒疝腹痛也。"《金匮要略今释》谓："寒疝之剧，此则乌头煎证，而有身疼痛之表候，故合桂枝汤。"今患者感受寒邪，阻遏气机，寒主收引，故剧痛；阳气不能达于四末，故手足欠温。乌头汤加桂枝正合其意。方中乌头祛寒止痛；桂枝温经通阳；黄芪益气固表；白芍、甘草解痉止痛；麻黄散表寒；生姜、大枣和营卫。因谨守病机，故疗效卓著。〔张祥福. 乌头汤加味治急症二则［J］. 湖南中医杂志，1987（3）：30.〕

8.血尿

张某，男，48 岁，1990 年 7 月 16 日初诊。患者系专业养殖户，牧放鸭群，寒暑无间，病时酷暑之季，昼则日晒，夜则露宿，感受暑邪，发热心烦，口渴喜饮，小溲热涩刺痛，自服草药无效。曾去某医院门诊治疗 2 天，暴起肉眼性全程鲜红血尿，努挣窘迫血尿如丝成栓，剧增无减。其眷属邀余诊视：高热，体温 39.8 ℃，面赤，大渴饮冷，右侧腰痛难当，小腹胀痛牵引外阴，茎硬发酸，伴尿频、尿急、尿痛，舌红尖干，脉弦数有力。证属湿热亢盛之血淋。治宜清热凉血，止血通淋。投导赤散合小蓟饮子治之。药用：生地黄 30 g，木通 15 g，甘草梢 5 g，栀子 10 g，竹叶 10 g，小蓟 15 g，滑石 20 g，车前草 10 g，炒蒲黄 10 g，藕节 15 g，当归 5 g，大黄（后下）15 g。水煎 1 剂后，便通、热退、渴止。连服 2 剂，前方去大黄，加石韦、金钱草各 20 g，惟腰痛、血尿虽有明显减轻，但未全止，守方再服 4 剂，疗效出人意料，诸症若失。

按语：血尿一证，属中医学"血淋"范畴。有血尿与尿血之辨，治有虚实之别；虚者多属久病不愈，尿血淡红，尿时多无疼痛或碍滞之感；实者多属暴起，尿血鲜红，尿时一般都有尿道热涩感觉。本例感受暑邪湿热，暑湿相蒸，蕴结下焦，灼伤血络，导致血尿，尿热尿痛。方中导赤散清心利水；小蓟、炒蒲黄、藕节止血逐瘀；栀子凉而导之，以竭其热；滑石、车前、石韦、金钱草淡而渗之，以排其石；当归养血和血，大黄祛瘀生新。全方共奏凉血止血、利水通淋之功，着眼一个"血"字，不惑一个"炎"字，方药对症，焉有不愈矣。〔张道，廉荣蒿. 血尿与尿血验案［J］. 光明中医，2000，15(3)：35–36.〕

9.尿血

邓某，男，47岁，1991年9月16日初诊。患者因外感恶寒发热，头身疼痛7天，某医迭进发表之中西药物，热随汗减一时，复有所增，遂致漏汗不止，食入即吐，腹胀便秘。请余诊视，症见：心烦口渴，腰痛乏力，解无痛性淡红色尿，舌红、苔黄，脉象细数。证属肝肾阴虚、灼伤血络之尿血。治宜：泻火滋水，化瘀止血。投服自拟泻火救水尿血汤主之。药用：黄连10 g，黄芩10 g，大黄(后下)15 g，黄柏10 g，知母10 g，栀子10 g，瞿麦15 g，萹蓄15 g，车前草10 g，滑石15 g，生地黄50 g，白茅根50 g，金银花20 g，牡丹皮8 g。水煎1剂后，便通呕止，腹胀顿消，尿血剧减。守前方去大黄、黄连，加小蓟、石韦、金钱草，续服3剂愈。

按语：尿血一症，出自《金匮要略》。《黄帝内经》称为"溲血""溺血"。尿血之辨证，痛者为血淋，不痛者为尿血。其病因，热扰血分，蓄热肾与膀胱。病位在肾。本例尿血属虚属缓，误犯"淋家不可发汗"之戒。况"心与肝本通气，肾与肝木同源"，火热伤其肾阴，正如"少阴有余……涩则病积溲血"。昔贤"治宜育坎藏之真阴，清离明之相火"。笔者认为应"釜底抽薪，泻火救水"，止血是当务之急。方中芩、连、柏，清三焦之热，伍栀子宣化三焦，引热从膀胱出，名曰黄连解毒汤。大黄导泻祛瘀，同芩、连合，清心肺之火力大，谓之泻心汤；实寓黄连解毒汤和泻心汤于一炉，斯为栀子金花汤清肝肾、血分之热。救欲绝之水，瞿麦、萹蓄、石韦、车前、金钱草渗利排石；生地黄、牡丹皮、白茅根、金银花、知母止血解毒。全方共奏泻火以利水、止血以祛瘀之效，药证咸宜，尿血自除。〔张道，廉荣蒿. 血尿与尿血验案［J］. 光明中医，2000，15(3)：35-36.〕

10.虚劳（顽固性蛋白尿）

钦某，女，24岁。患慢性肾炎6年，尿蛋白波动在(++)~(+++)。面目浮肿，腰腿酸痛，畏寒肢冷，纳呆，面色㿠白无华，小便每天500~800 ml，大便溏，脘腹闷胀，舌淡胖，边有齿印，苔白润，脉沉细。体查：头面浮肿，心肺无异常，肝脾未扪及，腹无压痛，双下肢中度浮肿。实验室检查尿蛋白(++++)，白细胞(+++)，颗粒管型0~1个/HP，根据临床症状，中医辨证为脾肾阳虚，治宜健脾温肾，行气利水化浊，投自拟消蛋白方(黄芪30~60 g，白术15 g，防己20 g，益母草20 g，鹿角霜30 g，白茅根20 g，石韦20 g，甘草15 g)加附片10 g、桂枝12 g。服药30剂，浮肿等症状开始消退，尿量增多，每天1500~2000 ml。尿蛋白(+)，白细胞、管型消失。守方随症稍加减药量，继服1个月，以巩固疗效，复查小便6次正常，随访2年无复发。

按语：慢性肾病所致的顽固性蛋白尿多可从"虚劳"辨治，急性发作期伴有水肿者又可从"水肿"辨治。其病机早期多关肺脾，中晚期与脾肾的虚损关系密切，中期以气虚为主，晚期以阳虚为甚。脾肾为先后二天之本，脾主运化，脾虚则后天生化无源，肾藏真阴元阳，虚损则难填复，这是顽固性蛋白尿难以治愈的根本原因。所以治疗必须以温补脾肾为本，行水化浊为标，脾肾阳气来复，升清封藏功能恢复，蛋白尿也随之而愈。消蛋白方由健脾益气的黄芪防己汤加益母草、鹿角霜、白茅根、石韦而成。方中黄芪入脾补气摄精；鹿角霜入肾，补肾壮阳，固敛精气，两药合用，补益脾肾以治其本，为君药。石韦入肺，宣肺利水；防己、白茅根利水别浊；益母草活血行瘀利水，上四味同治其标，为臣药。白术既能助黄芪健脾益气，又能协防己等药行水化浊，为佐药。全方共奏健脾温肾、行水化浊之功。补而不腻，利而不伤，恰中病机，故顽疾告愈。〔段承胐．消蛋白方治疗顽固性蛋白尿 23 例总结［J］．湖南中医杂志，1996，12（5）：15．〕

11.睾丸肿痛（睾丸炎）

龚某，男，25 岁，1986 年 11 月 12 日初诊。1986 年 11 月 6 日始右侧睾丸肿痛，行走痛剧，伴低热。大便调，小便微黄。诊见：右侧睾丸肿大如鸡卵大小，质硬，压痛明显，不红，无波动感。体温 37.3 ℃，舌质淡红，苔薄黄，脉弦小数。诊为睾丸肿痛（肝经郁热）。拟疏肝清热，行气止痛。药用：柴胡 10 g，赤芍 12 g，枳实 12 g，乌药 12 g，青木香 12 g，川楝子 12 g，青皮 12 g，槟榔 12 g，牡丹皮 12 g，橘核 12 g，甘草 6 g。药进 2 剂痛减，续进原方 4 剂肿消痛失而愈。

按语：睾丸属肝经所循行，睾丸肿痛多因肝经郁热所致。本例患者因肝气郁结，郁久化热致局部气机郁滞，气血凝滞，故出现右侧睾丸肿痛，行走痛剧，伴低热等症。舌质淡红、苔薄黄，脉弦小数为肝经郁热之象。从病位、病机来看，治宜疏肝解郁、行气止痛，方用四逆散加减。四逆散源于《伤寒论·辨少阴病脉证并治》，由柴胡、枳实、芍药、炙甘草组成，具有疏肝和胃、透达郁阻之功。方中柴胡、芍药和肝解郁；枳实、乌药、青木香、川楝子、槟榔等以疏肝理气止痛；牡丹皮清热凉血化瘀；青皮破肝结气结，善疏达下焦之郁，又具有破瘀之长，与柴胡相伍，升降相宜，上下窜通，气郁可疏，气滞可行，气结可散；橘核理气、散结、止痛；甘草调和诸药、和中缓痛。诸药合用，共奏疏肝和胃、透达郁阻之功。笔者认为，不论何病、何症，但总的病机必须是肝脾不和，气机不畅。证属偏热、偏实，病位在肝、胆、脾、胃、肠者，均采用四逆散随症加减，灵活运用。〔吴家清．四逆散的临床应用［J］．实用中医内科杂志，1991，5（1）：26-27．〕

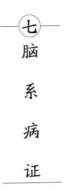

七 脑系病证

1.头痛（11案）

（1）头痛（血管性头痛）

封某，男，42岁，1987年10月5日初诊。自诉患血管性头痛多年，近年来发作较频，此次因工作劳累诱发。症见：双侧头部跳痛难忍，自觉头重如裹，恶心不适；肌内注射安痛定1支后，痛减，次日复发如初。其舌淡红，苔薄白而腻，脉弦而缓。遂处清震汤加味：漂苍术、制升麻、广陈皮各6~10 g，炙甘草3 g，薄荷叶5 g，鲜荷叶1大张(无鲜品则用干品10 g代之)。先以冷水渍前4味药15 min左右，再加入薄荷及鲜荷叶碎片(罐口宜鲜荷叶覆盖，以防药气外散影响疗效；用干荷叶者，可用草纸盖罐)。置武火上煮沸后改文火熬3~5 min取汁，1剂2煎，2次药液和匀，候温分2~3次服下，每天1剂。2剂而安，1年后随访未复发。

按语：血管性头痛，根据其临床表现，与中医学的"头痛"、"头风"相似。头为诸阳之会，脑为清灵之腑，五脏六腑之精气皆上注于此，故因外感、内伤诸种因素瘀阻脑络，清阳不达，浊阴翳蔽，头痛乃作。药用苍术、升麻除湿解毒、升清降浊；陈皮、甘草和胃化浊，顺气调中；薄荷疏散风邪，通络镇痛；荷叶升清醒脑，散瘀和血。诸药合用则清升浊降，气血调和，经络畅达，通则不痛。〔陈华.清震汤加味治疗血管性头痛30例〔J〕.河南中医，1990，10（6）：25.〕

（2）头痛（偏头痛）

陈某，女，38 岁，1997 年 2 月初诊。患偏头痛 8 年余，每年发作 2~5 次不等。现症见：左侧头痛呈掣痛状，连及面颊，目胀，舌质淡，苔薄白，舌边有暗紫色瘀点数处，脉弦紧。本次因感受风寒而发病。据舌、脉、症等临床体征，辨证属于寒凝血瘀。病机为风寒上犯，凝滞经脉，脑络瘀滞。用自拟益气活血通络汤原方［黄芪、川芎、白芍各 30 g，当归、柴胡、天麻各 15 g，葛根 20 g，细辛 6 g，蔓荆子、甘草各 10 g，全蝎（研末兑服）3 g，蜈蚣（研末兑服）1 条］加羌活 15 g，丹参 20 g。水煎服，每天 1 剂，服药 1 个疗程，临床症状消失，再进 7 剂善后，随访 1 年未再复发。

按语：中医学认为偏头痛的发生不外六淫七情所伤，气血不调，脑络瘀滞，病程日久则正气虚耗，而呈本虚邪实之患。根据本病病机及气行则血行，血行则瘀通，瘀通则痛止的道理，自拟益气活血通络汤，选用具有益气功能，又能扩张血管，促进血液循行的黄芪为君；散血中之风、行络中之瘀的川芎为臣，配当归增强活血祛瘀、通络止痛之力；再用白芍养肝柔肝、平肝潜阳还可防细辛、川芎辛散之性；柴胡疏肝理气，引诸药直达病所；天麻祛风止痉，并佐白芍平肝之力；细辛祛风散寒、利窍止痛；蔓荆子轻清上行以利头目；葛根升举清气，表里双解；全蝎、蜈蚣搜风通络、止痛；甘草调和诸药，配白芍酸甘化阴，缓急止痛。诸药合用，标本兼治，相得益彰，因而收到较好的疗效。［陈振岩. 益气活血通络汤治疗偏头痛 42 例［J］. 实用中医药杂志，2001，17（3）：14.］

（3）头痛

李某，女，30 岁。头痛反复发作 2 年，每因受寒诱发。以右侧太阳穴及眉棱骨处为甚，右眼球胀感，四肢冷，右下肢尤甚，口服多种西药均未愈。入院时脑电图检查正常，脑血流图提示：脑血管紧张度中度增加。初服补肝养营汤合当归四逆汤加减，曾苟安一时。复因受寒而加重，每天上午 7 时左右发作，至午后逐渐缓解。刻下满头胀痛，绵绵不休，神疲声怯，以被蒙头，畏寒肢冷，便溏尿清，脉细弱。证系脾土虚弱，中气不足，阴寒之气冲逆脑海，无阳气以御之，清阳不升，浊阴不降，清窍不利。治宜补气升阳，用补中益气汤加味：黄芪 30 g，炒白术 10 g，党参 20 g，当归 10 g，陈皮 10 g，升麻 8 g，柴胡 8 g，细辛 3 g，蔓荆子 8 g，白芷 10 g，川芎 10 g，天麻 10 g，炙甘草 6 g。4 剂而痛势大减，再服 5 剂，诸症悉除。自觉精神爽快，心情舒畅。脑血流图复查报告：脑血管紧张度轻度增加。为巩固疗效，嘱服补中益气丸 3 个月，后复查脑血流图正常，随访 6 年无复发。

按语：头为诸阳之会，五脏六腑之清阳和气血等精华，均上会于此。六淫外袭上犯可致头痛，内伤诸疾或亦可致。本例患者头痛反复发作 2 年，每因受寒诱发，现满头胀痛，绵绵不休，显与气虚清阳不升有关，并有神疲声怯，以被蒙头，畏寒肢冷，便溏尿清，脉细弱等脾阳不足的表现，故其发病是由于脾胃虚弱，中气不足，阴寒之气冲逆脑海，无阳气以温煦，致清阳不升，浊阴不降，清窍不利导致。《脾胃论》曰："脾胃之气既伤，而元气亦不能充，而诸病之所由生也。"故治宜补气升阳，兼以祛风散寒，通络止痛。方用补中益气汤加味治疗。方中补中益气汤其功效在于补患者机体之阳气，达到浊阴自降、清窍充养等功效，很大程度上表现出了"若欲通之，必先充之"的原则。再加入川芎、蔓荆子、细辛、白芷、天麻意在祛风散寒，通络止痛，全方配伍，共奏益气升清、祛风止痛之效。〔周健雄. 补中益气汤临床运用［J］. 实用中医内科杂志，1992，6（1）：37.〕

（4）头痛（慢性头痛）

李某，女，26 岁，1993 年 9 月 5 日诊治。患慢性头痛 2 年余。家庭失和，情志郁恼，头痛两侧，久治不愈，口苦，心烦易怒，每闻小孩哭闹则头痛加剧，胃纳不馨，面萎形瘦，舌淡苔白，脉虚弦。拟诊内伤头痛，肝郁血虚，脑髓失养。予丹栀逍遥散合四物汤：牡丹皮 10 g，栀子 10 g，当归 10 g，白芍 15 g，白术 10 g，茯苓 10 g，炙甘草 6 g，柴胡 6 g，薄荷 6 g，川芎 10 g，生地黄 10 g，蔓荆子 10 g，菊花 10 g。进 5 剂，头痛止，精神舒畅，后以原方加佛手、鸡内金悦脾开胃进食收功，并嘱调情志、慎郁怒，随访 1 年无复发。

按语：脑为髓海，依赖于肝肾精血和脾胃精微物质的充养，故内伤头痛多与肝、脾、肾三脏的功能失调有关。本例患者为年轻妇女，妇女不足于血而有余于气，经产、哺乳、劳倦皆可致血虚，血虚则经脉失养，脑髓失充，故头痛，加之其因家庭失和，情志不遂，肝失条达，郁而化火，而肝火郁久，耗伤阴血，肝肾亏虚，精血不承亦加重头痛。综观其证，血虚是本，肝郁是标，养血疏肝当为治疗大法。丹栀逍遥散原本可治肝郁血虚，然此证营血久虚，脑髓失养，肝气久郁，又加重血亏，归芍虽能养血柔肝，已显势单力薄，故加用川芎、生地黄合成四物，则增强了补肝肾益阴血之力，且川芎又为头痛圣药。笔者以此方治妇女慢性头痛，屡治屡验。〔胡学刚．古方治痛证心得［J］．光明中医，1996（6）：26－27．〕

（5）头痛（偏头痛）

杨某，女，34岁，1981年1月5日诊。右侧头痛年余，某省级医院诊断为三叉神经痛，经口服苯妥英纳，普鲁卡因封闭、肌内注射止痛药，只能缓解一时，停药则复发，且日趋严重。现症右侧面部间歇性剧痛，牵连巅顶，发作时间约数十秒至1 min，痛时面色发紫，伴恶心呕吐，舌质红、边尖有瘀点，苔薄黄，脉弦紧。证属肝郁化火，上扰清空，久治不愈，瘀阻脉络。治宜活血化瘀通络。方拟生地黄、丹参各15 g，当归、赤芍、川芎、桃仁各10 g，红花5 g，全蝎（研细末分6次兑服）6 g。服药2剂后，疼痛缓解，精神不振。原方续服3剂，头痛已除。仍用原方去生地黄，加熟地黄12 g，去赤芍，加白芍15 g，去全蝎加黄芪20 g，服3剂巩固疗效，追访3年未见复发。

按语：木喜条达，最恶抑郁。本例患者为情志怫郁，所欲不遂，肝气不疏，气机郁滞，气郁化火，阳亢火升，上扰清窍，故见头痛，而头痛年余，久病入络，气血凝滞，脉络不通，气血运行受阻，脑部经脉失于濡养，故加重头痛。舌质红、边尖有瘀点，苔薄黄，脉弦紧为肝郁血瘀之象。辨证为肝郁化火，上扰清空，久治不愈，瘀阻脉络。治宜活血化瘀通络，方用桃红四物汤加减治疗。方中红花、桃仁能活血化瘀、通调血脉，缓急止痛；当归活血养血；川芎上行到头目，能够行血中之气，去血中之风，是治疗头痛的良药；赤芍、丹参、生地黄凉血，活血化瘀；全蝎搜风剔络、通络止痛、活血化瘀。全方配伍，共奏活血化瘀通络之功。服药5剂后，头痛已除，去生地黄、赤芍、全蝎，加熟地黄、白芍、黄芪益气扶正，养血活血，以巩固疗效。〔张祥福.桃红四物汤验案［J］.四川中医，1988（3）：12.〕

（6）头痛（肌肉收缩性头痛）

李某，男，37岁。因头痛反复发作2年余，再次发作3天，于1988年10月20日就诊。曾在某省级医院经脑电图、脑血流图、CT扫描等检查无异常，诊断为肌肉收缩性头痛。服对症治疗药物只能收到短暂性疗效。近3天来头痛持续不止，以两侧为甚，剧痛时两太阳穴处经脉肌肉觉频频跳动，患者十分焦急烦躁，无发热口干，饮食二便正常，舌暗红，苔少，脉弦小。证属气滞血瘀，肌筋拘急，治以行气活血，缓急止痛。用缓急拈痛饮治疗：生白芍20 g，粉甘草15 g，川芎15 g，全蝎5 g，炒酸枣仁15 g，首乌藤30 g，醋延胡15 g，云茯苓10 g。5剂后疼痛明显减轻，睡眠亦有好转，守上方再进5剂，疼痛完全消失，精神好转，恐再复发，守上方服十余剂痊愈，至今未发。

按语：肌肉收缩性头痛，为慢性头痛中最常见者。多由长期的思想焦虑，精神紧张或疲劳等因素引起颈项部、头部肌肉的持久收缩和相应动脉扩张，又称紧张性头痛。疼痛部位多在两侧额枕部或颞部，疼痛的性质多显束箍样痛，有的伴有沉重闷胀感，少数人还可出现健忘失眠等症状。病程经年累月，久治无效。目前西医尚无特效药物治疗。根据临床特征，属中医"内伤头痛"的范畴，与肝郁、血瘀、痰浊等因素有关。多由情志不畅、肝郁气滞所致；气滞则血瘀，瘀血阻络，经脉拘急疼痛，且少阳经络行于两侧，故其痛多在头部两侧。又肝郁化风，风痰随气上逆，蒙蔽清阳则见头晕，故发病脏腑在肝，累及心脾，致病因素在瘀，兼夹风痰。治宜柔肝缓急，行气化瘀，佐以祛风化痰。方中重用白芍、甘草为君以柔肝养血，缓急止痛；辅以川芎、延胡索行气通络，活血化瘀，且川芎尤擅疏肝开郁。《本草求真》曰："川芎上行头目，下行血海，其辛最能散邪，血因风郁，得芎入而血自活。"全蝎祛风通络止痉，平抑肝风；茯苓利湿化痰安神；酸枣仁、首乌藤养血安神。诸药合用，共奏疏肝缓急、通络止痛之效。方中川芎、延胡索、全蝎均为辛苦温燥之品，然非辛燥不能疏肝之郁闭而活血通络；芍药、酸枣仁、首乌藤均为酸甘平和之属，非此而不能柔肝敛液，以克肝之刚急。是以辛苦酸甘并用，行气而不耗气，活血而不乱血，配伍严谨，遣药恰当，故疗效显著。〔刘新生．缓急拮痛饮治疗肌肉收缩性头痛52例〔J〕．湖南中医药导报，1996，2(3)：17-18.〕

（7）头痛（偏头疼）

吴某，男，38岁，2001年3月28日就诊。患左侧头痛4年，不时复发，此次剧痛7天，曾服川芎茶调散未见显效，仍头痛，且痛时牵引头顶，伴见腹胀胸闷，心烦失眠，口苦，舌红、苔黄腻，脉弦滑数。证属肝火夹湿，上扰清窍。治宜平肝泄火，熄风化湿。药用：白头翁20 g，生石决15 g，钩藤15 g，菊花10 g，佩兰10 g，夏枯草15 g，白蒺藜10 g。服5剂后痛止，随访2年未复发。

按语：《本草便读》载白头翁"性味相近柴胡"，全国名老中医吴静芳主任医师说："白头翁善于清肝泄火，质轻且通达郁。"余师彭述宪主任医师承其意旨。本案为肝火扰头夹湿，故用白头翁清肝祛湿；生石决、夏枯草平肝泻火；钩藤、白菊花、白蒺藜清肝熄风；佩兰宣化湿浊，使肝火平，湿邪除，则头痛愈。〔张寿华．白头翁临床运用举隅〔J〕．湖南中医药导报，2004，20(9)：37.〕

（8）头痛（偏头痛）

吴某，男，38岁，1996年3月20日就诊。自诉患左侧头痛10年，曾服中西药，病情时轻时重。刻诊：左侧头痛如锥刺，痛甚牵及两目上引巅顶部，胸闷，口苦，舌边暗，苔薄黄，脉弦数。证属肝风上扰、久痛络瘀，治宜清肝熄风，化瘀通络，方拟旋覆花汤加味：旋覆花(布包煎)10 g，茜草10 g，青葱管5根，丹参15 g，钩藤15 g，菊花10 g，僵蚕10 g。3剂。复诊：服药后，头痛减轻，仍感头晕而胀，口苦，舌红，苔黄，脉弦数。原方减青葱管加天麻、白蒺藜各10 g，服4剂痊愈。随访近4年未复发。

按语：肝为风木之脏，其经上循巅顶，以血为本，以气为用，气郁化火，肝阳上亢则可致头痛，久延耗伤阴血，可见肝风上扰之候。加之本例患者左侧头痛已 10 年，久痛入络，络脉不通，瘀血停滞，故见头痛如锥刺，痛甚牵及两目上引巅顶部。肝失疏泄，经脉气血郁滞，着而不行，故见胸闷、口苦等症，舌边暗，苔薄黄，脉弦数为肝风上扰、久痛络瘀之象。故治宜清肝熄风、化瘀通络，方用旋覆花汤加味治疗。旋覆花汤出自后汉张仲景所著《金匮要略·五脏风寒积聚病脉证》，原方由旋覆花 3 两、葱 14 茎、新绛少许组成。主治"肝着，其人常欲蹈其胸上，先未苦时，但欲饮热"。肝着是因肝脏疏泄失职，经脉气血郁滞，着而不行所致的一种病证，而本例患者之症与之恰合，故治用旋覆花汤加味。方中旋覆花《神农本草经》载其"主结气胁下满"，可通肝络而行气；茜草凉血行血、疏肝通络；葱茎辛甘微温，可通阳宣散；丹参活血化瘀；钩藤、僵蚕平肝熄风；菊花平肝祛风止痛；全方共奏清肝熄风、化瘀通络之效。服用 3 剂药后，患者头痛减轻，仍感头晕而胀，减青葱管，加天麻、白蒺藜平肝熄风，诸药相伍，方证合拍，故收捷效。〔张寿华. 旋覆花汤在内科中的运用［J］. 湖南中医药导报，2003，9(10)：19.〕

（9）头痛（血管神经性头痛）

1) 杨某，女，16 岁，于 1995 年 5 月 15 日来我院就诊。头痛且胀，时左时右，失眠、多梦，已 3 年。近 2 个月来头痛反复发作，痛时如针刺，伴有恶心、呕吐、眩晕等，不能上学，经当地医院治疗服用镇脑宁、谷维素、罗通定等药物，未见好转，病情逐渐加剧，由他人介绍来我院门诊就诊。脑电图检查提示，脑血管紧张度增加，查血常规正常，赴地区医院神经内科诊断为"血管神经性头痛"，察舌质紫暗、边有瘀点，脉细弦、紧，辨证为气血瘀滞，久病入络，乃脑窍脉络阻塞，清阳不升所致。用基本方：当归、赤芍、川芎、丹参、桃仁、红花、菖蒲、细辛、白芷、黄芪、三七粉（另包冲服，每次 10 g），加僵蚕、菊花、升麻，每天 1 剂，文火煎服，分 3 次服。服药 5 剂后，头痛症状明显好转，但失眠、多梦、头晕之症状仍如前。基本方加远志、酸枣仁，服 5 剂后，诸症悉除。再投原方 5 剂以巩固疗效。能继续上学，随访两年未发头痛。

2)肖某，女，45岁，于1996年8月5日来我院就诊。自述有头痛病史十余年，每次发作服用西药头痛粉治疗后，病情有所减轻，但停药后，病情如旧，近半个月来，头痛难忍，痛处固定不移，痛如刀割，时如针刺，服用去痛片及中药(药名不详)，皆无效果，而来我院门诊请吾治疗。查舌质紫暗，边有瘀点，脉弦涩，并述每次月经来潮前后，头痛加剧，经来色红夹有瘀块。基本方：当归、赤芍、川芎、丹参、桃仁、红花、菖蒲、细辛、白芷、黄芪、三七粉(另包冲服，每次10 g)加益母草、香附，每天1剂，水煎服。5天后，头痛明显好转，望其舌质仍有紫暗瘀点，继投上方10剂。症状基本消失，继投5剂，以巩固疗效。随访3年未复发。

按语：血管神经性头痛，属中医学"头痛""头风"的范畴，因头为诸阳之会，清阳之腑，是脏腑精气血汇聚的地方，无论风寒、湿热、肝火、痰浊瘀阻、气血亏虚均可导致本病发生，虽然头痛病因多端，症状虚实错杂，临床辨证极为棘手，然而其病机多为痰浊上蒙清窍，风邪上犯巅顶，而久病入络成瘀，乃是头痛发生的关键。因此，只要在临床中辨证正确，必定取得明显效果。笔者临床多年认为此病的发生，是由于头痛日久，气血亏虚导致血液运行不畅，脑窍脉络瘀阻，清阳不升，五脏六腑之精气不能上荣于脑所致，其病机不外瘀血阻滞脉络，故选用此方加减运用。方中桃仁、三七、红花、赤芍活血散瘀；当归、黄芪、丹参补气养血；细辛通窍止痛化痰饮，善祛头风，有明显的镇痛作用；川芎祛风止痛，化瘀通络，入少阳经而上行头目；菖蒲、白芷理气宣窍。全方共奏益气活血、通窍止痛之功效。此即《素问·阴阳应象大论》指出"疏其气血，令其条达，而致和平"之意。〔张祥福. 通窍活血法治疗血管神经性头痛50例[J]. 中国民族医药杂志，2004(S1)：58－59.〕

（10）头痛

张某，男，46岁，1995年4月2日初诊。患者素喜饮酒。20天前在友人家作客饮酒大醉，睡觉未盖棉被而感冒，头痛发热，恶寒身痛，恶心呕吐，自购感冒药服用，罔效，遂到本院西医门诊治疗，经注射抗生素、解热镇痛药和内服其他西药，热退呕止，但头痛未愈。又经某中医院门诊治疗，服中药十余剂，未见明显好转，延余诊治。症见：面色潮红，头痛且胀，以前额及头顶为甚，午后加剧，口苦咽干，渴不多饮，便秘尿黄。舌红苔黄而干，脉洪而数。血压 17/12 kPa，心电图正常，脑血流图报告为脑动脉轻度紧张度增高。索阅前医中药处方，多为平肝潜阳、祛风止痛、养阴清热之剂。参合脉症，综合分析，表证已解，转为阳明腑实之证。拟通腑泻热法，方用大承气汤：厚朴 30 g，大黄、枳实、麦冬各 20 g，芒硝（兑服）15 g，每天 1 剂，分 3 次服。1 剂尽，大便通。服 2 剂，头痛大减，他症亦明显好转，遂按原方去芒硝，连服 3 剂，诸症悉除。

按语：本例患者素喜饮酒，损伤脾胃，湿自内生，复感寒邪，外邪入里与内湿相搏，酿成湿热，湿热内蕴，上冲于头，感冒虽愈而头痛未减。其证虽似肝阳上亢，然实属阳明腑实，故用平肝潜阳、祛风止痛之剂未获效。用大承气汤加麦冬，釜底抽薪，通腑泻热，热邪得以下行，清空自然安宁而头痛自愈。〔周汉清. 大承气汤治头痛［J］. 湖南中医杂志，1996，12（3）：41.〕

2.头痛兼水肿（肾性高血压脑病）

周某之子，年甫 9 岁，病全身浮肿十余天，头痛呕吐 1 天并抽风 1 次，于 1982 年 12 月 8 日入院。初病目窠微肿，小便不利，继之一身悉肿，经外院以"急性肾炎"治疗 1 周，病反增。昨起剧烈头痛，频繁呕吐，倦怠嗜睡，并突发抽搐 1 次而转来我院。入院时见全身浮肿，精神萎顿，但欲寐，时躁烦，呕吐痰涎，小便短少色褐，舌淡、苔白滑，脉沉弦。诊后片刻，病孩又呼头痛不已；顷诉目瞑无所见，旋又惊搐，窜视反引，昏不知人，口吐白沫，二便失禁，须臾惊止，止后复抽，阵搐半时许后昏然入睡。检查：血压 170/120 mmHg；血红蛋白 8 g/dl，白细胞计数 24000/mm³，中性粒细胞 78%，淋巴细胞 22%；尿蛋白（++++），红细胞（++），白细胞（++），细胞管型（+）。西医诊断"急性肾小球肾炎并高血压脑病"，中医辨证属水肿、痉证。为邪壅经络、痰浊内闭、肝风内动之恶候，乃判曰：脏腑不足，风邪外袭；肺失宣降，水道不利；水风相搏，是为肺水，其本在肾，其末在肺；邪留不去，脏腑益虚；坎中阳微，土德不及；水气泛滥，阴霾肆逆；升逆降乱，浊害清虚；清浊相干，名曰乱气；乱于头中，则为厥逆；清窍失灵，则为黑矇；浊气犯上，头痛呕逆；湿滞痰阻，壅遏经坠；元神之府，阳气郁闭；厥阴风动，惊厥神迷；水湿为祸，变乱蜂起；救之之法，唯务祛湿。遂书一方：酒大黄9g，熟附片9g，吴茱萸6g，黑白丑各6g，生姜6g，煎汤急进，送下牛黄丸1粒。甫进1剂，呕即止，神清，头痛大减，尿量大增，思进饮食，其势已挫，乃投予：麻黄9g，生石膏15g，桂枝6g，茯苓9g，白术9g，猪苓9g，泽泻9g，服2剂，血压已降，头痛消失，水肿消退，继进上方，后5天，复查血常规已正常，仅尿蛋白(+)，症已痊，给济生肾气丸方7剂，带药出院。

按语：《黄帝内经》云"三阴结谓之水"，又云"足太阳之筋……脊反折，项筋急""足少阴之筋……主痫瘈及痉"。考膀胱足太阳之脉，其直者从巅入络脑；足少阴之筋，从脊内臀上至项，与足太阳之筋合。病在二经，湿壅经络，直犯入脑，脑为元神之府，清虚不可受邪，受邪则乱，正如经文所云"清浊相干，名曰乱气"（《灵枢·阴阳清浊》），"乱于头，则为厥逆"（《灵枢·五乱》）。以头为诸阳之会，阳气者，精则养神，柔则养筋，水湿伤阳，故为惊厥。《素问·至真要大论》曰"诸痉项强，皆属于湿"，此之谓也。水湿为祸已甚，当速去之。大黄功能推陈致新以降秽浊，戡定祸乱而安五脏，故称"将军"，擅"泄壅滞水气"（《日华子本草》），且"以酒引之，上至高巅"（《汤液本草》），能泄头中水湿，是以用之直折其势；配牵牛通利水道，使之归壑；以水为至阴之邪，唯火能化，是以用附子益火消阴，且与"将军"同理阴阳，一寒一温，相得益彰；吴茱萸开郁化滞，用之以"主厥阴痰涎头痛"（《本草纲目》）；生姜温胃散水气，为呕家圣药；而牛黄丸（方见《幼科释谜》）擅"治小儿惊痫迷闷，抽掣涎潮"（沈金鳌），诸药共奏祛湿逐秽、温阳降浊、镇惊开窍之功，由是水患却而阴霾散，秽浊降而清阳展，离照当空，神明乃复。继之以越婢开鬼门，宣散湿郁；五苓洁净府，利水通阳，于是，水湿去而阳气复，水病愈而痉证已，诸恙咸安。《名医类案》中有一条云"小儿吐泻,欲作痫者,五苓散最妙"(《温病条辨·解儿难》),观此信然。〔张梅友. 肾性高血压脑病[J]. 四川中医,1983(5):61.〕

3.眩晕（11案）

（1）眩晕

李某,女,30岁,1983年11月17日诊。患者素体羸弱,1周前因跌仆导致昏迷,经急救苏醒,但遗留眩晕欲仆、胃纳锐减。某院伤科诊为"脑震荡"。经用化瘀宣散之"防风归芎汤",服后头晕益甚。刻诊:面黄神疲,舌淡苔白,脉象虚缓。此病虽为脑震伤而起于外,实因气伤血亏而损于内,更以脾虚纳少,化源不足,致使气血不能上荣,脑失濡养。正如《灵枢·口问》所说:"上气不足,脑为之不满,耳为之苦鸣,头为之苦倾,目为之眩。"极宜益气生血,助脾开胃。处方:生黄芪24 g,当归10 g,党参12 g,白术10 g,炙甘草6 g,升麻6 g,柴胡6 g,陈皮10 g,莪术5 g,鸡内金10 g,谷芽12 g。服3剂后,头晕即止,胃纳亦增,守方再进3剂,竟获愈。

按语:《景岳全书·眩运》记载:"眩运一证,虚者居其八九,而兼火兼痰者,不过十中一二耳。"《周慎斋遗书·卷之九·头晕》中云:"头为诸阳之首,病患头晕,清阳不升也。"可见眩晕病性以虚者居多,而虚证眩晕多由气血亏虚、清阳不升、髓海空虚、肝肾不足所导致。本例患者1周前因跌仆导致昏迷,醒后出现眩晕欲仆、胃纳锐减等症状,首诊考虑为外伤导致瘀血阻络,经气不畅,气血运行受阻而出现头晕,治以活血化瘀法,但头晕益甚。而患者面黄神疲,舌淡苔白,脉象虚缓乃脾虚之象,故考虑其为脾虚纳少,化源不足致气血亏虚,不能上荣于脑,脑失濡养而发眩晕,正如张景岳言"无虚不能作眩",在治疗时应遵循"治虚为主,酌兼其标"的原则,故治宜益气生血、助脾开胃。方用补中益气汤加减治疗。方中重用黄芪益气升阳;白术、甘草、党参健脾益气;陈皮和胃行气,使补而不滞;当归养血活血,莪术活血化瘀;鸡内金、谷芽健脾和胃;升麻、柴胡升阳举陷,

全方共奏益气生血、助脾开胃之效。〔胡学刚. 补中益气汤治疗眩晕〔J〕. 四川中医，1986（9）：38.〕

（2）眩晕

郭某，女，29 岁，1987 年 11 月 24 日就诊。宿患梅尼埃病。今眩晕发作 2 天，头晕如坐舟车，口苦呕恶，伴发热恶寒，肢体痛楚，舌红，苔薄白，脉浮缓。辨证：发热恶寒肢痛者，病在太阳；头眩口苦呕吐者，病在少阳；证属太少二阳并病。予柴胡桂枝汤：柴胡 10 g，黄芪 10 g，法半夏 10 g，党参 10 g，炙甘草 3 g，桂枝 10 克，白芍 10 g，生姜 3 片，大枣 5 枚。一进修医师问曰："中医内科学眩晕病下未见有柴胡桂枝汤证型，何以拟出此方？"余谓："此证眩晕，应有两层考虑，一者外感引发宿恙，先治外邪，所谓：病痼疾加以卒病，当先治其卒病，表解则里自和；或者眩晕就是少阳病之目眩一症，不过症情较重罢了。二者病机非痰非火非虚，既然柴胡桂枝汤证已具，不管其病名何如，观其脉证，知犯何逆，随证治之，此仲景心法也。"患者服上方 1 剂，果寒热罢，呕吐止，眩晕大减。2 剂尽，竟能上班。27 日复诊，肢痛亦愈。守方 2 剂，痊愈。

按语：眩晕的病因主要有情志、饮食、体虚年高、跌仆外伤等方面。其病性有虚实两端，属虚者居多，但本例患者较为特殊。《伤寒论》载少阳病主证为"少阳之为病，口苦、咽干、目眩也"，本例患者眩晕 2 天，头晕如坐舟车，口苦呕恶，病在少阳，正邪相互交争则伴发热恶寒，肢体痛楚，病在太阳；证属太少二阳并病。太少合并以柴胡桂枝汤为佳，取仲景之"伤寒六七日，发热微恶寒，支节烦疼，微呕，心下支结，外证未去者，柴胡桂枝汤主之"。本方外则解肌发表、调营卫和少阳，内则调阴阳、理枢机，用之故能有桴鼓之效。〔胡学刚. 柴胡桂枝汤应用体验〔J〕. 中医药研究，1989（6）：33.〕

（3）眩晕

刘某，女，40 岁，1988 年 8 月 9 日初诊。自 1985 年 7 月突感头晕目眩，如坐舟车，闭目静卧时稍减轻。每年发作 2~3 次不等，并逐次加重。6 天前又再次发作，伴恶心呕吐，耳鸣乏力，不能进食。诊见：形体丰腴，舌苔薄黄微滑,脉弦,血压正常。诊为眩晕(肝胃不和,升降失常)。拟疏肝和胃,升清降浊。药用:柴胡 10 g,白芍 12 g,枳实 12 g,法半夏 12 g,茯苓 20 g,陈皮 12 g,钩藤 12 g,菊花 15 g,枸杞子 20 g,石菖蒲 12 g,薄荷 6 g,甘草 3 g,药进 3 剂诸症悉退,继进 3 剂病愈。以后嘱每半年服 3 剂,随访年余未复发。

按语:《素问·至真要大论》云"诸风掉眩,皆属于肝",肝开窍于目,肝为刚脏,体阴用阳,易亢易逆,易生风动血,或致风阳上扰清窍,或致痰瘀闭阻目系,发为眩晕。本例患者头晕目眩已 3 年,每年发作 2~3 次不等。此次发作伴恶心呕吐,耳鸣乏力,不能进食,皆因肝胃不和,升降失常,清浊相干所致,舌苔薄黄微滑,脉弦为肝胃不和之象。治宜疏肝和胃、升清降浊。予以四逆散加减。四逆散源于《伤寒论·辨少阴病脉证并治》,由柴胡、枳实、芍药、炙甘草组成。方用四逆散意在疏肝和胃、调节气机升降之功,此方既能疏肝健脾,又无壅滞之弊。茯苓健脾祛湿,合法半夏、陈皮等以理气健脾、燥湿化痰、降逆止呕;钩藤、菊花平肝阳、清肝热;枸杞子润肺清肝,滋肾益气;石菖蒲化痰开窍;薄荷消散风热、清利头目。综观全方,方证合拍,故能药到病除。〔吴家清.四逆散的临床应用[J].实用中医内科杂志,1991,5(1):26.〕

(4)眩晕(梅尼埃病)

张某,女,46 岁,1968 年 8 月 24 日初诊。患眩晕宿疾已 4 年,每年发作多次,曾于某医院诊断为美尼尔氏综合征。昨又突发头晕眼花,视物旋转,闭目不视,伴耳塞,恶心呕吐、纳谷不香。大便溏,倦怠乏力。刻诊:面色㿠白,舌质淡、苔白腻,脉濡缓。证属中气亏虚,痰饮内停,阻遏清阳。治宜补中益气,化痰行水,升提清阳。处方:黄芪 20 g,炒白术 10 g,炙甘草 10 g,党参 20 g,当归 10 g,柴胡 8 g,升麻 8 g,陈皮 8 g,茯苓 10 g,半夏 10 g,石菖蒲 10 g。服药 3 剂,诸症均减。方效续进,连服半个月,症状缓解。后以益气健脾方调治半个月而愈,随访 2 年无复发。

按语:本例患者患眩晕宿疾已 4 年,每年发作多次,考虑其平素饮食偏嗜，恣食肥甘，伤及脾胃，健运失司，聚湿生痰，痰湿偏盛，阻遏中焦，清阳不升，浊阴不降，故发眩晕，出现头晕眼花，视物旋转，闭目不视等症；脾失健运，气机不调，可见恶心呕吐、纳谷不香，大便溏，倦怠乏力等症；脾失运化，气血化生无源，血虚则不荣，故面色㿠白；脉濡缓，舌质淡、苔白腻为中气亏虚、痰饮内停之象。《脾胃论》曰："脾胃之气既伤，而元气亦不能充，而诸病之所由生也。"故治宜补中益气、化痰行水、升提清阳。方用补中益气汤加减治疗。方中黄芪、党参、炙甘草补中益气；炒白术健脾燥湿；当归养血活血；茯苓健脾祛湿；半夏燥湿化痰；石菖蒲化痰开窍；柴胡、升麻以生发少阳、阳明之清气，清阳升则浊阴得降；陈皮调畅气机，使党参、黄芪补而不滞。全方配伍，共奏补中益气、化痰行水、升提清阳之功。〔周健雄. 补中益气汤临床运用［J］. 实用中医内科杂志，1992，6（1）：37.〕

（5）眩晕

王某，女，32 岁，1982 年 10 月 23 日诊治。眩晕发作 2 天，闭目卧床，不敢转侧，动则如坐舟车，头晕眼花，恶心呕吐，时咳痰涎。舌淡红，苔白腻，脉象细而缓。辨析此证，脉细而缓，为脾气不足之象，舌苔白腻，为痰湿内蕴之征，痰浊蒙蔽清阳，致发眩晕。治此证重在祛痰佐以熄风，方选泽泻汤合半夏白术天麻汤加味。处方：泽泻 12 g，白术 15 g，天麻 10 g，陈皮 10 g，法半夏 12 g，茯苓 12 g，甘草 6 g，钩藤 10 g，白菊花 12 g，石决明 30 g，丹参 15 g，生姜 10 g。2 剂。1 剂眩止，2 剂尽，即步行上班。嘱守方续服 2 剂，随访 1 年，未再发。

按语：《金匮要略·痰饮咳嗽病脉证》曰："心下有痰饮，胸胁支满，目眩。"《丹溪心法·头眩》云："无痰不作眩。"因此，痰是眩晕的重要致病因素之一。本例患者眩晕发作 2 天，头晕眼花，考虑其因脏腑功能失调，脾胃虚弱，津液代谢失司，痰浊内生，扰乱气机运行，进而上犯清窍，发为眩晕。脾虚不运，胃气不降则恶心呕吐，时咳痰涎。苔白腻，为痰湿内蕴之象，脉象细而缓为脾胃虚弱之象，治宜祛痰佐以熄风。方用泽泻汤合半夏白术天麻汤加味治疗。泽泻汤可通脉益气，治疗清阳不升、浊阴不降之证。半夏白术天麻汤可祛痰熄风，治疗风痰上扰证，二方化裁，合二为一，以化痰补脾、熄风降气，从而调畅气机，使清阳得以上升，浊阴得以下降，共奏祛痰定眩、健脾熄风之效。二方加减，紧扣病机，故能药到病除。〔胡学刚. 眩晕证治一得[J]. 湖南中医学院学报，1986(1)：53.〕

（6）眩晕（梅尼尔病）

谢某，男，73岁，1983年11月19日，因眩晕发作住某医院，诊为"梅尼尔病"。经中西两法治疗3周不效，因病势渐重，其家属要求出院。12月12日，延余往诊，但见老人卧床覆盖重被，面容消瘦，语声低怯，呵欠连连。自诉：头晕目眩，耳鸣，不思食，形寒足冷，诊其脉沉细而弱，舌体淡红有裂纹，苔薄白有津。证属：上气不足、气血两虚之眩晕证。方选补中益气汤。处方：黄芪30 g，当归10 g，党参12 g，白术10 g，炙甘草6 g，升麻5 g，柴胡5 g，陈皮10 g，石决明24 g，天麻10 g，鸡内金10 g，谷芽12 g。2剂后，眩减，续循原法，予原方2剂，药后饮食渐增，眩已止，能在床上坐，下床试走则脚弱乏力，气喘吁吁。年迈之躯，脾肾两亏。12月18日三诊：续予前方加熟地黄15 g，山茱萸15 g，紫河车15 g，莪术6 g，（天麻缺货改白菊花、钩藤）4剂。12月25日，自行步行来就诊，面有喜色，云："药后食欲明显好转，每餐能进1碗饭，眩止，昨日下床行走，活动后尚舒适。"即予原方6剂善后，随访1个月，渐趋康复。

按语：肾为先天之本，主藏精生髓，脑为髓之海。若年高肾精亏虚，髓海不足，无以充盈于脑；或体虚多病，损伤肾精肾气导致髓海空虚，发为眩晕。如《灵枢·海论》言："髓海不足，则脑转耳鸣，胫酸眩冒，懈怠安卧。"本例患者系老年男性，年高肾精亏虚，气血俱虚，脑失所养，故发头晕目眩、耳鸣等症；不思食为脾胃虚弱之象；脾胃虚弱，气血化生则不足，人体失之濡养，故面容消瘦，语声低怯，呵欠连连；阳虚生外寒，故形寒足冷，患者卧床覆盖重被；脉沉细而弱，是气虚血少之征。治以健运脾胃、补养气血。方用补中益气汤加减。方中用黄芪、党参、白术、甘草健脾益气，即益气以生血，气能摄血之意；当归以养血补血；陈皮下气祛痰、调畅气机；石决明、天麻化痰熄风定眩；鸡内金、谷芽健脾和胃；加升麻、柴胡以达清阳、升举之功，升清而降浊，为气血生化之之源，符合眩晕的病机，故疗效满意。考虑患者年迈之躯，气喘吁吁，脾肾两亏，加以熟地黄、山茱萸等滋肾养阴，紫河车补肾平喘，莪术祛瘀通经，行气消积。组方严谨，丝丝入扣，故能药到病除。〔胡学刚．眩晕证治一得［J］．湖南中医学院学报，1986(1)：53.〕

（7）眩晕（原发性高血压）

李某，男，54岁，1997年3月10日诊。诉头痛头晕，反复发作15年，加重25天。常因工作紧张，情绪激动而加重，经西医诊断为原发性高血压（2级），先后服降压胶囊、天麻钩藤饮、镇肝熄风汤，血压有所下降，但症状未见减轻，伴失眠多梦，胸闷，口苦口干，舌暗，苔薄黄，脉弦数。血压24/18 kPa。证属肝郁化火，气病及血。治以疏肝理气、和血解痉、安神定志为法。方用柴胡疏肝散加味：柴胡、陈皮、枳壳、白芍、香附、川芎、薄荷、黄芩、当归各10 g，丹参15 g，地龙8 g，酸枣仁12 g，甘草5 g。水煎分2次服，每天1剂。服5剂，症状减轻，血压20/14 kPa。守方加减续进20剂，症状平伏，血压18/12 kPa。

按语：肝藏血，主疏泄，畅气机，为风木之脏，性喜条达而恶抑郁。《辨证奇闻》云："肝气应脑。"长期精神紧张，情志不舒、久郁、恼怒则伤肝，肝伤则木失条达，疏泄失常，气血失和，血行失序，脑失所养，头晕头痛，常因烦劳或恼怒而加剧，兼见失眠多梦，急躁不安。治宜疏肝理气，和血解痉，佐以安神定志。方用柴胡疏肝散加地龙、丹参、当归、酸枣仁。若肝郁化火，兼见面红目赤，舌红苔黄，脉弦数者加夏枯草、黄芩清泻肝火；肝气横逆犯脾，脾失健运，兼见腹胀满、纳差、便溏者加茯苓、白术、薄荷。〔石凯歌，刘绪银，黄笃高，等．石海澄老中医高血压病辨治经验［J］．湖南中医杂志，2001，17(2)：39－40.〕

（8）眩晕（高血压）

张某，女，61岁，1998年10月9日诊。患高血压病20年，头晕头痛反复发作，加重3个月，胸脘满闷，神疲乏力。先后经中西医诊治，未见明显效果，血压24/19 kPa。舌胖，苔白腻，舌底脉络紫暗迂曲，脉弦。证属脾虚生痰，痰湿壅盛。治以健脾益气、化痰活血为法。方用半夏白术天麻汤加减：黄芪 30 g，丹参、山楂、鸡内金各 15 g，半夏、白术、天麻、陈皮、荷叶、地龙各 10 g，大黄 12 g，蔓荆子 8 g，甘草 5 g。水煎分 2 次服，每天 1 剂。服 5 剂，症有减轻，血压 20/16 kPa。守方加减，续进 30 剂，症状平伏，血压 20/12 kPa。

按语：脾胃属土居中焦，为气机升降之枢。脾主运化、升清，胃主受纳、降浊。脾胃为气血生化之源，脑为清阳之府，气血之总汇。长期嗜酒，过食肥甘厚味，则损伤脾胃，运化失司，升降失常，清阳不升，浊气不降，痰浊内生，脂质沉积，壅阻血脉，血脉不利，脑失所养，则头痛头晕，困倦嗜睡，兼见形体肥胖。治宜健脾化痰，降浊活血。方用半夏白术天麻汤加黄芪、山楂、鸡内金、荷叶、大黄、丹参、地龙。若痰浊内阻日久，蕴而化热，症兼便秘，口干苦，苔黄腻，脉滑数或弦数者加竹沥、胆南星、苍术。〔石凯歌，刘绪银，黄笃高，等. 石海澄老中医高血压病辨治经验[J]. 湖南中医杂志，2001，17(2)：39-40.〕

（9）眩晕（高血压）

王某，男，71 岁，1997 年 12 月 8 日诊。既往有高血压病史 20 年，头痛头晕，反复发作，加重 5 个月，曾服中西抗高血压药无效。伴耳鸣，神疲乏力，失眠易惊，形寒肢冷，面目轻度浮肿。血压 28/20 kPa。舌暗，苔白，脉沉细。证属肾阳亏虚，水停血瘀。治宜补肾活血，利水降压。方用济生肾气丸加味：附子、茯苓、山药、枸杞子各 15 g，熟地黄 30 g，山茱萸、泽泻各 12 g，巴戟天、锁阳、牡丹皮、地龙、泽兰、益母草、车前子、川牛膝、猪苓各 10 g，丹参 20 g。水煎分 2 次服，每天 1 剂。服 5 剂，面目浮肿消退，血压 22/16 kPa，他症亦减轻。守方续进 35 剂，症状平伏，血压 20/12 kPa。

按语：《素问·五脏生成》云："脉者，源于肾而主于心。"肾为水脏，主水，藏精，生髓，脑为髓海。若先天不足，年老体衰，或七情房室劳损，导致肾虚，一则髓海失充，脑神经功能失调；二则水液代谢失司，潴留体内，充溢脉道，留而不去，血脉不利。从而血压升高，头痛头晕，耳鸣，腰膝乏力。治宜补肾活血，利水降压。方用济生肾气丸加地龙、丹参、泽兰、益母草、猪苓。偏阴虚兼见手足心热，面色潮红，盗汗，舌红少津，脉细数，则去附子、肉桂，加桑椹、何首乌、枸杞子。偏阳虚者则形寒肢冷明显，舌淡苔白、脉细无力或沉迟，加巴戟天、锁阳、枸杞子。〔石凯歌，刘绪银，黄笃高，等. 石海澄老中医高血压病辨治经验[J]. 湖南中医杂志，2001，17(2)：39-40.〕

（10）眩晕（高血压）

张某，男，65岁，1999年12月5日诊。有高血压病史15年，头痛头晕，反复发作，加重4个月。伴神疲乏力，易出汗，动则尤甚，手足心热、耳鸣、心悸、腰膝酸软、指端麻木。服降压西药及镇肝熄风汤、天麻钩藤饮，血压有所下降，但症状反剧，血压26/20 kPa。舌红少津，苔薄黄，舌底脉络紫暗迂曲，脉细弱数。证属气阴两虚夹瘀，治以益气养阴、活血降压。方用生脉散合补阳还五汤加减：人参6 g，黄芪30 g，茯苓、麦冬、五味子、当归、枸杞子、桃仁、何首乌、桑椹、沙参、丹参、石斛各15 g，远志、酸枣仁、柏子仁各10 g，丹参20 g，红花8 g，地龙、川芎、赤芍各12 g。水煎，分2次服，每天1剂。服5剂症状减轻，血压22/18 kPa。

按语：高血压晚期出现气阴两虚证候，头痛头晕，目眩，视物不清，神疲乏力，气短，动则尤甚，失眠健忘，心悸怔忡，自汗盗汗，纳差，腰痛，舌暗，舌底脉络紫暗迂曲，脉细弱。治宜益气养阴，活血降压。方用生脉散合补阳还五汤加减。气虚明显者加山药、白术、茯苓。阴虚较著者加玉竹、何首乌、石斛、枸杞子、桑椹、沙参；心悸明显者加远志、酸枣仁、柏子仁；腰痛、乏力明显者加杜仲、桑寄生、枸杞子。〔石凯歌，刘绪银，黄笃高，等. 石海澄老中医高血压病辨治经验[J]. 湖南中医杂志，2001，17(2)：39-40.〕

（11）眩晕

潘某，女，49岁。活动后发作眩晕4 h，伴恶心呕吐，于2012年7月22日就诊于某中医院。有高血压病史，曾测血压为180/100 mmHg，长期服降压药。10年来反复头晕，每次持续约30 min，或休息可缓解。2012年5

月 28 日因"左侧基底节区脑出血"住院治疗，恢复较好。症见：头晕，视物旋转。面红耳赤，恶心、呕吐，口苦，左侧肢体麻，二便可，舌红少津，脉弦。体查：血压 140/80 mmHg，无眼球水平震颤，心肺腹(-)，神经系统无病理征。中医诊断：眩晕，辨证为肝阳上亢。治则：平肝潜阳，熄风定眩。予任氏心脉康(主要由天麻、丹参、红花、菊花、防风、黄芪、川芎、山楂、杜仲、葛根、全蝎、石决明、泽泻、莱菔子等组成)加山药、山茱萸各 20 g，熟地黄、白芍各 30 g，当归、白芷各 15 g，僵蚕、守宫各 10 g 治疗。每天 1 剂，水煎，早晚温服。5 剂。7 月 26 日二诊：患者头晕、恶心、呕吐止，左侧肢体麻木较前好转，舌红少苔，脉弦。药已中的，原方加白花蛇舌草 5 g、天南星 10 g，以助清湿热、祛风痰。7 剂。8 月 2 日三诊：麻木较前改善，舌、脉同前略有改善。仍以 7 月 26 日方 10 剂巩固。

按语：患者有 10 年头晕病史，反复发作，且有中风病史，可见与"内风"有关。治疗上既要"欲病早治""已病防变"，还要针对中风"病愈防复"。本例为肝阳上亢，然究其因多为肾阴亏损、水不涵木所致，故以任氏心脉康煎剂合天麻钩藤饮加减，平肝以治其标，以熟地黄、山茱萸、山药"三补""壮水之主以制阳光"治其本，以虫类药搜剔经络之风痰，且守宫有通络起废之功，有利左侧肢体麻木之恢复。〔肖燕，任开益. 任开益防治中风病经验述要[J]. 新中医，2014，46(1)：11-13.〕

4.中风（7案）

（1）中风（脑血栓形成）

刘某，男，62 岁。患者既往有眩晕病史 2 年，1997 年 12 月 5 日凌晨 3 时起床上厕所时突感头晕目眩，肢体麻木乏力，大便后不能站立行走，后被家人抬送我科求治。诊见：右侧肢体麻木偏瘫，伴头晕目眩，腰酸，精神倦怠，气短，大便干，体查：体温 36.5 ℃，脉搏 64 次/min，血压 16/11 kPa，神清，对答切题，语言謇涩，口角流涎，右侧鼻唇沟变浅，伸舌偏左，心率 64 次/min，律齐，各瓣膜无病理性杂音，两肺呼吸音正常，腹平软，肝脾未扪及，右侧肢体肌张力减低，右侧肢体肌力为 0 级，右巴宾斯基征阳性，头颅 CT 扫描提示为右颞叶腔隙性脑梗死，舌质淡、苔白腻，脉细沉带涩。西医诊断：脑血栓形成；中医诊断：中风。证属气虚血瘀，痰浊闭阻脉络兼肾亏。中药予基本方加石菖蒲、制天南星、白附子、僵蚕。处方：炙黄芪 80 g，当归尾 10 g，白芍 15 g，川芎 10 g，地龙、桃仁各 12 g，红花 8 g，丹参 30 g，桂枝 9 g，牛膝 15 g，山茱萸 12 g，肉苁蓉、杜仲各 18 g，全蝎 6 g，僵蚕、白附子各 15 g，制胆星 12 g，石菖蒲 18 g。每天 1 剂，分 2 次煎服。7 剂后，语言清楚，口角流涎消失，苔转薄白，并可下床扶杖行走，右侧肢体肌力增加 3 级。原方去石菖蒲、胆南星，增黄芪用量至 100 g，连服 1 个半月后诸症及体征消失，日常生活完全自理。

按语：脑血栓形成为中老年人常见的一种脑血管疾病，多属缺血性中风，此病常于休息静止或睡眠时发生，其病机多为本虚标实。中医学认为静卧或休息时血归于肝，阳入于阴，气少而血行缓慢，不能推动血液在脉络中运行，故产生血瘀阻络，出现半身不遂、口眼㖞斜、语言不利等症。这和现代医学认为本病是由于中年以上患者在脑动脉硬化基础上，当休息、睡眠时血流缓慢，血压偏低，血液黏度增加，血小板与纤维蛋白易于沉积引起脑血管阻塞的观点是相符合的。本病形成的病机属气虚血瘀兼肾精亏虚，故治疗以活血祛瘀补肾为主。基本方由补阳还五汤合地黄饮子加减而成，方中重用黄芪益气为君，使气旺血行。白芍、川芎、归尾养血活血，肉苁蓉、杜仲、山茱萸补肾，为臣。桃仁、红花、丹参活血行瘀，桂枝、地龙、牛膝通络，为佐。全蝎祛风为使。全方配合，有益气活血、行瘀补肾之功，因恰中病机，故疗效甚捷。至于黄芪的使用问题，有的医家认为血压高不宜使用，但大多数医家认为，患者虽血压高，辨证若属气虚血瘀者仍可使用。笔者在临床中体会到，关键是在于黄芪之用量和配伍，如重用黄芪 80 g 以上，同时配以车前子、泽泻或钩藤、白芍、天麻则可达到补气行水或镇肝熄风之效。〔韩志坚. 益气活血补肾汤治疗脑血栓形成 38 例疗效观察［J］. 湖南中医杂志，1998，14（5）：7－8.〕

（2）中风（脑血栓形成）

王某，男，73 岁。因脑血栓形成住某医院 8 天，病情恶化出院后于 1990 年 2 月 10 日邀余出诊。患者素有高血压病史，嗜酒，春节期间因多食膏粱厚味加之睡眠不足，于 2 月 2 日凌晨 4 时突然鼾声大作，不省人事，送至当地医院抢救治疗 8 天罔效。喉中痰声漉漉，右侧偏瘫，血压 22.6/14.6 kPa。诊为脑血栓形成、病危。症见：两颧色红，鼾声时起，喉间痰鸣，口角流液，右侧偏瘫，左手撮空理线，口眼㖞斜，按腹胀满，已 5 天未大便，撬开口齿见舌强少津，苔中黄厚腐，脉弦缓，右关尺见浮而带滑。证属阴虚阳亢，痰浊阻中，瘀停脑络之中风闭证。急拟通腑降浊，逐瘀豁痰，平肝潜阳。药用：水竹沥 50 ml，生姜汁 80 ml，大黄（另包，开水泡兑服）10 g，生石决明（先煎）25 g，黄芩 10 g，石菖蒲 8 g，郁金 10 g，丹参 30 g，天竺黄 8 g，川贝母 8 g，蜈蚣 2 条。3 剂，水煎服。4 天后复诊：近床呼之能应，并简答之，然语言謇涩，血压已趋正常。自服上药后第 1 天大便 2 次，先下硬颗粒，后再下粪水及黏液。近 2 天能进少量饮食，右下肢稍能动，喉间痰声消失。仍以上方加山楂 15 g、明天麻 10 g，4 剂，水煎服。三诊：药后继续好转，改以补阳还五汤合六味地黄汤加杜仲、明天麻，炼蜜为丸，每次服 10 g，每天 2 次。随访至今已 2 年，生活基本自理。

按语：本案素体为阴虚阳亢，由于饮食不节致中风闭证。其病机一为瘀阻；二是痰浊蒙闭；三乃阴虚阳亢，上盛下虚。三者互相交错致成是证。当务之急是豁痰降浊，醒脑通窍，故本案以二汁为君，配大黄以通下救其急闭。〔吴忠文. 通下法治疗急重症验案［J］. 湖南中医杂志，1993，9（3）：24－25.〕

（3）中风（脑溢血）

符某，男，72 岁，1987 年 5 月 4 日诊。因突然昏仆，不省人事，送某医院抢救。诊断为高血压病、脑溢血。经西医治疗 11 天，疗效不佳，遂出院准备后事。出院 2 天后，家属见其一息尚存，又送我院救治。入院时，患者深度昏迷，闭目张口，舌缩息微，面色潮红，头面汗出如油，手撒肢冷，左半身瘫痪，小便失禁，大便 13 天未行，舌质红且胖、苔厚腻花剥，脉浮大，重按无力。诊断属中风，脱证。此乃气血败乱，其阴大亏，虚阳浮越。急当敛元固脱，拟河间地黄饮子加减：熟地黄 15 g，麦冬 9 g，五味子 9 g，山茱萸 12 g，胆南星 6 g，官桂 5 g，制附片 9 g，巴戟天 9 g，茯苓 9 g，肉苁蓉 15 g，建菖蒲 9 g，三七末 6 g。水煎，于白天鼻饲。又方：红参 10 g，山茱萸 20 g，熟地黄 20 g，赭石 20 g，黄芪 10 g，龙骨 15 g。水煎，于夜间鼻饲。二方昼夜分服。2 天后，患者神志清醒，能简短对话，可自行进食。遂先后拟地黄饮子、消风汤、补阳还五汤等方，随症加减，每天服 1 剂。并输液支持治疗，16 天后专施中药煎服，住院 32 天，精神、饮食、二便均正常，遗有语言欠利、左半身不遂出院。

按语：本例先由西医抢救 11 天，未能苏醒，后经中医辨证，法拟敛元固脱，补阴系阳，按昼夜阴阳消长的规律疏方，施治 2 天则苏醒。足见元气在人体内的镇摄之力，对决定生命的存亡是具有至关重要作用的。〔黄生杰. 培元固本法治疗内科急症[J]. 湖南中医杂志，1988(5)：21-22.〕

（4）中风（脑梗死）

吴某，女，62 岁。2006 年 6 月 21 日下午打麻将时感觉右肢乏力，言语欠利，后卧床休息，症状加重至右侧偏瘫并失语。6 月 23 日于当地医院行头部 CT 示"左枕颞顶叶脑梗死"，经输液治疗 2 天无效而转院诊治。有糖尿病病史 2 年。症见：右侧半身不遂，自汗出，气短乏力，舌暗淡、苔薄白，脉沉细。体查：神清失语，定向、计算、记忆正常，常规内科体查均正常，神经系统检查：右上肢肌力 0 级，右下肢肌力 2 级，肌张力可，浅感觉减退，右巴氏征阳性。中医诊断：中经络，气血亏虚，瘀阻经络证。治则：益气活血，祛瘀通络。以任氏脑脉苏（由黄芪、丹参、天麻、白附子、全蝎、水蛭、三七、葛根、草决明、防风、牛膝、菊花、地龙、僵蚕、胆南星、石菖蒲、白术等组成）加党参 15 g、红花 10 g、当归尾 8 g 治疗。每天 1 剂，水煎分 4 次温服。10 剂。7 月 6 日二诊：患者精神好转，仍失语。右侧上肢肌力 1 级，下肢肌力 3 级，肌张力正常，纳食、二便可，余无其他不适，舌质暗淡、苔薄白，脉沉细。考虑患者仍失语，原方加远志、石菖蒲各 6 g。10 剂。7 月 16 日三诊：已能下床，在他人的帮助下活动，能简单交流，右上肢肌力 1 级，右下肢肌力 4 级，舌稍暗、苔薄白，脉沉细。考虑患者仍有气虚血瘀表现，上方加莪术 6 g、水蛭 5 g。15 剂。7 月 31 日四诊：右侧肢体乏力好转，语言较前清楚，右上肢肌力 2 级，右下肢肌力 4$^+$级，无自汗出、气短乏力等症，舌红、苔薄白，脉滑有力。患者要求次日带药出院，予以守方服药 15 天。

按语：此案为大面积脑梗死，中药复方全面调理气血，在促进功能康复方面有难以替代的作用。石菖蒲、远志用于失语虽屡屡有效，但本案二诊用后起效较缓，及至三诊配伍活血之莪术、水蛭，语言功能明显改善，佐证改善全身气血运行，对单症亦具有调节作用。同时也体现任氏采用守方治疗主病，辅以加味药针对伴症、变症，确实于疗效有明显的促进作用。〔肖燕，任开益. 任开益防治中风病经验述要[J]. 新中医，2014，46（1）：11-13.〕

（5）中风（脑出血）

杨某，男，72 岁。2012 年 2 月 21 日打牌时突发右侧半身不遂，口角流涎，伴意识障碍，呼之不应。家人送往某医科大学附一医院，诊断为脑出血。住院治疗 17 天后好转，但仍偏瘫、失语。3 月 12 日转院求治。病史：既往体健，否认中风家族史。症见：失语，嘴角流涎，右侧偏瘫，舌质暗淡、舌下系带紫暗，苔薄白，脉弦滑。体查：神清，精神欠佳，体型肥胖，双侧瞳孔等大等圆，约 3 mm，对光反射可，双眼向右侧凝视。口角右歪，伸舌不能。颈软，右上肢肌力 1 级，右下肢肌力 1$^+$级，肌张力尚可，腱反射亢进，右巴氏征阳性。中医诊断：中经络，痰瘀互结，痹阻经络。治则：化痰通络，活血祛瘀。方以任氏脑脉苏（由黄芪、丹参、天麻、白附子、全蝎、水蛭、三七、葛根、草决明、防风、牛膝、菊花、地龙、僵蚕、胆南星、石菖蒲、白术等组成）加法半夏 6 g，伸筋草、络石藤、巴戟天、守宫各 10 g 治疗。5 剂，每天 1 剂，水煎服。3 月 17 日二诊：右侧肢体活动较前好转，已无口角流涎。右上肢能在床面移动，右下肢能抬离床面，能在床上完成膝关节屈伸动作，能发单音，右上、下肢肌力 2 级，舌象同前，脉沉滑而细。考虑脾气亏虚，脾阳不振，故原方加党参、山药、附子（先煎）

各 15 g，以健脾益气，升阳。15 剂。嘱加强肢体功能康复锻炼。4 月 2 日三诊：经上述治疗，患者精神大振，面色红润，能用短语交流，纳食正常，二便调，睡眠可，能下床独立行走，右上肢肌力 3 级，右下肢肌力 4 级，舌质淡红、舌下系带紫暗、苔薄白，脉沉细。患者要求出院，嘱其回家后继续功能训练。1 个月后回访，患者已能生活自理。

按语：本案脑出血恢复期，西医常规治疗以功能训练为主。中医通过辨证施药调理全身气血，复兴生机、修复神经。本案的病因为痰、瘀，其本为脾气亏虚，脾虚则生湿，湿聚久成痰；气虚则无力推动，气为血之帅，气虚则血行不畅而成瘀。故治疗在化痰、祛瘀通络的同时予以益气补脾，诸药合力而收功。〔肖燕，任开益. 任开益防治中风病经验述要[J]. 新中医，2014，46(1)：11－13.〕

（6）中风（中风后遗症）

吴某，女，62 岁。因突然昏仆，不省人事，右侧偏瘫 11 天，经当地中医治疗无效，于 1975 年 8 月 20 日入院。患者昏不知人、眼闭、口噤，左手握固，有时躁动，四肢不温，右侧偏瘫，鼾声重浊，舌质淡紫，苔厚腐腻，六脉滑而有力，大便已五天未行。血压 170/130 mmHg。辨为中风闭证。急以化痰降浊、镇肝潜阳法。用天麻钩藤饮加鲜竹沥（兑服）30 ml，连续鼻饲 5 剂。药后他证依然，仅血压降为 150/110 mmHg。分析为开窍化痰之力不足，腑气未行，因而难以苏醒。宗原方加减为：天麻 12 g，钩藤 18 g，地龙、桃仁各 10 g，连翘 12 g，石菖蒲 6 g，丹参 25 g，胆南星（布包）8 g，生石决明（先煎）25 g，水煎。另竹沥、生姜汁（自制）各 40 ml 兑服，鼻饲 2 剂。服上药后四肢渐温，舌苔部分剥落。入院第 8 天，泻下腐浊恶臭大便 1 次，第 9 天早晨患者呻吟连作，呼之能应，口眼已开，但语言謇涩。血压 140/90 mmHg。腐腻苔剥落为花斑舌。此时痰浊已去，当顾护胃气并活血祛瘀，用补阳还五汤加减：黄芪 25 g，当归 12 g，天麻、川牛膝、桃仁、炙乳香、炙没药各 10 g，川芎、甘草各 6 g。先后加丹参、地龙，共服 15 剂，住院 32 天痊愈出院。1 个月后来院复查，无任何后遗症。现仍健在，步履如常。

按语：本例为痰蒙心窍、浊阴不降挟肝阳上扰神明、正盛邪实之急症。一诊时由于化痰开窍降浊力薄，随症加入胆星、桃仁、姜汁使痰消窍通，腑气亦行，肝阳得平而转危为安。〔吴忠文. 偏瘫验案二则［J］. 四川中医，1985（11）：20.〕

（7）中风（中风后遗症）

陈某，女，55 岁。因 1 周前开始四肢麻木，步履蹒跚，今晨（1977 年 8 月 10 日）左侧偏瘫而请余出诊。观面色萎黄，神志清醒，语言低微，口微渴而喜热饮，五心烦热，小便自调，大便四天未行。舌淡无苔少津，脉浮大无力。既往因产后出血过多，曾有血晕史。此乃一派气阴亏损之象，宜益气养血，滋补肝肾，方用一贯煎加减：沙参、丹参各 25 g，麦冬、生地黄、当归各 12 g，枸杞子 15 g，5 剂，水煎服。二诊见气阴得救，他症悉减，唯左侧偏废无改变。遂以补气以生血兼以温补肝肾为治，用黄芪桂枝五物汤合一贯煎加减：黄芪、沙参各 25 g，白芍、生地黄、麦冬各 10 g，当归、枸杞子各 12 g，桂枝 6 g，鸡血藤胶 15 g，生姜 3 片，大枣 5 枚。连续服用 18 剂，历时 29 天恢复健康，无后遗症。随访多年，现仍健在。

按语：《素问·五脏生成》云："足受血而能步，掌受血而能握。"该例因肝阴亏损，脾血不足，筋脉失养，内风自生，宗筋不举而致偏瘫。"血为气母""气能生血"，故主以补气以生血，肝阴脾血得充，故获全效。〔吴忠文. 偏瘫验案二则［J］. 四川中医，1985（11）：20.〕

5.癫狂（2案）

（1）癫狂（精神分裂症）

钟某，女，19 岁，1990 年 7 月 2 日诊治。其父母代诉：患精神分裂症半年余。高中应届，学习勤奋，成绩特佳，后常幻听，疑有人暗中骂她，而与人骂詈不已，经某精神病院检查，诊为精神分裂症。症见：对答尚可，自诉耳内经常听到有人咒骂她，烦躁易怒，不愿与人接触，月经 3 个月未行，纳差，面赤，舌红苔白，脉弦有力。证属：思虑太过，暗耗阴血，气郁化火，痰结心胸，阻蔽神识。治宜疏肝解郁，涤痰清热。药用：牡丹皮 10 g，栀子 10 g，当归 10 g，白芍 15 g，白术 10 g，朱茯神 15 g，甘草 10 g，柴胡 6 g，薄荷 6 g，明矾 5 g，郁金 10 g，龙胆 10 g，丹参 30 g，远志 10 g，生铁落 30 g。服药 4 剂，月经至，神识稍安；7 剂后幻听消失，原方去龙胆加石菖蒲、胆南星，2 天服 1 剂；服药 1 个月后，神志、饮食大有进步，已能料理家务，仍少言，不愿串门闲聊；守方 3 天 1 剂服至 6 个月，神志清而表情自然，临床症状消失。嘱仍以原方间断投服，并以紫河车粉每天服 10 g 巩固。

按语：癫狂神志之乱，多因七情所伤，病机在气郁痰火，故《证治要诀·癫狂》有云："癫狂由七情所郁，遂生痰涎，迷塞心窍。"本案患者为青年学生，平素成绩特佳，后常幻听，疑有人暗中骂她，而与人骂詈不已，此乃情志抑郁，思虑过度，肝气乘脾，暗耗阴血，加之精神刺激，气机郁滞，屈无所伸，木郁土壅，津液不化，聚而成痰，痰气郁结，阻蔽心神而致。神不安宅，故患者常现幻听，疑有人暗中骂她，而与人骂詈不已，继而思绪混乱，烦躁易怒，不愿与人接触；肝气乘脾，暗耗阴血，脾失健运则纳差，月经 3 个月未行；舌红苔白，脉弦有力亦为肝郁痰蒙心窍之象。治本之法，当以疏肝解郁，涤痰清热。方用丹栀逍遥散合白金丸加减治疗。方中丹栀逍遥散治癫痫，有疏肝解郁、和血清热之功，惜无开郁豁痰之品以开心胸之痰结，故结合白金丸豁痰散郁，开窍安神，则标本兼顾，切合病机。〔胡学刚. 巧用复方治案举隅[J]. 国医论坛，1991(4)：30-31.〕

（2）癫狂

癫证多缘志愿不遂，心脾郁结，痰火扰神所致，然亦有因蛔而作者。曾诊一陈姓妇，年 64 岁，一天突然神志错乱，胡言乱语，喋喋不休，或哭或笑，躁静无常，家人抬来就诊。患者目稍直视，忧苦病容，呼吸平稳，舌淡白、苔少，脉弦细。体查：血压正常，心肺未闻及病理性杂音，除时时乱语外，余无异常。一时未能决诊，亦不便处汤药，收作留观。次晨陡然呕吐，呕出蛔虫二十余条，呕吐后患者似恍然所悟，错语停止，人事清醒，行为复归正常，唯精神倦怠。处以理中汤加花椒、乌梅、川连调理，症情以后未见再作。

又一周姓女孩，16 岁，每月有 5~7 天神志错乱，或歌或舞，或叫喊骂詈，或撕衣毁物。平日郁郁寡欢，默默少语，不愿与人交往，曾至湘潭、长沙等地医院以癔病及青春期精神病治疗，历时三载不愈。一天腹痛嚎叫，时吐涎沫，家人携来就诊。其脉洪数，腹痛拒按，舌红无苔，舌面红点满布，以虫证治之，用乌梅丸作汤剂，加入雷丸、鹤虱、槟榔、大黄，2 剂。次日下蛔虫如绳索状约数十条，腹痛随止。自此次下虫后，饮食渐增，精神亦振，其妄言错语，迄今 13 年未作。

又一余姓男孩，9 岁，白昼如常人，夜半则惊哭，或起床乱走，父母询之，懵然弗知，约半时至一时许复又自睡，次晨起床复如平人，经多方治疗，历年余未效，方就诊于余。视其患孩形体瘦弱，发黄枯槁不泽，面色萎黄，两颊部有点片状面斑，两目白珠有蓝色斑点，唇内有小红疹点，脐部按之有痛感，舌红润、苔白，脉洪数。按虫证治之，用乌梅丸作汤服，3 剂后平稳安睡。为巩固疗效，嘱每月上旬将原方服 3 剂，连服 3 个月，嗣后夜半啼哭妄动之情未再复发。

按语：蛔虫为病，一般为心嘈腹痛，其痛时作时止，来去不定；或大痛不休，口吐涎沫；或呕吐蛔虫，面色萎黄，乍青乍赤；或为蛔厥，此为蛔虫为病之常也。蛔能扰神致癫，发为神志错乱，胡言乱语，妄作妄为，或如痴如呆，哭笑不一，躁静无常，此为蛔虫为病之变也，诸书少有言及，今记之以待贤者正之。〔刘常春．蛔虫扰神致癫疾［J］．湖南中医杂志，1986（1）：42．〕

6.痫证

李某，男，7 岁，1990 年 5 月 25 日初诊。患痫疾 5 年，2 岁时曾有跌伤史，以后十日半月就发作 1 次，呈短时间意识丧失，须臾自止，因未能坚持服药，故多治乏效。近日频发抽搐，日发 10~20 次，每次抽搐昏迷约 1 min 之久，已 7 天不止，父母轮着怀抱不敢释手，刚进诊室，患儿躺在其母怀中抽搐又作，只见猝然双足伸直抖动，头摆眼跳，唇口、面肌抽搐，双手握拳伸臂使力而搐搦，喉中痰鸣，口吐白沫，呈典型痫证发作，患儿面萎神疲，毛发不荣，舌淡苔白滑，脉弦数无力。此乃顽痰瘀血夹肝风上蒙心窍，内窜经络之痫疾也。已频搐7天不止，实为棘手之证。勉拟豁痰通瘀、疏肝熄风定痫为治。药用：胆南星6 g，郁金6 g，明矾5 g，大黄5 g，赤芍10 g，柴胡6 g，枳实5 g，甘草3 g，生石决30 g，钩藤15 g，全蝎3 g。5月28日复诊：其母云服此方1剂后抽搐渐止，现已8天未发，唯精神差，纳谷少。即以上方合六君子汤，1周服3剂，续服15剂，保持3个月未发。惜家住山区，经济拮据，小儿服药难以坚持，后竟失去联系。

按语：本例痫证频发抽搐，痰鸣神昏，风痰征象十分明显，故用白金丸、胆南星豁胸中痰结，四逆散疏肝解郁，钩藤、石决、全蝎镇痉熄风。但究竟有无瘀血存在，当时是颇费一悉思索的，从病因病机讲，心藏神，主血脉，由于跌仆致损，瘀血停积，久而血滞心窍，神志昏乱而发为痫；风痰内壅，堵塞脉道，障碍血运，血行不利则易成瘀。从化瘀药作用于痫证之机制讲，赤芍行血祛瘀，通脉活络；大黄"深入血分，无坚不破，荡涤积垢，有犁庭扫穴之功"（《本草正义》），心脉瘀滞得除则心神清，脉道畅行则风痰去而抽搐止。所谓去陈垢而安五脏，戡定祸乱以致太平。〔胡学刚. 瘀血证治四则［J］. 湖南中医杂志，1992(2)：25 - 26.〕

7.痿证（脊髓空洞症）

戴某，男，39岁，未婚。因四肢麻木乏力15年，伴右下肢僵直5年，于2003年4月13日来诊。患者15年前无明显诱因下感四肢乏力，呈进行性加重，外院先后以"风湿""中风病"治疗，病情不能缓解；5年前感右下肢痛、触、温觉逐渐减退，直至消失，右髋、膝、踝、趾关节不能自主活动。1998年10月3日经省级某医院MRI确诊：①颈7~胸6段脊髓空洞症；②胸3~6段水平血管畸形可疑。经药物治疗（用药不详），病情不能控制。否认结核病史，无家族史。入院体查：身高158 cm，体质量54 kg，神清，精神萎靡，少气懒言，营养较差，面色无华，舌淡、苔白、舌边尖有瘀点，脉沉涩。剑突下痛、触、温觉减退，至右髋关节以下完全消失，皮肤少泽，趾甲无华，髋、膝、趾关节不能自主伸屈，被动伸屈不受限，巴氏征阳性，患肢较左侧明显萎缩，体表冰凉，左侧下肢无明显异常。取仰卧位测双侧大腿、小腿围，髌骨上 22.5 cm 处：右侧 38.5 cm，左侧 51 cm；髌骨下 12 cm处：右侧 27.5 cm，左侧 32 cm。体温、血压、呼吸、脉搏在正常范围，三大常规、TCD、EKG、肝肾功能、出凝血时间均提示正常，红细胞沉降率70 mm/h。诊为痿证。予医院制剂任氏脑脉苏（由黄芪、丹参、天麻、白附子、全蝎、水蛭、三七、葛根、草决明、防风、牛膝、菊花、地龙、僵蚕、胆南星、石菖蒲、白术等组成）煎剂加附片5 g、巴戟5 g、大枣3枚，每天1剂，水煎2次温服，另予鹿茸粉3 g、肉桂粉3 g，分2次吞服。30天后患肢渐有冷热感觉；原方治疗2个月，右下肢痛、触、温觉完全恢复，髋、膝、趾关节活动自如。但感口苦，劳累后指尖发绀。体查：舌红、苔薄黄，舌边尖瘀点消失。拟上方去鹿茸、附片、肉桂，加当归10 g、沉香（后下）3 g，服用至今，无不良反应。测双侧大腿、小腿围，髌骨上22.5 cm 处：右侧50.8 cm，左侧52 cm；髌骨下12 cm 处：右侧31.5 cm，左侧32.5 cm。近期予带任氏脑脉苏60天出院巩固治疗，随访。

按语： 本病属中医学"痿证"范畴。《素问玄机原病式·五运主病》云："痿，谓手足软弱，无力以运行也。"故古有"痿躄"之称。《素问·痿论》指出主要病机是"肺热叶焦"，张子和提出"萎病无寒"，历代医家亦有"治痿独取阳明"之训。纵观本例患者，病程辗转15年，"久病必虚"，阳损及阴，阴损及阳。肝主筋，肾主骨，病位在肝肾，并有阳虚见症。如再以"清肺热"或"痿病无寒"论治，势必雪上加霜；如单以调理脾胃为治，势单力薄。故笔者试采用本院用于治疗中风病后遗症、证属气虚血瘀型的中药复方制剂任氏脑脉苏并伍以大队甘温大热之品，意在"益火之源以消阴翳"，阴生则阳长，疴疾得瘳，偶获疗效。现代医学认为，此病是一种慢性进行性脊髓变性疾病，确切病因及发病机制尚不清楚，是由多种致病因素所致的节段性分离性感觉障碍，病变节段支配区肌萎缩及营养障碍综合征。目前，以对症、放射、手术治疗为主，但疗效均不确切。〔任开益. 任氏脑脉苏加味治疗脊髓空洞症1例[J]. 湖南中医药导报，2003(11)：45.〕

8.呆证（老年痴呆症）

李某，男，75岁，1984年1月25日就诊。患者1983年4月渐起精神忧郁，沉默寡言，善忘迟钝，伴纳差便溏。近2个月又出现喃喃自语，言辞颠倒。曾在市人民医院诊断为老年痴呆症，住院治疗1个月无效，出院后请当地老中医诊治，进服养心安神、补肾健脑中药五十余剂罔效，延余诊治。刻诊：舌质淡红、苔薄白腻，脉细而滑，血压160/90 mmHg，余症如前。辨证属肝郁乘脾，痰蒙清窍。治宜开郁健脾、化痰宣窍。方拟四逆散加味：柴胡5 g，白芍15 g，枳实6 g，甘草3 g，丹参15 g，建菖蒲5 g，益智仁6 g，茯苓9 g，法半夏9 g，大枣6枚，远志6 g。以上方加减，每天1剂，治疗2个月，自觉症状消失，舌脉正常。生活能自理，并能参与下象棋、玩扑克等娱乐活动。追访1年，头脑清醒，体健神爽。

按语：老年痴呆症，一般以认知功能下降、行为障碍、生活能力逐渐下降为主要表现，常见证型有痰浊阻窍、气滞血瘀、心脾两虚、髓海不足、髓海不足兼痰瘀阻闭等证，本案表现为善忘迟钝，伴纳差便溏，又进一步发展为喃喃自语，言辞颠倒，说明该患者由虚致痰，其病机为肝郁脾虚，痰蒙清窍，故用功具透解郁热、疏肝理脾之四逆散加祛痰通窍之品而获卓效。〔谢云桂. 老年痴呆[J]. 湖南中医杂志，1989(3)：40.〕

9.湿温（结核性脑膜炎）

谭某，女，31岁，1991年5月6日初诊。1990年8月渐起低热头痛，纳减神疲。1991年4月10日头痛身热加重并伴呕吐纳差，脘痞腹胀，阵发抽搐，呆滞，两目上视。曾在当地医院口服清热熄风中药和西药抗感染对症治疗无效。于1991年6月20日乘车入耒阳市人民医院住院诊治。经胸片、脑脊液、红细胞沉降率等检查确诊为结核性脑膜炎、脑水肿。经西药抗结核、脱水、抗感染对症治疗15天后两目上视消失，但仍阵发抽搐，呆滞，头痛，呕吐，纳差，身热，脘痞腹胀，出院邀余诊治。症见：舌尖边红、苔黄腻，脉滑数，体胖，素嗜甘腻厚味，证属湿热中阻，痰蒙清窍。治以清热利湿，涤痰开窍。方用三仁汤加减：杏仁6g，豆蔻6g，薏苡仁25g，通草3g，竹叶6g，厚朴9g，半夏6g，郁金9g，石菖蒲9g，天南星9g，茯苓25g，僵蚕9g。服3剂后身热、抽搐、呆滞消失，头痛呕吐等症好转，又服原方2剂，脘痞腹胀消失，头痛呕吐大减，精神饮食明显好转。原方加减再服6剂，自觉症状消失，舌脉正常。脑脊液、血常规、红细胞沉降率检查均正常，继续西药抗结核治疗，停用中药。1年后随访，患者体健，病未复发。

按语： 本案湿温病以头痛为主症，并发抽搐、呕吐等症，伴纳差身热，脘痞腹胀，视患者整体症状，可见舌尖边红、苔黄腻的湿热证表现，体胖且素嗜肥甘厚味，必有痰浊内阻，故辨为湿热中阻、痰蒙清窍之证，予清热利湿之三仁汤，配伍清热理气、祛痰开窍之品，三仁汤主治湿温初起湿重于热证，对于湿热型湿温轻证效果良好，对本案之痰湿所致诸症确有良效。〔谢云桂. 疑难急症三则［J］. 湖南中医杂志，1992（6）：18‐19.〕

10.暑温（2案）

（1）暑温（流行性乙型脑炎）

欧某，女，6岁。高热2天，伴头痛、呕吐、抽搐2次，于1979年7月18日送某医院诊治。体查：体温40.5℃，脉搏146次/min，呼吸32次/min，血压104/70 mmHg，颈部胸部均可见散在针尖大小的出血点，神昏嗜睡，两目上视，时有抽搐。神经系统检查：颈项强直，布、克、巴氏征均为阳性，膝反射亢进。脑脊液检查：外观薄毛玻璃样，蛋白（+），细胞数625/mm³，中性粒细胞58%，单核细胞25%。血常规：白细胞22400/mm³，中性粒细胞88%，淋巴细胞28%。临床诊断：流行性乙型脑炎（重型）。经用人工降温、冬眠、抗炎、输液、输氧等急救处理，住院 3 天，效果不满意。体温仍波动在 40 ℃ ~ 41 ℃ 之间，时有抽搐、昏迷，嗜睡。遂自动出院。延余诊治。刻诊：急性危重病容，高热无汗，四肢欠温，时讲胡话。舌质红、苔黄腻，脉弦数。证系暑温夹湿，清阳蒙闭，三焦失司。治宜清暑利湿，宣通三焦。拟三仁汤加藿香 15 g，僵蚕、金银花、连翘各 10 g，水煎服，每 2 h 服 1 次，安宫牛黄丸 1 粒，分 3 次兑服，鼻饲给药。次日复诊：服上药后，体温下降至 38.2 ℃，神志稍清，抽搐停止，四肢转温，口唇红润，能回答问话，仅颈部稍有抵抗感，续用原方再服 1 剂。7 月 27 日三诊：神志清楚，神疲乏力，纳谷不香，体查：体温 37.6 ℃，舌质淡红、苔薄白，脉弦缓。予原方去滑石、金银花、通草，加太子参、山药、山楂、麦芽各 10 g，服药 2 剂后，神清合作，精神转佳，食饮亦增，二便正常。体查：体温 37.2 ℃，舌淡、苔薄白，神经系统检查均正常。予养阴益气、调理脾胃之剂调治而愈。

按语：本例属于中医病名的"暑温"范畴，发病迅疾，常见神志不清、肢体抽动等症，结合患者高热无汗、舌红苔黄腻、脉弦数等表现，辨其证为实证、热证，并夹湿邪，但四肢欠温者，为实热郁闭于内，不达四末，为真热假寒，故需清利湿热，三仁汤主治湿邪温病，对本案可对证加减应用，加藿香、僵蚕、金银花、连翘加强清热祛湿之力，又以安宫牛黄丸清热解毒、开窍醒神，神志恢复后以养阴益气、补益脾肾之药善后，终获良效。〔张祥福. 三仁汤治急症举隅［J］. 湖南中医杂志，1990(2)：18.〕

（2）暑温（流行性乙型脑炎）

杨某，男，5 岁，1978 年 7 月 15 日来我院就诊。患者高热 5 天，伴头痛、恶心呕吐。送某县人民医院检查：体温 41 ℃，脉搏 142 次/min，呼吸 34 次/min，血压 102/70 mmHg。胸背部可见散在针尖大小出血点，双目上视，时而抽搐，神经系统检查：颈项强直，克、布、巴氏征均(+)，膝反射亢进；脑脊液检查：外观混浊，蛋白微量，管型(+)，细胞 440/mm³，中性粒细胞 28%，单核细胞 88%。血化验：白细胞 21000/mm³，中性粒细胞 84%，淋巴细胞 20%。临床诊断：流行性乙型脑炎（重型）。经用冬眠、冰袋、抗生素、解热药、输液、输氧等急救对症处理，住院 9 天，病情无好转，仍持续高热（40 ℃）、嗜睡，患儿家属要求出院而延余诊治。症见：高热神昏，面红唇干，烦躁口渴，时有抽搐，大便三天未行，舌质红、苔薄黄微腻，脉象浮数。证属暑温内闭，三焦郁遏，治宜清暑祛湿，淡渗宣闭。拟升降散加味：僵蚕（研细）10 g，蝉蜕 5 g，姜黄 5 g，大黄（后下）6 g，藿香 5 g，佩兰 5 g，金银花 10 g，钩藤（后下）10 g，六一散 15 g，黄连 5 g。水煎服，每天 1 剂，每 2 h 服 1 次。服上方后，抽搐已止，神志稍清，体温降至 39.2 ℃，仍昏睡，时而烦躁，舌红、苔薄黄，脉弦数。用原方加淡竹叶 5 g，再服 1 剂后，身热减（体温 38 ℃），神志清楚，手足发热，无汗，大便每天 2 次，舌质淡红、苔薄白微腻，脉濡缓。原方去大黄、黄连，加薏苡仁 10 g，服 1 剂后体温降至 37.4 ℃，神志已完全清楚，能进流汁，神经系统症状消失。神倦乏力，用益气养阴调理善后而痊愈。

按语：流行性乙型脑炎，属中医学"暑温""暑厥"范畴。本例患儿高热持续不退，并出现抽搐等症状，系暑湿挟风，暑热内闭，三焦郁遏为患。用升降散宣泄郁热，升降并施。方中僵蚕、蝉蜕清解郁热，凉散风热，解毒定惊；姜黄行气通络；大黄泻火解毒，荡涤肠胃积滞；藿香、佩兰芳香化湿；金银花、黄连清热解毒；双钩熄风定惊；六一散通利三焦，药中病机，故获良效。〔张祥福. 升降散治疗儿科急症举隅［J］. 湖南中医杂志，1983（3）：21－22.〕

11.春温（病毒性脑炎）

蒋某，女，26 岁。于 1982 年 4 月 16 日在某人民医院住院因病情恶化要求回家后而来诊。据诉 4 月 7 日午夜起床小便后即跌仆在地，第 2 天感右肢不能自主活动。11 日某医院以"右侧偏瘫原因待查：癔病？病毒性脑炎？脑血栓？"收入院，共住 5 天，曾请上级地区医院神经内科会诊，经抗病毒、控制感染、脱水、护心等对症处理，最后诊为危重型"病毒性脑炎"。诊见：意识丧失，不省人事，两眼直视，颈项强直，颜面潮红，呼叫不休，左手循衣摸床，腹胀拒按。舌质老红、苔中心黄厚干燥起芒刺，脉滑实有力，小便失禁，已7天未大便。住院期间检查：体温37.3 ℃～38 ℃之间，血压110/60 mmHg，白细胞 7700 mm^3、中性粒细胞 40%、淋巴细胞 60%；脑脊液无色透明，细胞总数 17/mm^3、白细胞 10/mm^3，二氧化碳结合力 34.2 容积%，心电图正常。根据症、脉辨为：温热病之温邪疠毒入里与肠胃中糟粕燥结不通，加之温邪上受、逆传心包之证。病情危急，分两步处理。首先急投软坚泄下、护胃救阴之调胃承气汤：炙甘草(先煎)10 g，大黄(后下)15 g，芒硝(冲服)12 g。20 h 连服2剂，得大便2次，先排下稀臭粪水，后下燥粪十多枚。目渐和、颈软、烦躁顿减，舌质绛、燥裂苔去，舌渐润，脉大而滑。紧接着第二步，方用大剂清瘟败毒饮加减：生石膏60 g，生地黄25 g，黄芩、栀子、知母、玄参、牡丹皮各15 g，桔梗、赤芍各10 g，犀角屑、川黄连、甘草、竹叶各8 g，4剂，并同时送服安宫牛黄丸8粒(每天2次，每次1粒)。4天后诸症悉退，神清气爽，仍右侧偏瘫而不能言语，舌红无苔，脉滑稍有力。投以竹叶石膏汤加减：生石膏30 g，丹参20 g，党参、麦冬各12 g，竹叶、炙甘草各8 g，粳米(布包)1匙，4剂。服至第3剂时呼之能应，仅语言稍謇涩，右侧偏瘫，按其脉仍滑稍有力，拟指迷茯苓丸(本单位加工，米糊姜汁为丸)与补阳还五汤(水煎)同服，并加强功能锻炼。2个月后，用虎潜丸善其后，现生活能自理，扶杖而行，经多次随访，告基本痊愈。

按语： 中医学虽无"病毒性脑炎"病名的记载，但根据该病的临床表现与体征可属于"春温""瘟疫"，总的可概括于"温热病"范畴。本例经过三个阶段。起病急骤，温邪病毒随即入里与肠胃中宿食相结不通，浊阴不降，又邪热上受，逆传心包，扰乱神明而昏迷不省人事，此时阴液被劫，危在旦夕，为最危急的第一阶段，必须采取紧急措施，因里实为先，须釜底抽薪，使浊阴得降，邪热之毒随燥粪而泻，胃气尚存，故转危为安。里实虽通，阴液得救，但心包之温邪疠毒未除，故必以大剂清瘟败毒饮送服安宫牛黄丸以解毒、通窍、醒脑，从而达到温邪去、窍开而神清之效；虽神清、窍通但余热(毒)未净，以竹叶石膏汤清之而始复言语为第二阶段。最后乃因温毒之邪久而不去,一伤阴(津),二耗气,三灼液,血、液受煎熬,筋脉失濡养,痰瘀交阻而挛缩乃其三,故出现后遗之症——右侧偏瘫,主以补阳还五汤补气活血祛瘀,送服祛痰之剂指迷茯苓丸,使痰消瘀除,善后以滋阴强筋壮骨之虎潜丸治之而告愈。〔吴忠文. 治愈危重型病毒性脑炎[J]. 新中医,1985(7):12.〕

12.面瘫（2案）

（1）面瘫

吴某,女,50岁,1999年8月6日就诊。患者素罹肝风眩晕,于20天前因感受冷风所袭,遂感面部麻木,口眼向左㖞斜,口角流涎。刻诊:右眼不能闭合,牙关紧合,伸舌咀嚼困难。服牵正散加荆芥、防风、白芷1周,始则微效,续服则症状如故,舌质暗红,苔黄滑,脉弦滑数。证属外风所袭,引动肝风,挟有瘀浊,阻遏面络。治宜祛风化痰、活血通络。拟旋覆花汤加味:旋覆花(布包煎)6 g,茜草10 g,青葱管5根,丹参15 g,红花6 g,忍冬藤20 g,桑枝20 g,全蝎5 g,橘络6 g,4剂。复诊:服4剂后,口眼㖞斜好转,口角已不流涎,舌稍能伸出,舌质略暗,苔黄,脉弦滑。原方去葱管,加当归10 g,以养营和血,续服5剂,痊愈。

按语：旋覆花汤中旋覆花味苦、性咸温,具消痰下气散结之功。历代医家对新绛众说纷纭,据吾师彭述宪主任医师考证:有的说是以茜草汁染成的绯帛,或以苏木、红花之汁染成者。据有关文献记载,在周代开始用茜草作染料,至汉代开始大种茜草,用茜草所染成的红色叫绛。晋代医家陶弘景称绛为茜草,新绛为新刈之茜草,此物能凉血行血,疏肝通络,临床验证,确有殊效。葱茎辛甘微温,有通阳宣散作用。此方具有疏肝解郁、活血通络之功,临床加减运用广泛,凡属营气闭塞、经脉瘀阻的内科杂证,均可运用本方治疗。〔张寿华. 旋覆花汤在内科中的运用[J]. 湖南中医药导报,2003,9(10):20.〕

（2）面瘫（面神经麻痹）

王某，男，18岁。因面瘫1天于1983年11月25日来我科就诊。自述2天前外出乘车吹风受凉，次日回家感头面部不适，其父发现口眼㖞斜，遂来我院求治。诊见口眼向左侧㖞斜，右眼睑裂扩大，同侧鼻唇沟变浅，口角下垂流涎，伴微恶寒，身热，汗出，项强且痛，苔白，脉浮缓，诊断为右侧面神经麻痹（周围型），投面瘫方加葛根20 g、羌活8 g。处方：桂枝10 g，白芍10 g，川芎9 g，当归12 g，僵蚕15 g，制天南星8 g，全蝎5 g，防风9 g，甘草5 g，葛根20 g，羌活8 g。水煎服，每天1剂，分2次煎服，6天为1个疗程。服药期间忌食肥甘之品，避风寒。药服12剂痊愈。

按语："面瘫方"中白芍、川芎、当归养血祛风；桂枝、防风解表通络祛外风；僵蚕、天南星化痰驱络中之风；全蝎定风止掣。全方组合有养血祛风、化痰通络之功效。实践证明，本方对风中经络之面瘫，效果良好。〔韩志坚.面瘫方治疗面神经麻痹25例［J］.湖南中医杂志，1987（2）：20.〕

八
气
血
津
液
病
证

1.吐血（急性上消化道出血）

谭某，男，69 岁，1980 年 1 月 24 日初诊。患者自诉有胃痛史已 3 年，于 1 月 18 日晚呕吐紫红色血约 300 ml，下柏油样黑便，随即出现头昏眼花，汗出，急诊以"急性上消化道出血"收入内科住院。用止血、抗感染、输液、输血治疗 4 天，出血未止，每天仍吐出或呕出紫红色血 200 ml 以上，遂邀刘老会诊。会诊时症见患者面色萎黄，唇淡，爪甲淡黄，所呕吐之血与所下之便腐秽熏鼻，精神极疲，气息低微，声音弱小，上腹部按之有痛，溲黄赤，舌红苔焦黄乏津，脉细数。证属胃热壅盛，阴血亏虚，治以清泻胃火、滋阴凉血，药用：大黄 10 g，黄连 5 g，黄芩 10 g，生地黄 30 g。先煎生地黄，取汁渍泡三黄，频频饮服，一昼夜服 2 剂。1 月 26 日二诊：吐血停止，舌红苔黄但有津，脉细数。更以柔润滋阴养血，甘凉清热养胃。药用：麦门冬 30 g，参须 10 g，生地黄 15 g，玄参 15 g，竹茹 15 g，甘草 3 g。3 剂。1 月 29 日三诊：血未见再出，精神稍振，思食，进食稀薄米汤。舌红润，黄苔已退，脉稍数，患者因经济困难，要求带药出院，回家调养。继以甘凉益胃兼降冲逆之法治之。处以参须 10 g，麦冬 30 g，半夏 6 g，炙甘草 6 g，竹茹 10 g，粳米 1 撮。5 剂。后以调理心脾渐次康复。随访 4 年余，其吐血未再发作，体健如常。

按语：本例患者素有酗酒之癖，虽年逾花甲，体质犹壮。其吐血之势，来之较急，用西药止血未能缓其势，所呕吐之物与所下之便，皆腐秽熏鼻，舌红、苔焦黄、脉细数等症，均为邪热炽盛，邪热不去，沸腾难平，出血无宁，宜泻火凉血合养阴清热，故用泻心汤加生地黄治疗，取泻心汤苦寒以清热泻火止其沸腾之势，三黄不取煎而取泡者，使其轻扬清淡，以涤上焦之邪热，避免气味俱厚，降之太过，恐元气不支，用泡者变峻剂为柔缓，重用生地黄清热凉血，且其柔润能养阴血，使邪热清、吐血宁而不伤正。二诊用麦门冬汤合增液汤，清热降冲，滋润养血。3剂后去生地黄、玄参，恐柔润过多，壅遏胃气，善后专用麦门冬汤滋养胃气，以促生气，生气日旺，则形神渐复。〔刘百祥，刘千祥，刘受祥，刘吉祥，刘常春.刘常春治疗吐血经验[J].湖南中医杂志，2018，34(9)：31，49.〕

2.脐衄（2案）

（1）肾虚火旺型

张某，男，28岁，1995年2月6日就诊。患者素体消瘦，间作眩晕耳鸣，腰膝酸软，失眠健忘数年。近因探家房事过度，致上症加重，且五心烦热，脐中渗血不止，血色淡红，需在脐部垫卫生纸数层。曾在外院服消炎止血西药2天罔效而求诊。体查：脐部卫生纸潮红，外观脐部无疮疡、脓液，仅见淡红血迹，舌红少津，脉细而数。证属肾虚火旺脐衄，治以滋肾降火止血，投知柏地黄汤加味：知母、黄柏、焦栀子各10 g，熟地黄、山药、墨旱莲、女贞子各15 g，茯苓、泽泻、牡丹皮、山茱萸各9 g。每天1剂，水煎分2次服。连服3剂，脐衄终止，诸症改善。续以六味地黄丸善后，追访1年，疗效巩固。

（2）肝郁化火型

刘某，女，39岁，1996年3月16日就诊。近半年来月经先期而至，20天一行，经期7~8天。经色红，量少夹紫瘀块，伴两胁胀痛，口苦而干。昨又行经，除上症加重外，伴有心烦易怒，脐中渗血，需在脐部垫卫生纸数层。体查：脐部卫生纸红湿，审局部无疮疡、脓液，但见渗血鲜红，舌红苔黄，脉弦而数。证属肝郁化火脐衄，治以疏肝清火止血，投丹栀逍遥散加减：牡丹皮、焦栀子、生地黄各 15 g，当归、白芍、茯苓各 10 g，柴胡、薄荷、甘草各 3 g。每天 1 剂，水煎分 2 次服。3 剂血止，6 剂诸症消失。追访数月未见复发，且月经周期亦恢复正常。

按语：脐属任脉，脐衄多因火扰冲任，迫血妄行，致血从脐出。然火亦有虚实之分，临床不可不察。案(1)属虚火，缘由素体肾水亏损，致肾火偏亢、迫血外越所致。故用知柏地黄汤滋水以息火；二至丸滋阴以敛血；加焦栀子清三焦游离之火而止血，使肾水充足，则火息而血止。案(2)属实火，乃肝郁日久化火、灼伤任脉阳络所致。故用丹栀逍遥散疏肝泻火，加生地黄并重用牡丹皮、栀子，意在凉血止血，由于药证合拍，故收显效。〔陈华. 脐衄证治举隅［J］. 湖南中医杂志，1997，13(2)：7.〕

3.尿血（溶血性贫血）

汪某，男，33 岁。因发热半个月，尿血 10 天，于 1987 年 10 月 2 日住传染科。患者半个月前起病，发热，体温持续在 39 ℃~40 ℃，疑为伤寒、疟疾，在当地医院服氯喹及伯氨喹治疗，药后第 3 天出现尿血，继而出现进行性贫血，因病情加重于 10 月 2 日转送我院传染科治疗。体查：体温39.2 ℃，血压 88/55 mmHg，呈急重病容，表情淡漠，巩膜轻度黄染，重度贫血貌，心率 95 次/min，律齐，心尖区可闻及二级收缩期杂音，两肺呼吸音清晰，腹平软，肝脾未扪及。尿常规：尿呈棕色，蛋白(++)，尿隐血(+++)，尿胆原(+)，胆红质(+)；血常规：红细胞 150 万/mm³，血红蛋白4 g/dl，白细胞 14000 mm³，血小板 12000 mm³，尿素氮 35 mmol/L，肥达氏反应 O，H 凝集价 1∶640，住院时诊断为伤寒、溶血性贫血。住院后给予西药氨苄青霉素、复方新诺明、六氨基己酸、激素及输血等处理，药后 2 天溶血症状未见好转，仍发热，尿胆原(+)、胆红质(+)，红细胞 145 万/mm³，病情重笃，患者家属要求用中药治疗，于 10 月 4 日晚上 9 时邀余会诊。诊见小便呈酱油色，身热，体倦，气短，纳少，干呕，面色萎黄无华，苔白中稍黄，舌质淡胖，脉细弱，证属脾气虚弱，气不摄血，气虚发热，胃失和降所致。中药治以益气止血为主，佐以补血和胃之品，投补中益气汤加味：柴胡 12 g，党参 25 g，炙黄芪 40 g，白术 15 g，当归身 12 g，升麻 4 g，陈皮 8 g，砂仁 8 g，法半夏 6 g，红参（蒸兑）10 g，阿胶（烊化）15 g，甘草 5 g。2 剂，当晚急煎服 1 剂。药后次日凌晨小便转淡黄色，干呕除，服完第 2 剂后小便转清，尿血除，复查尿素氮转阴，体温亦下降至 37.8 ℃。但因患者溶血过多致重度贫血，仍感头晕、体倦、夜寐不安而多梦，苔白、脉细弱，拟前方加炒酸枣仁 13 g，连服 3 剂并配合输血 300 ml，病情转危为安，后以八珍汤加味调理数天，复查血常规，血红蛋白 7 g/dl，红细胞 284 万/mm³，一般情况可，于 10 月 14 日痊愈出院，出院后继拟十味汤加味 6 剂，调治巩固疗效。

按语：溶血性贫血系内科急重病症，属血证、尿血范围。本例病者除尿血主症外，伴见头晕、体倦、气短、纳少、舌淡、脉细弱等一派脾气虚弱症状，在单用西药未能控制溶血症状的情况下投以益气止血之剂，益气健脾止血，恰中病机，故获效甚捷。〔韩志坚. 溶血性贫血［J］. 湖南中医杂志，1988（4）：27-28.〕

4.指肚出血

汪某，男，29 岁，1984 年 8 月 19 日初诊。患者自 7 月底起，因"双抢"十指指肚（指纹处）擦伤出血。每天午时开始，傍晚许自停。曾经中西药治疗，多为止血之品，延及半月余，未见效果。医者咸谓此种病象难以解释，患者焦躁，转诊于余。症见：身热烦躁，口渴多饮，尿黄便秘，舌红、苔黄，脉弦数。辨证分析：脾胃同属中土，主四肢肌肉；胃火灼炽，则致指端血液妄行；午后阳气隆盛，内外热迫，则出血多在午后。遂用泻心汤加味，以清泄胃中邪火。处方：大黄 10 g，黄连 6 g，黄芩 6 g，知母 10 g，水牛角（先煎）60 g，生石膏（先煎）60 g。3 剂。8 月 23 日复诊：患者欣喜相告，2 剂后指肚出血即止，至今未再出血。

按语：本例医者辨证巧妙，由受伤部位引出中土功能，有云"脾为湿土，胃为燥土"，燥火之邪生于内而焚及中土，胃为先受之地，生化亢进而血热难平，又逢午后阳盛迫血，故血流不止。清泻火热炽盛的泻心汤合凉血止血清热药物，敛末端之血热，安中土之燥热，澄本清源，处方求于本而标自愈，是为对证。〔郑钧. 泻心汤治验举隅[J]. 湖南中医杂志，1990（4）：35.〕

5.紫癜（过敏性紫癜）

李某，女，12岁。两下肢反复出现红点、关节疼痛1个月。1个月前曾患上呼吸道感染，咽喉痛、发热3天。两下肢反复起大小不等的红点，大如蚕豆，小如针尖，融合成片，同时伴有双膝关节疼痛，腹部隐痛。地区某医院诊断为过敏性紫癜。经服中西药治疗未缓解而求诊。目前全身皮肤散在性红疹，双下肢为甚，压之不退，时见鼻衄，口干咽燥，小便黄，大便干，舌质淡、苔黄，脉细数。证属热入血络，迫血妄行，外溢肌肤。治宜清热凉血，脱敏止血。拟犀角地黄汤加味：生地黄12 g，牡丹皮5 g，赤芍8 g，防风10 g，玄参10 g，水牛角(代犀角)10 g。服3剂，效果不明显。后在原方加蝉蜕15 g，又服3剂，紫癜明显减少，口干咽燥已除，大便已通。原方续进3剂，皮肤紫癜消失，随访1年未见复发。

按语：本例属于中医病名中的"葡萄疫"范畴，多生于小儿，四时可发，邪郁于皮肤不散，发在遍体头面，可见局部出血。见患儿口干咽燥，小便黄，大便干，舌质淡、苔黄，脉细数等症，可知是热郁于内，血溢津伤，病程1个月，时日尚短，急则治标，故以清热凉血之剂应之。《外科正宗》有云："初起宜服羚羊散清热凉血，久则胃脾汤滋益其内。"此处并无高热神昏抽搐等症，以水牛角代犀角亦可，能清血分热，除衄消斑，初方不效，再入蝉蜕则效佳，取蝉蜕轻清发表之效，散邪热，开腠理，通大便，不觉竟有"提壶揭盖"之功。〔张祥福. 蝉蜕治疗急性肾炎、过敏性紫癜[J]. 中医杂志，1994，35(7)：389-390.〕

6.乳衄（2案）

（1）乳衄

刘某，女，59岁，1989年4月2日初诊。患者近2年来常感腰膝酸软，头晕目眩，烦躁易怒。近1年来出现遇劳后右侧乳头出血，色鲜红，量不多，无疼痛，休息2~3天即止。经某县人民医院检查，仅血压偏高（180/110 mmHg）；经省肿瘤医院检查，排除肿瘤疾病，未发现其他明显疾病。经服中西药治疗血压好转，但作劳后乳头仍有出血，缠绵难愈。刻诊：面容憔悴，两颧微赤，情绪急躁，头晕头痛，口苦咽干，腰膝酸软，便秘尿少，舌红苔薄，脉弦细有力。体查：两乳对称，无红、肿、痛、热现象，触之无包块硬结，无压痛，右侧乳头有少量血液渗出，色红。血压160/100 mmHg。血常规化验无异常，询其病史，患者自述5年前曾患过泌尿系结石半年，经服中药已排出结石，未见复发。索阅前医处方，多为天麻钩藤饮、镇肝熄风汤、半夏白术天麻汤、丹栀逍遥散之类加凉血止血之剂。综观脉症，辨为肾水亏乏、肝阳上亢之证。拟滋水涵木法。投六味地黄汤加味。处方：熟地黄、山药、茯苓、枸杞子、山茱萸、牛膝、白芍各20 g，牡丹皮、泽泻、酸枣仁各10 g。每天1剂，同时停服其他西药，戒劳力。4月13日复诊：诸症大减，乳头出血停止，二便如常，查：血压140/90 mmHg，双眼内眦稍红发痒。药已中病，遂予原方加麦冬15 g，菊花10 g。每天1剂，服至4月25日，患者心情舒畅，诸症若失。且近几天下菜园两次作劳而未见乳头出血。查：血压120/84 mmHg。病已近愈，改用杞菊地黄丸合天麻首乌片调治1个月而安。随访至今，体健无恙。

按语：患者5年前曾患过石淋，治疗已经久服清热利尿之剂而有伤于肾。肾水亏乏则不能上荣于肝。肝阴失养则肝阳偏亢，虚风内动，上扰清空，故头晕头痛、烦躁易怒、血压升高。肝之经络贯胁络乳，肾水亏乏则不耐作劳，劳则伤肾，肾伤则肝阳愈亢，火热迫血妄行，损伤脉络，故作劳则乳头出血，静休而血止。笔者以滋水涵木为法，乃宗"壮水之主以制阳光"之旨。肾水足，肝阴复则上亢之阳有制，阴平阳秘则血不妄行。肾水足而耐作劳，故乳衄之疾遇劳而不发矣。〔周汉清. 乳头出血［J］. 湖南中医杂志，1990（1）：41－42.〕

（2）乳衄

周某，女，26岁，已婚。因双侧乳头溢血半个月，于1990年4月5日就诊。症见：头晕口苦，胸背胀麻，食纳可，二便调，月事正常。体查：双侧乳头布少许血痂，稍挤压乳房则有鲜血溢出，无红肿化脓，无硬结包块及触痛，心肺无异常。血常规检查，血小板正常。舌质稍红、苔薄黄，脉弦。证属肝经郁热。治宜清肝解郁。方用丹栀逍遥散加减：牡丹皮10 g，柴胡10 g，黄芩15 g，当归10 g，白芍15 g，川芎6 g，郁金15 g，炒栀子10 g，墨旱莲15 g，枳壳10 g，白芷12 g，薄荷6 g，甘草5 g。服3剂后，乳衄明显好转，仅能挤出少量黄色液体。再服3剂而愈，至今未见复发。

按语：乳头溢血，属中医学"乳衄"范畴。盖乳属肝，肝藏血，喜条达，故乳衄多责之于肝。本例乃肝气郁结，郁久化火，血热妄行。治以疏肝解郁、清热凉血之丹栀逍遥散加减而获效。去茯苓加川芎、郁金、墨旱莲、枳壳、白芷，其中川芎、郁金归肝经所主，引肝血上行归经，墨旱莲养肝阴益阴血，枳壳、白芷归脾胃之经，畅气血源头而通肝经之气，诸药合用，清热凉血而归于本经，故衄止。〔唐云刚. 乳衄［J］. 湖南中医杂志，1991（2）：26－27.〕

7.虚劳（慢性疲劳综合征）

李某，女，41岁，2005年9月6日就诊。患者由于长期伏案电脑操作，工作紧张，出现失眠、疲乏、健忘2年，曾多方诊治，诊断为"神经症"，口服过安神、镇静等中西药，症状可以缓解，但反复出现。近半年来上述症状明显加重，自觉发热，心悸，烦躁不安。检查血常规及肝肾功能、胸部X线片、心电图等皆无异常发现。结合其病因、症状和检查结果等，诊断为慢性疲劳综合征。予以薯蓣丸方加减治疗，处方：山药90 g，当归、桂枝、神曲、干地黄、豆黄卷各30 g，甘草84 g，人参21 g，川芎、芍药、白术、麦冬、杏仁各18 g，柴胡、桔梗、茯苓各15 g，阿胶21 g，干姜9 g，白蔹6 g，防风18 g，大枣100枚。炼蜜和丸，每丸重6~9 g，共100丸。口服，每次1丸，每天3次。用药7天，症状明显改善。连续服药28天，症状消失，自我感觉良好，工作、生活等恢复正常，随访半年未见复发。

按语：慢性疲劳综合征是亚健康状态的一种特殊表现，由于发生在中高收入、有较高的教育背景的三四十岁人群较多，曾被形容为"雅皮士感冒"。目前医学界尽管已在病毒感染、免疫系统功能下降、神经内分泌紊乱、自主活动异常及营养代谢和神经精神障碍、遗传倾向等多方面进行了广泛的研究，但对其病因与病理机制均未达成共识。研究表明，长期工作紧张、竞争压力大、情绪不稳定和负性生活事件容易诱发本病。中医学认为本病的发生与烦劳过度、情志抑郁、先天禀赋不足、大病后失于调理有关。笔者采用薯蓣丸治疗。该方出自《金匮要略·血痹虚劳病脉证并治第六》，乃仲景设立治疗"虚劳风气百疾"的方剂。因脾胃为后天之本，气血营卫生化之源，故重用山药健脾为主，人参、白术、茯苓、干姜、豆黄卷、大枣、甘草、神曲益气调中，当归、川芎、芍药、地黄、麦冬、阿胶养血滋阴，柴胡、桂枝、防风祛风散邪，杏仁、桔梗、白蔹理气开郁，诸药合用，共奏扶正祛邪之功。临床应用本方治疗该病，安全有效，值得进一步研究应用。〔刘百祥，刘常春.薯蓣丸加减治疗慢性疲劳综合征69例［J］.中医药导报，2009，15(2)：43，46.〕

8.消渴（甲状腺功能亢进症）

单某，女，40岁。因顽固腹泻1个月，在县医院作肠炎住院治疗二十余天无效。于1992年7月12日邀余诊治。诉每天大便泻下十余次，倦怠乏力，心烦易怒。详询其症：入夏以来，时欲进食，食后又饥，怕热多汗，口苦咽干，失眠多梦，月经2个月未行，体质量显著减轻。细察其征：眼裂增宽，甲状腺Ⅰ度肿大，形体消瘦，体重42 kg，双手震颤，心率120

次/min，第一心音亢进，可闻及收缩期吹风样杂音，颈动脉搏动增强，亦闻及粗糙之血管杂音，血压 20/10 kPa，脉沉细数，唇舌嫩红，苔薄白少津。辅助检查：FT_3 21.12 pmol/L，FT_4 78.11 pmol/L。诊为"甲亢"，证系中医"消渴"范畴，属气阴亏损、胃热炽盛型。治以中药基础方[白芍、龙骨、牡蛎各 20 g，酸枣仁、山茱萸各 10 g，熟地黄、制何首乌、牛膝各 12 g，太子参 15 g（或人参须 5 g）]以生地黄易熟地黄，加黄连、石膏、葛根，每天 1剂。辅以他巴唑 10 mg，口服，每天 3 次，禁食辛辣、温燥之品。药后 8 天，大便转稠，心烦减轻，精神稍振。守法再进 10 剂，半个月后，纳谷渐减，睡眠转佳，震颤减轻，心率减慢。守方去黄连、石膏，加桑椹、女贞子，续进 4 周。1 个月后症状基本缓解，唯感神倦、咽稍干，此乃气阴难复之征，以基础方去龙骨、牡蛎，加天冬、麦冬再服 1 个月，临床症状和体征消失，体重增加到 45 kg，复查 FT_3、FT_4 值恢复到正常范围。尔后将基础方改制成蜜丸，每次服 15 g，每天 2 次，西药减至维持量治疗半年，再次复查 FT_3、FT_4 无异常，愈后随访 1 年未复发。

按语：笔者观察本病单纯用中药治疗有疗程长、疗效不稳定之弊，而单纯用西药治疗则有副作用大，常因出现反跳，治疗难以彻底，或症状控制后而体质难以恢复之弊。采用中西医结合治疗，用中药补偏救弊，取长补短，发挥两个优势，可达到调整阴阳、恢复新陈代谢、提高疗效的目的。本病的病理属于阴虚阳亢，以心肝肾阴虚为本，且以肝最为关键，肝体阴而用阳，喜条达恶抑郁，今阴不足肝失所养，阳气亢盛，肝火内动，上扰心神，横逆犯胃，故临证立养阴平肝为基本原则，方中熟地黄、山茱萸、白芍、何首乌、酸枣仁味酸入肝，养肝血、滋肝阴；龙骨、牡蛎、牛膝既可平肝潜阳，又可软坚散结。阴虚较甚者加龟胶、女贞子、桑椹等，肝火亢盛者加龙胆、黄芩等，胃热炽盛者加黄连、石膏等。如此药证合拍，才能疗效满意。〔许仁楚. 中西医结合治疗甲状腺机能亢进症 22 例[J]. 湖南中医杂志，1995，11(5 增)：21.〕

9.腋汗

周某，男，38 岁，1984 年 10 月 2 日初诊。患双侧腋下出汗近 3 年。每因情绪激动则双腋下突然冷汗如涌（每次 3~6 ml）。春夏尚可，秋冬则甚。始则轻微，未曾治疗。迨至年余，日渐加重，伴头晕、食少、多梦，易患感冒，乃到某地区人民医院检查，未发现明显病变，诊断为"神经症"。曾服中西药治疗，罔效。遂邀余诊治。症见：面色㿠白，形体消瘦，头晕目眩，多梦，纳差，四肢欠温，尿清，大便干结，2~3 天一行。舌淡、苔白润，脉沉细而缓。双腋下不红肿，无狐臭。辨为脾肾阳虚、卫外不固之证。追访前医所用之方，多为玉屏风散、补中益气汤、归脾汤、柏子养心及桂枝汤之类。遂拟温补脾肾为主，方投理中汤加味：党参、白术各 20 g，干姜、酸枣仁各 15 g，制附片、炙甘草各 10 g。嘱试进 3 剂。药尽，腋汗大减，遂照原方连服 10 剂。10 月 25 日电话告余曰：腋汗已除，他症亦减大半。余嘱其用阿胶汤（阿胶冲剂，每次服 5 g）送服理中丸 3 瓶（每瓶 120 g）以善后。随访至今，病未再发。

按语：出汗一症，不外虚实两端，而外感内伤均有之。其外感之中，营卫不和、邪热迫肺者居多，自以调和营卫、清热益气取效；其内伤之证，尤以阴虚血亏、卫阳不固者常见，多用滋阴养血、温阳固表而收功。至于阳明腑实、里热熏蒸或津竭气脱之候，又常以通腑泄热、急下存阴或益气固脱施治而愈。本患者以医为业，终日伏案，用脑过度，动静失调，耗伤气血。气为阳，气虚日久则阳气不升，阳虚则卫外不固，阴液外泄，故自汗，日久终成阴阳两虚之证。然脾阳不足，健运失职，本应大便溏薄，今反干结，乃自汗日久，阴液亏乏，肠寒津枯所致。前医见其大便干结，不敢妄投温里之剂，而用益气固表、调和营卫、养阴安神之剂，徒治标也。《医学心悟》指出："况有阴结之症，大便反硬，得温则行，如开冰解冻之象。"故投理中汤温运脾阳，以资化源；首加附片温肾以助生气之根；加酸枣仁养肝敛津，使阳回津复。后加阿胶益阴养血，首尾相应，切中病机，

而顽疾可除。〔周汉清. 腋汗一例治验[J]. 新中医，1987(10)：45.〕

10.阴汗（6案）

（1）阴汗

张某，男，35 岁，1993 年 8 月 19 日诊。阴部汗出如水洗 3 个月。患者因不洁性交感染淋病，致发热，尿道流脓，阴部汗出，经治疗淋病已瘥，但阴部汗出未止，伴见阴部瘙痒，有粟米样红疹子，尿黄热，口苦，舌红，苔黄腻，脉滑数。血、尿常规及前列腺液细菌学检查均正常。脉症合参，证属湿热毒邪未尽，蕴久化热，损伤阴部肌腠所致。用甘露消毒丹加土茯苓、炒蚕沙、蛇床子、苦参。每天 1 剂，水煎分 2 次服，药渣煎水外洗阴部。用药 10 剂而愈。

按语：外感湿热、七情内伤或饮食失节，恣食肥甘厚味，损伤脾胃，湿浊内生，蕴久化热，湿热下注阴部；或淋病、梅毒感染，邪气未尽而留滞阴部；或外阴不洁，秽浊之物蕴久化热，浸渍肌腠，导致阴部湿热蕴蒸，熏蒸肌腠，津液外泄而汗出，热而黏腻，阴部潮湿臊臭，肤色红或伴瘙痒、皮疹，女子黄带，男子遗精，口苦，尿黄或浊，舌苔黄腻，脉滑数。治宜清热利湿，方用茵陈五苓散加苍术、黄柏。有淋病史，用《医部全录》防风必效散(防风、连翘、白花蛇舌草、土茯苓、白鲜皮、黄柏、苍术、赤芍、皂角刺、木通、木瓜)。有梅毒病史用甘露消毒丹加土茯苓。瘙痒甚加蛇床子、地肤子、苦参；皮疹明显加白鲜皮、蛇床子、地肤子。湿热壅盛又伤阴而见口干咽燥，潮热盗汗，手足心热，可用知柏地黄丸加味。〔刘绪银，石海澄. 阴汗证治心得[J]. 甘肃中医，1999，12(1)：3-5.〕

（2）阴汗

李某，男，45 岁，1987 年 6 月 8 日诊。阴部汗出，入夜尤甚，历时半年。患者从事河中捞沙业已 10 年，于半年前阴部开始汗出绵绵，入夜尤甚，逐渐加重，以致寝时汗出如水，浸湿裤褥，汗出肤冷，伴神疲乏力，困倦思睡，小便清长，舌淡微胖，苔白腻，脉濡缓。四诊合参，证属阴湿伤阳，脾阳被困，用苓桂术甘汤加党参、砂仁、吴茱萸、草豆蔻、石菖蒲、紫苏叶。进药 15 剂而获安。

按语： 久处湿地，冒雨涉水，湿邪注于经络，循经流注阴部；或脾胃阳虚，湿浊内生，下注阴部；湿阻气机，损伤卫阳，导致腠理失固而阴部汗出潮湿，入夜因阳气闭藏而加重，多伴肤冷，性欲减退，女子白带，小腹冷痛，小便清长，苔白腻，脉濡缓。治宜温运化湿，用五苓散或苓桂术甘汤加吴茱萸、生姜、独活、紫苏、防风、菖蒲。〔刘绪银，石海澄. 阴汗证治心得［J］. 甘肃中医，1999，12（1）：3-5.〕

（3）阴汗

赵某，男，30 岁，1994 年 5 月 20 日诊。阴部汗出 1 年。患者结婚 5 年，婚后房事每周常达 4~5 次，于 1993 年 4 月末起阴部汗出，逐渐加重，入夜尤甚，裤褥浸湿，伴尿热，手足心热，腰痛，梦交而精不遗，口苦，舌红少苔，脉细数。思其纵欲伤精，虚火内生为病本，用知柏地黄汤加金樱子、沙苑蒺藜、芡实、黄精、龙骨、牡蛎。每天 1 剂，水煎分 2 次服。进药 20 剂而汗止，症状明显好转。

按语： 劳神太过，心阴暗耗，心肾不交，水亏火旺；或恣情纵欲，耗伤肾精；或热病及肾，肾阴被劫；或脏腑疾病相传，肾阴受损；以致阴虚阳亢，虚火内生，阴津被扰，不能自藏而作汗出，热而黏，阴部潮湿臊臭，伴手足心热，女子月经不调，男子梦遗，口干咽燥，舌红少苔，脉细数。宜滋阴降火，益肾固液，方用知柏地黄汤加金樱子、沙苑蒺藜、龙骨、牡蛎。〔刘绪银，石海澄. 阴汗证治心得［J］. 甘肃中医，1999，12（1）：3-5.〕

（4）阴汗

王某，男，18 岁，1989 年 10 月 7 日诊。患者手淫 3 年，1 年前手淫而泄精时阴部汗出，近半年来加重，动则尤甚。伴头昏，腰膝冷痛，四肢不温，易感冒。用肾气丸加黄芪、党参、煅龙骨、煅牡蛎、杜仲、锁阳、续断。每天 1 剂，水煎分 2 次服。服 23 剂而获安。

按语：《诸病源候论》云："大虚劳损，肾气不足，故阴冷，汗液自泄。"

"肾荣于阴器，肾气虚不能制津液，则汗湿。"恣情纵欲，房劳过度；或少年
手淫，淫丧太过，精气虚损，命门火衰；或大病久病，脏腑相传，肾气受
损，肾失封藏固摄，津液外泄而为阴汗，阴部潮湿，多伴遗精或性欲减退，
腰膝冷痛，小便清长。当用肾气丸加龙骨、牡蛎、黄芪、白术、党参、五
味子等以壮阳益气，补肾封固。[刘绪银，石海澄. 阴汗证治心得[J]. 甘肃
中医，1999，12(1)：3-5.]

(5) 阴汗

温某，男，37岁，1988年9月10日诊。患者素来急躁易怒，有胆囊炎
病史3年。近2个月来阴部汗出潮湿，内裤一日一换仍无干纱，汗热而黏，
伴胁胀痛，小腹胀痛引阴囊，尿黄，口苦，舌红苔黄腻，脉弦数。四诊合
参，证属肝胆郁热，用龙胆泻肝汤加茵陈、延胡索。每天1剂，服10剂
获愈。

按语：肝经绕阴器过阴部，胆附于肝。若情志抑郁或暴怒伤肝，肝失
疏泄，郁久化热，或胆中相火妄动，均可导致阴部气机不利，营卫失和，
腠理开合失常而津液外泄为阴汗，阴部湿热且臊臭，伴小腹胀痛，或睾丸
胀痛，女子月经不调，男子梦遗，口苦，苔黄，脉弦数。治当疏肝利胆，
用龙胆泻肝汤加茵陈。若肝胆郁热又伤阴者，用一贯煎加味。[刘绪银，石
海澄. 阴汗证治心得[J]. 甘肃中医，1999，12(1)：3-5.]

(6) 阴汗

吴某，男，45岁，1989年9月8日诊。患者于4月初行膀胱结石手术
治疗后，阴部汗出，潮湿，夜间尤甚。伴小腹胀痛，神疲乏力，舌紫暗，
脉迟，用沉香散加黄芪、党参。服15剂而汗止。

按语：《医林改错》曰："血瘀亦令人自汗盗汗。"产后恶露不尽，留滞阴
部；或跌打损伤阴部；或阴部病久入络，以致气滞血瘀，枢机不利，清阳
失展，营卫不和，腠理开合失常而阴汗出，阴部潮湿，肤色暗红，舌紫暗，
脉迟涩。宜行气活血，气血畅运，则清阳展、营卫和，腠理开合有权而汗
止，用沉香散加减。阴汗病机复杂，但又总与湿相关，因阴部为人身隐蔽
处，通风效果差，常处于蕴热状态，易蒸津为汗，酿成湿浊，汗出失于通

风，则浸入肌腠，留而不去，酿生湿热。故阴汗证在辨证施治时，宜适当注意利湿、化湿，阻其恶性循环，以提高疗效。〔刘绪银，石海澄. 阴汗证治心得[J]. 甘肃中医，1999，12(1)：3-5.〕

11.汗斑

陈某，男，22岁，学生。无明显诱因突发背颈胸部白色斑点3个月余，因不痛不痒未予治疗。入夏因气候炎热，汗出较多，致白斑蔓延成片作痒而求治。经用"汗斑散"依法扑擦1次，白斑消失，痒亦得止。至今已15年未见复发。方药与制法：轻粉、海螵蛸各等份。先将海螵蛸置瓦片上焙干研粉，再入轻粉和匀，瓶装备用。用时先洗局部，再扑擦该粉适量(若微汗后擦之，效则更好)。据31例临床观察，初发者1次可愈，最多3次收功，无复发病例。

按语：本例属中医学"汗斑"范畴，为药物外用于皮肤而取效。《简明医毂》有云："暑汗湿热郁于皮肤，日久不散；或汗衣晒热未燥而穿，湿热蒸侵，发而为斑，黑白相杂。有变癜风者，亦当祛之。"本例患者白斑蔓延成片，是"变癜风者"。"汗斑散"其效甚佳，轻粉能"辛寒劫内伏之痰涎，能燥而提脓，毒烈杀外疮之虫积"。(《本草便读》)海螵蛸"宣通血脉，咸走血、温和血。入肝、肾血分。通血脉，祛寒湿，治血枯(《黄帝内经》：血枯，治之以乌骨)，血瘕，血崩血闭，腹痛环脐，阴蚀肿痛(烧末，酒服)，疟痢痔虫，目翳泪出，耳出脓(性能燥脓收水。为末，加麝少许掺入)，厥阴、少阴(肝、肾)经病。出东海，亦名墨鱼"。(《本草备要》)可见海螵蛸走里治血分，轻粉外杀疮积，内和外燥，合用而成和血劫痰之剂，对于风痰夹湿之汗斑等皮肤证疗效斐然。〔陈华."汗斑散"治汗斑[J]. 新中医，1998(10)：11.〕

九 肢体经络病证

1.痹证（9案）

（1）痹证（坐骨神经痛）

陈某，男，46岁，1993年8月15日就诊。左下肢持续性针刺样疼痛2天，由臀部开始，向下沿大腿后侧、腘窝、小腿外侧向远端放射，逢寒痛甚，得温痛减。舌质紫暗，苔薄白而润，脉沉弦紧。直腿抬高试验阳性，红细胞沉降率及抗"O"在正常范围，腰椎正侧位片发现第4、第5腰椎骨质增生。诊断为坐骨神经痛，辨证为寒凝血滞，经脉痹阻。治以益气温经，活血通络。药用：黄芪30 g，当归尾10 g，川芎10 g，赤芍12 g，桃仁10 g，红花10 g，地龙10 g，麻黄(蜜炙)3 g，制川乌(先煎2 h)5 g，制草乌(先煎2 h)5 g，细辛3 g，桂枝6 g。连服3剂痛减，继以原方增损，连服15剂，疼痛消失。

按语：现代医学中的坐骨神经痛可见于中医学范畴中的"痹证"，凡肢节体痛为主要表现者都可归于"痹证"范畴。此案患者在坐骨神经循行部位有明显痛感，且腰椎X线片有确定支持证据，故可确诊。结合逢寒痛甚、得温痛减的症状特征及舌脉可知辨证准确，以补气活血通经之补阳还五汤温经通络，活血止痛，治疗该病效果明显。〔曾介绥.补阳还五汤临床应用体会[J].湖南中医杂志，1996(S2)：6-7.〕

（2）痹证（坐骨神经痛）

龙某，男，23岁，1980年2月5日诊。患者于2个月前突然感腰背部疼痛，继而腰部僵直，数月后出现腰腿疼痛、行走困难，抬送某医院检查，诊断为坐骨神经痛，住院 1 个月余，病情缓解而出院。出院 1 周病情复发，迭治无效，病情日益加重，抬来我院门诊请余诊治。症见面色晦暗，步履艰难，舌质红，苔薄黄，脉弦数。化验检查：红细胞沉降率 32 mm/h，抗"O"1120 U。辨证属湿热下注，痹阻脉络。治宜祛风通络，活血化瘀。拟桃红四物汤加蜈蚣(研细末兑服)6 g，生薏苡仁 20 g，青风藤 15 g。服 5 剂后，疼痛大减，原方加忍冬藤 20 g，再进 5 剂，诸症消失，能参加正常的体力劳动。追访 3 年未复发。

按语：桃红四物汤出自《医宗金鉴》，前人用以治疗月经先期，血多有块、色紫稠黏，用该方破瘀行滞。笔者在多年临床运用中，遵循辨证论治的原则，对所患疾病不同、临床表现各异的病证，用该方加减得心应手。如本例即按照"久痛必有瘀"和"通则不痛"的病机观点，运用活血化瘀治疗，因而收到满意效果，充分体现了中医学辨证论治的特色。〔张祥福. 桃红四物汤验案[J]. 四川中医，1988(3)：14.〕

（3）痹证

杨某，男，60 岁，1989 年 10 月 14 日入院。患者右臀部反复疼痛 1 年余，再发并放射至同侧下肢疼痛 5 天，弯腰活动时痛甚，患肢屈伸不利，无畏寒发热，大小便正常。体查：被动体位，痛苦病容，右臀部按压痛，平卧时患肢抬举困难。舌淡红、苔薄白，脉弦稍数。化验：抗"O"833 U。证属三气杂至，壅滞经络，阻遏营卫，气机不通，猝然而痹。治以温经散寒，祛风行湿。投独活寄生汤加减：独活 10 g，寄生 10 g，秦艽 10 g，当归 10 g，白芍 10 g，防己 10 g，生地黄 12 g，川牛膝 5 g，细辛 4 g，木瓜 5 g，桂枝 10 g，党参 10 g，杜仲 10 g，地龙 10 g。每天 1 剂，水煎 2 次，分 2 次温服。并肌内注射红茴香注射液，每次 2 ml，每天 2 次。治疗 3 天，患肢疼痛明显减轻，行走较前灵活。苔白，脉弦。守原方加蜈蚣 1 条，又加针刺每天 1 次，治疗 4 天，临床症状消失，关节活动好，步履如常人，共治 8 天，病愈出院。

按语：笔者在辨证治疗中常加用引经药，如桂枝、牛膝。加桂枝，取其温经散寒、通阳化气行水之功；牛膝可引药下行。祛风湿药多燥，则易伤肾，肾伤则正不胜邪，故用祛风湿药时间长久者，则当标本兼顾，加补肝肾气血之品，扶正祛邪，效果更佳。〔郭昌全. 辨证治疗痹证 73 例小结[J]. 湖南中医杂志，1991(2)：45－46.〕

（4）痹证

刘某，女，52 岁，1994 年 11 月 21 日车送就诊。右下肢疼痛加剧月余。农活家务，操劳不已，风雨寒冷，多受侵袭，近月余右下肢从臀部至踝部剧痛不可忍，屈伸不得，步行艰难，日轻夜重，痛如刀割，呻吟不绝于耳。查患肢关节不红不肿，自述足冷麻木，虽穿毛皮鞋如浸寒水中，舌淡红、苔白润，舌下络脉青紫粗张，脉沉细。拟诊寒痹夹瘀。予当归四逆汤配草乌、附子：当归 20 g，桂枝 10 g，白芍 10 g，炙甘草 10 g，细辛 6 g，木通 10 g，大枣 8 枚，白术 15 g，制草乌 10 g，附子 10 g，全蝎 5 g，红花 10 g，牛膝 30 g，木瓜 10 g。服药 2 剂，疼痛减半，4 剂已能步行上街，共进 8 剂，痛痹告愈。

按语：本例属于寒痹之证，患者劳累受寒，沉寒痼冷深入骨肉，以成寒痹，寒者收引凝滞，故肢体冷木，覆被不觉温，结合舌脉映证，当务之急是振阳活血以祛寒，当归四逆汤为桂枝汤去生姜，加当归、通草、细辛，温经通阳，养血通脉，为治疗血虚寒厥证而设，又加草乌、附子温肾元而止痹痛，全蝎、红花、牛膝、木瓜祛风止痉，活血通络，全方温通祛寒，更添止痛止痉之品，使肢体和畅通利，方证甚是贴切。〔胡学刚. 巧配古方治痛证[J]. 江西中医药，1995(S2)：35.〕

（5）痹证（类风湿关节炎）

蔡某，男，45 岁，1995 年 5 月 21 日初诊。上肢关节疼痛、肿胀变形 2 年，伴胃脘部疼痛 3 个月。患者于 1993 年 4 月起双手指和腕关节疼痛肿胀，逐渐延及肘关节。曾查类风湿因子为阳性，常服布洛芬或吲哚美辛、泼尼松治疗，服药时疼痛可缓解。3 个月前出现胃脘部疼痛、饱胀、嗳气而被迫停药，以致胃脘痛未止，关节痛又复发，故来求中医治疗。刻诊：双上肢指、腕、肘关节疼痛、肿胀、变形，活动不利。胃脘部胀痛、拒按、嗳气。

舌淡红、苔白，脉弦。病属历节，然因长期服消炎止痛药和皮质激素戕伤胃气，胃气郁滞而不行，故当先行气和胃为主。处方：柴胡、香附、枳壳、郁金、川楝子、延胡索、紫苏梗、厚朴、陈皮、乌药各 10 g，白芍 15 g，甘草 5 g。5 剂。二诊：胃脘胀痛、嗳气均减，上肢关节仍痛，原方再服 5 剂。三诊：胃脘部已不痛，但稍有饱胀，偶有嗳气，上肢关节疼痛未减。标证已除，理当治本，治以通阳散寒，行痹止痛，但仍当不忘兼和胃气。处方：桂枝、知母、防风、白术、青风藤、羌活、砂仁、陈皮、木香各 10 g，白芍、鸡血藤、海风藤各 15 g，麻黄、制川乌各 7 g，细辛 5 g。以本方连服 30 剂，上肢疼痛减轻，关节肿胀明显消退，胃脘痛未再发。遂以上方加杜仲、淫羊藿、穿山甲、千年健制成蜜丸，连服 5 个月，上肢疼痛缓解，肿胀消退，随访未复发。

按语：患者以肢体痹证为主要表现，大小关节均疼痛、肿胀、变形，活动不利，伴随胃痛，胃主受承化物，能实不能满，药物入体，储藏于胃，胃受纳不利而药无以至病位，患者胃脘部胀痛、拒按，嗳气，有明显胃气郁滞之象，故先调理脾胃，行气和胃，方以柴胡郁金汤加厚朴陈皮汤加减而成疏肝理气、和胃降逆之剂，去除因胃气虚而郁滞之胃部胀痛，和胃后再以治疗历节之药，常以通经活血、祛湿止痛之品为主，甚至有毒性作用，对于脾胃有一定伤害作用，故用药之中必须以保胃气为大法，"胃气一败，百病难医"，故在治疗之中予以砂仁、白术、陈皮、木香等温中理气之品，最后加温肾补阳及软坚散结、强筋健骨之品制作成丸续服，也是从顾护胃气考虑，类风湿患者需长期服用烈性药物，宜以丸剂之缓制约其烈性。〔许启蒙. 刘新生治疗痹证的经验[J]. 中医杂志，2002(9)：655－656.〕

（6）痹证

张某，男，34 岁，1978 年 4 月就诊。患者两腿疼痛，痛有定处，关节屈伸不利，且肢冷如冰，难以步履，患病有年，遇寒即发，舌淡苔白，脉沉细。此乃寒湿留于筋骨，治以散寒除湿、通经活络之品。生川乌、生草乌、桂枝各 10 g，生蜈蚣 3 条，桑寄生 15 g，木通、甘草各 50 g。服 1 剂大减，3 剂病痊。

按语：痹证之成乃风寒湿邪侵入人体，邪气痹阻经络，营卫不通，气血运行受阻，因而有肢体关节等处疼痛、酸楚、麻木等症出现，其中又以疼痛为主要见症。前贤云："通则不痛，痛则不通。"蜈蚣之所以治痹，因其有通经活络之功。余每见寒湿痹痛患者常将本品加入散寒定痛药中，往往随手取效。〔姚自强. 生蜈蚣的临床应用[J]. 中医药信息，1990(3)：42-43.〕

（7）痹证

李某，女，45 岁，2000 年 8 月 25 日就诊。患四肢关节痛 3 年，屡服中西药，时有复发，近 3 个月四肢关节肿痛，以下肢为甚，局部出现红色斑块，红肿灼热，不能行走，口苦，小便黄，舌质红，苔黄滑，脉弦滑数。证属风湿热邪，痹阻关节。治宜清热祛湿，祛风通络。药用：白头翁 20 g，白鲜皮 10 g，桑枝 15 g，薏苡仁 20 g，丹参 15 g，红花 6 g，延胡索 10 g，千年健 10 g，鲜忍冬藤 30 g。服 7 剂。二诊关节仍有微痛，红肿斑块消失，已能下地活动，但关节屈伸不利，舌红、苔黄滑，脉弦滑数。原方去延胡索、红花，加伸筋草 15 g，续服 10 剂，诸症消失。

按语：本例为风湿热邪痹阻肢节，日久瘀热滞塞经络，而见红色斑块。用白头翁清热除湿又可凉血解毒。《中国医学大辞典》载："白头翁能除风气，逐瘀恶血。"白鲜皮清热除湿，《本草纲目》曰其为"风痹要药"；薏苡仁祛风湿而舒筋；丹参、红花活血逐瘀；延胡索活血止痛；桑枝、千年健祛风通络；忍冬藤清热通络。二诊时痛除八九，斑块消失，湿热留恋，筋脉失利，以原方去延胡索、红花加伸筋草舒筋活络。〔张寿华. 白头翁临床运用举隅[J]. 湖南中医药导报，2004(9)：37-38.〕

（8）痹证

韩某，男，62 岁，2000 年 2 月 28 日就诊。自 1996 年起，全身关节疼痛，局部红肿灼热，屈伸不利，遇气候变化病情加重。曾服温经通络、补益肝肾、活血化瘀等中药及激素治疗，症状减轻，停药继而复发。4 天前，因感受风寒，四肢关节红肿灼热，身热恶寒，口渴，大便秘，小便黄，舌红、苔边白中黄滑，脉弦滑数。证属风湿热痹，复感风寒，湿热郁遏，痹阻经络。治以疏风散寒，通腑泄热。用防风通圣散加减：防风、荆芥、麻黄、大黄、薄荷、苍术、甘草各 6 g，当归、栀子、赤芍、连翘、黄芩、滑石、海桐皮、川芎各 10 g，薏苡仁、桑枝各 15 g，石膏 30 g。3 剂。二诊：关节红肿已消，痛显减，屈伸失利，舌红苔黄滑，脉弦滑数。此属湿热留滞，经络不利，治宜清热祛湿，活血通络。用二妙散合活络效灵丹加防风、海桐皮各 10 g，桑枝、薏苡仁、忍冬藤各 15 g。服 10 剂，痛已消失。

按语：防风通圣散又称"双解汤"，外祛风散寒，内通腑泄热，为表里俱实者而立，此案患者因感风寒化热，表现为局部红肿热痛及上渴下秘，结合舌脉，符合实热证表现，方证对应，3 剂即肿消痛减，后以清热利湿、通经活络之方加减善后，通经络、强筋骨、清湿热合方而治，故获良效。〔张寿华. 防风通圣散临床运用举隅[J]. 实用中西医结合临床，2004(6)：62.〕

（9）痹证

李某，女，45 岁，1992 年 9 月 10 日诊。自 1991 年下半年始，觉双足麻木，曾服中药四十余剂。方如补阳还五汤、蠲痹汤、独活寄生汤等，麻木日增。近半个月，麻至双膝关节，活动不利，口渴不多饮，舌红边略暗，苔黄滑厚，脉弦滑数。证属风湿热邪，阻遏营卫。治宜清热除湿，活血通络。用二妙散加味，药用：黄柏、苍术各 10 g，萆薢、薏苡仁、钩藤、大血藤各 12 g，天麻 10 g，红花 5 g。7 剂后，仅踝关节以下微觉麻木，活动欠利，舌红，苔黄滑，脉弦滑略数。原方去红花、大血藤加当归、鸡血藤各 12 g，续进 8 剂，麻木消失，步履如常。

按语：本例为风湿热邪，流注经络，阻遏营卫，气血运行不畅，发生麻木。用二妙散加萆薢、薏苡仁祛风利湿；钩藤、天麻祛风通络；红花、大血藤化瘀祛风。二诊时，邪未尽除，筋脉失和，以原方去红花、大血藤，加当归、鸡血藤养血舒筋。〔张寿华. 二妙散临证举隅[J]. 辽宁中医杂志，2005(2)：159.〕

2.痿证（5案）

（1）痿证（多发性皮肌炎）

杨某，女，37岁，1992年9月25日初诊。患者从1992年2月上旬起病，始感四肢肌肉乏力，面部皮肤出现多形红斑样皮损。当时未予注意，亦未进行治疗，尔后自觉四肢肌肉乏力增重，并感肌肉疼痛，四肢活动亦感困难，病后在本县中医院门诊以痹证治疗半个月，上述症状无改善，患者连起床翻身均感困难，乃于1992年4月下旬去某省级医院求治，经实验室检查：肌电图25 μg，谷氨酸氨基转移酶1840 U/L，乳酸脱氢酶876 U/L，确诊为多发性皮肌炎，并收入该院住院治疗。给予抗感染、环磷酰胺、激素等治疗5个月，泼尼松最大用量为每天80 mg，用药后患者诉四肢肌肉酸痛略有减轻，起床翻身仍感困难，因长期大剂量服用激素，患者形体呈向心性肥胖，复查谷氨酸氨基转移酶1280 U/L，乳酸脱氢酶676 U/L，肌电图120 μg，尿糖阳性，患者不愿再接受激素等药物治疗，故于1992年9月下旬自动出院回当地服中药治疗。症见：躯体肥胖，满月面，两颧可见多形红斑样皮损，四肢瘦小，步履无力，双上肢抬举受限，体倦纳少，气短，久立时腰酸，小便清，大便稀溏，舌质淡、苔白中厚，脉细无力，此乃脾肾双亏、湿浊内生所致。治宜健脾益气，填精补肾，滋阴降火，佐以渗湿通络。方投补中益气汤合六味地黄汤加味：柴胡、当归、山茱萸、牡丹皮各10 g，山药、党参、女贞子各30 g，炙黄芪50 g，薏苡仁25 g，制何首乌18 g，白术15 g，陈皮8 g，升麻4 g，炙甘草5 g，牛膝18 g，枸杞子20 g，砂仁8 g，桂枝6 g。药进15剂，双下肢行动时不稳及双上肢抬举受限等症好转，腰酸减轻，效不更方，继以上方加减服8个月，并逐渐递减泼尼松用量直至停服。治疗8个半月后患者四肢肌肉乏力酸痛消失，活动自如，诸症亦除。1993年6月10日去衡阳医学院附一院复查，肌电图250 μg，谷氨酸氨基转移酶34.8 U/L，乳酸脱氢酶110 U/L，均在正常值范围。

按语：多发性皮肌炎属中医学"痿证"范畴。从临床实际看来，四肢痿软不用多因脾肾亏虚、湿浊内生所致。采用健脾补肾法,六味地黄汤加牛膝、女贞子、枸杞子滋补肾阴,充髓壮骨;补中益气汤加薏苡仁、桂枝、砂仁健脾益气,渗湿通络,方证对应,因而获良效。〔韩志坚.多发性皮肌炎〔J〕.湖南中医杂志,1993(6):37-38.〕

（2）痿证（周期性麻痹）

邓某,男,45岁。因四肢痿软不用4天于1987年12月7日由车送我院中医门诊求治。症见:四肢痿软不用,双手不能提物,双下肢不能站立,神疲乏力,肢麻,纳谷乏味,食后脘腹作胀,少气懒言,大便溏,面色萎黄,少华,舌淡、苔薄白,脉细无力。体查:心率81次/min,第一心音稍减弱,双膝腱反射消失,心电图提示:ST段下移,T波低平,U波增高,TU波融合,提示为低血钾,血清钾2.7 mmol/L。西医诊断:周期性麻痹。证属脾胃气虚之痿证,收住家庭病床。治以健脾益气,佐以通络之品,方投自拟健脾益气通络汤化裁:炙黄芪40 g,党参30 g,柴胡10 g,当归12 g,白术15 g,升麻4 g,陈皮8 g,桂枝9 g,丹参20 g,砂仁8 g,莲子25 g,寄生25 g。上方服4剂后,患者能下地行走,精神食欲明显好转,双手能提取轻物,小便清,舌淡、苔白,脉细。守原方加山茱萸、牛膝,连服8剂后四肢活动自如有力,于12月19日痊愈出院,并带补中益气丸服用半个月巩固疗效,随访1年无复发。

按语:周期性麻痹属中医学"痿证"范畴。辨证多属脾胃气虚,纳运失职,水谷无以化生精微,致四肢肌肉筋脉失养而成。治以补益脾胃为主。健脾益气通络汤由补中益气汤加桂枝、丹参、莲子组成。方中炙黄芪益气为君;党参、白术、莲子、炙甘草补中为臣;当归、丹参补血活血,桂枝通络,陈皮理气为佐;升麻、柴胡升举清阳为使。切中病机,故而疗效满意。〔韩志坚.健脾益气通络汤治疗周期性麻痹36例〔J〕.湖南中医杂志,1996(2):32-33.〕

（3）痿证（周期性麻痹）

王某,男,61岁。因四肢痿软不用5天,于1985年3月29日住我院门诊简易病床观察治疗。查心率85次/min,第一心音减弱,双膝腱反射消失。

血清钾 11 mg%。心电图：ST 段下移，T 波低平，U 波增高，TU 波融合，提示呈低钾表现。追问病史，自 1985 年 1 月以来，曾有类似发作 3 次，诊断为周期性麻痹，因患者要求中药治疗，于同年 3 月 30 日转入中医科。症见四肢痿软不用，双手不能提物，双足不能站立行走。神疲倦怠，食纳不香，少气懒言，腰膝酸软无力，大便溏，面色萎黄无华。舌质淡、苔薄白，脉细无力。证属脾胃气虚致痿，治以健脾益气，方投补中益气汤化裁：黄芪 25 g，柴胡 10 g，党参 18 g，白术 12 g，当归 10 g，升麻 6 g，寄生 20 g，砂仁 6 g，莲子 20 g，陈皮 8 g，炙甘草 8 g。服 3 剂后，能下地行走，精神、食欲明显好转，双上肢亦能提取轻物，但仍感腰膝无力，溲清，舌质淡、苔白，脉细。守原方加续断、巴戟，继服 10 剂后，痊愈出院，随访 5 个月未见复发。

按语：本病属中医学"痿证"范畴。其临床证候常有肝肾阴虚、湿热浸淫、脾胃气虚、瘀血阻络、肺胃津伤之分。该患者四肢痿软不用间发，伴见一派脾胃气虚症状，证属脾胃气虚，受纳运化失职，食少纳呆，水谷无以化生精微，生化之源枯涸，四肢肌肉筋脉失养致痿无疑。根据《素问·痿论》"治痿独取阳明"之原则，乃拟补益脾胃法，方投补中益气汤加味，切中病机，故而收效。〔韩志坚. 周期性麻痹治验［J］. 湖南中医杂志，1986（2）：48，56.〕

（4）痿证（有机磷农药中毒）

1）侯某，女，26 岁，1988 年 3 月 1 日诊。患者 1 年前服"甲胺磷"经抢救脱险，半个月后开始出现四肢痿软，逐渐足不能履，手不能握，某医院诊断为"神经根炎"，屡进寒凉药物，症状如故。诊见手掌鱼际肌肉萎缩，下肢肌肉消烁，形寒怕冷，四肢不温，面色苍白，小便清长，形体消瘦，月经历月不行。舌质淡，苔白滑，脉小弦。证属湿毒未清，久服凉药，阻滞经络，病程日久，肾阳亏损。治宜温阳通络，佐以解毒。自拟起痿汤基本方(丹参、鸡血藤、川牛膝各 15 g，当归、地龙、蚕沙各 10 g，胆南星、橘络各 6 g，忍冬藤 20 g)加桂枝、黑附片各 10 g，鸡血藤易为 20 g，胆南星易为 10 g。10 剂后，四肢痿软好转，行走稍有力，手足转温，面转红润，纳食增加，仍步行困难，握物不紧。舌淡红，脉弦缓。原方去桂枝、黑附片，加巴戟、鹿角胶各 10 g，续服 10 剂。三诊：病情明显好转，原方去蚕沙、胆南星、忍冬藤、橘络，加黄芪 15 g，狗脊、杜仲各 10 g，续服 10 剂。后以六味地黄丸调理善后而愈。

2）李某，男，25 岁，1990 年 9 月 28 日诊。患者于半年前误服"1059"经抢救脱险。1 个月后出现下肢痿软，麻木，轻微浮种，双手握物不稳，经中西医治疗，疗效不显。诊见：神疲乏力，手足心热，胸脘痞闷，口苦，小便黄热。舌红苔黄腻，脉细弦数。证属湿毒浸淫，经脉阻滞，气机不宣。治宜解毒利湿，通利经脉。予自拟起痿汤基本方（丹参、鸡血藤、川牛膝各 15 g，当归、地龙、蚕沙各 10 g，胆南星、橘络各 6 g，忍冬藤 20 g）加苍术、黄柏、木通各 10 g，川牛膝易为 10 g。服 10 剂后，四肢痿软稍好转，浮肿已消，脘闷足热已减，精神好转，仍时有麻木，步履握物乏力。舌红苔微黄，脉弦缓。原方去苍术、黄柏、木通、蚕沙，加龟甲 15 g，续断 10 g，红花 6 g，续服 10 剂。三诊：诸症消失，原方去胆南星、忍冬藤、橘络、红花，加木瓜 10 g，薏苡仁、白芍各 15 g，续服 10 剂，以巩固疗效。2 年后随访，已恢复正常。

按语： 有机磷农药中毒后引起四肢痿软，属中医学"痿证"范畴。由于湿热毒邪浸淫，致使气血运行不畅，日久气滞血瘀痰凝，导致经脉失养，形成痿证。正如《素问·生气通天论》所说："湿热不攘……弛长为痿。"因此，湿热毒邪伤筋致痿是发病的主要机制。笔者根据这一病机，自拟"起痿汤"治疗本病。方用当归、丹参、鸡血藤养血活血；地龙、胆南星、橘络、川牛膝祛湿化痰，且能通络；忍冬藤清热解毒，柔利筋脉。全方共奏解毒、祛湿、化痰、活血通络之功效。此方较西医治疗，可使病程大为缩短，患者乐于接受。〔张寿华. 自拟起痿汤治疗有机磷农药中毒后引起痿证 16 例报告［J］. 安徽中医临床杂志，1997（2）：84.〕

十
五
官
诸
窍
病
证

1.上胞下垂（2案）

（1）重症肌无力

刘某，男，14岁，1986年5月20日初诊。主诉：半年前突发左侧眼睑无力下垂，当时不以为意，1周后右眼睑亦如此，在某医院用新斯的明注射，30 min显效，但仅能维持1 h左右，且副作用较大，后又服补中益气汤百余剂，仍无效。来诊时见：患者面㿠神清，两侧眼睑下垂，上午尚可，下午更甚，视物需要抬头或用手指牵提上胞，右眼迎风流泪，面部有麻木感，每遇感冒更甚，舌淡白，脉缓，余无异常。诊为重症肌无力上睑下垂。基本穴：手三里、合谷、攒竹、丝竹空、鱼腰、太阳、瞳子髎、睛明、足三里、三阴交。手法：攒竹透睛明，鱼腰透丝竹空，太阳透瞳子髎。合谷、手三里、三阴交、足三里左右交替进行。再加四白，每天1次，半个月后有显效，能平视，继以原法治疗1个月泪止，停四白，加阴陵泉，隔天1次，2个月而愈，追访1年，未再复发。

（2）动眼神经麻痹

倪某，男，7岁，1987年6月15日来诊。患儿曾高热抽搐1天，经内科处理病情好转，始神疲眼闭，不以为意，半个月后左眼睑不能上提，眼球轻度斜视，饮食尚可，二便正常，舌淡白，脉缓，余无异常，诊为动眼神经麻痹所致上眼睑下垂。基本穴：合谷、手三里、攒竹、睛明、丝竹空、鱼腰、太阳、瞳子髎、足三里、三阴交。手法：攒竹透睛明，鱼腰透丝竹空，太阳透瞳子髎，其他穴位左右交替进行，得气即止，1周即好转，半个月而愈。追访2年均正常。

按语： 根据临床一般患病时间以1～6个月者易治，半年以上者较难，故应尽早抓住治疗时机，动眼神经麻痹型效果最理想，如无并发症，及时治疗，恢复较快，均易治愈。重症肌无力型复发率高，病者多以上午较轻，下午为甚，病情较甚者尚有眼球转动不灵，视一为二等，如延误治疗可致全身乏力、吞咽困难、呼吸障碍等症。此型病例应积极尽早治疗，手法应强刺激，不留针，好转以后还要坚持一段时间以巩固疗效，以免复发。先天性上睑下垂者治愈较难，常见有睑肌发育不全，多呈双侧性，注射新斯的明不能缓解，除选用基本穴外加关元、肾俞等穴，亦可辅以中药治疗，只要持之以恒，一般也可以治愈。〔姚自强. 针刺治愈眼睑下垂30例［J］. 新中医，1993(3)：32.〕

2.眼睑赤烂

向某，女，28岁，1999年3月12日就诊。眼睑赤烂奇痒，两目红肿、涩痛，甚时睑边溢脓，眉毛脱落，痛苦难言，口渴，大便干燥，小便黄，舌红、苔黄滑，脉弦数。证属风湿热邪，内结于胃，上熏于目。治以疏风祛湿，通腑泄热，活血解毒。用防风通圣散加减：防风、大黄、荆芥、麻黄、当归、薄荷、苍术各6 g，栀子、连翘、秦皮、蝉蜕各10 g，石膏、六一散、蒲公英各15 g。3剂。二诊：大便已通，眼睑痒痛、红肿明显减轻，两目微红，舌红、苔黄，脉滑数。以原方去大黄、麻黄，加菊花10 g，清热明目，续进5剂，症状消失。

按语： 防风通圣散为表里气血、三焦通治之剂。防风、荆芥、麻黄、薄荷疏风解表，大黄、芒硝通腑泄热，石膏、黄芩、连翘、桔梗清解肺胃之热，栀子、滑石清热利湿，当归、芍药、川芎养血活血，白术健脾燥湿，甘草和中。本方粗看杂乱无章，细究颇有深意，汗不伤表，下不伤里，临床上不失为治疗内科、外科、五官科等多种疾病的一剂良方，只要具有风热壅盛、大便秘结、小便赤涩等症状者，均可运用此方加减治疗。〔张寿华．防风通圣散临床运用举隅[J]．实用中西医结合临床，2004(6)：62．〕

3.胞轮振跳

瞿某，男，8岁，1988年4月23日诊治。双目上眼睑不自主跳动，时作眨眼状历时3个月。发作较剧时每分钟达二十余次，父母劝阻不能罢，打骂不能止，苦于不能自制。伴见色萎形瘦纳差，神疲懒动，咳嗽吐痰，舌淡红、苔白微腻，脉虚。证属土虚木贼、肝风内动之候。治当健脾化痰，柔肝止风。予柴芍六君子汤加味：柴胡5 g，白芍10 g，党参10 g，白术10 g，茯苓10 g，炙甘草3 g，陈皮5 g，法半夏6 g，钩藤6 g，天麻6 g，僵蚕5 g，生姜2片，大枣3枚。服药2剂，眼睑跳动即现好转，精神稍佳，仍纳差，守原方加鸡内金6 g，又4剂。服后精神振、胃纳增，眼睑跳动完全消失。

按语：眼睑属脾，而眨跳不能自止者又为肝风内动之象。《素问·五运行大论》云："气有余，则制己所胜，而侮所不胜；其不及，则己所不胜，侮而乘之，己所胜，轻而侮之。"今脾土不及，肝木乘之，是以风阳内动。夫以六君子健脾化痰补其不及，柴芍柔肝疏木治所不胜，辅以钩藤、天麻、僵蚕镇痉熄风，土健木荣，风阳潜藏，是以获愈。〔胡学刚．柴芍六君子汤临床应用举隅[J]．湖南中医学院学报，1989(4)：209-210．〕

4.角膜翳障（3案）

（1）角膜翳障

郭某，男，39岁。因双眼视物不清半年余，于1983年10月就诊。患者病初在几家医院治疗，虽红赤及刺激症状消退，但云翳难消，遂入我院。查：双眼视力，右0.08、左0.01；白睛无赤。黑睛深层呈现圆盘状混浊，位于中央，其色灰白，余可。诊断为气翳，辨为老翳，气血已定，投熟料五积散(组成：肉桂8 g，枳壳10 g，陈皮10 g，白芷10 g，半夏10 g，茯苓

20 g，当归 10 g，白芍 20 g，麻黄 5 g，苍术 10 g，干姜 5 片，葱白 4 个，厚朴 10 g，桔梗 10 g，川芎 8 g）10 剂，药已尽服，双眼云翳大部分吸收，视力右 0.8、左 0.5，继服 7 剂，视力较前更有长进，视力右 1.0、左 0.7，角膜上翳障用裸眼已难看到。

按语：云翳已久，气血已定，故翳色晦暗或白，云翳盖住瞳神则视力下降；若素有虚寒，故舌淡红、苔白。辨证选用熟料五积散，方中肉桂、麻黄、干姜、葱白均为辛温之品以求发散翳障、增进视力；当归、川芎、白芍能调补气血，恢复血液循环；厚朴、茯苓、苍术能健脾以培后天之本；枳壳、陈皮、桔梗能理气行滞，通行血脉，上下交通，载药入病所。全方辛甘为伍，互为制约，能达翳消而气血不伤之效。〔谢文军.谢康明名老中医角膜翳障证治经验[J].湖南中医药导报，2002(12)：783－784.〕

（2）角膜翳障

刘某，女，28 岁。因左眼视物模糊 3 年，复发数次，于 1985 年 6 月就诊。查：左眼视力 0.3，白睛无赤，黑睛靠鼻侧有一大块陷翳，呈半月形，用荧光素染色阴性，伴见体倦，舌淡红少苔、脉弱。诊断：陷翳（左），辨为气虚下陷，选方升陷汤（组成：黄芪 60 g，升麻 6 g，白芍 20 g，香附 10 g，海螵蛸 20 g，白及 20 g，当归 10 g，槟榔 10 g，刺猬皮 10 g，麦冬 10 g，蝉蜕 8 g，白术 10 g，五味子 10 g）10 剂，服药后视力增进至 0.7，翳变薄，陷翳基本平复，加服 10 剂，视力为 0.9。黑睛上残留菲薄之翳，3 年未见反复。

按语：邪入黑睛溃入深层，故邪退而云翳下陷不平；神疲乏力，舌淡苔薄白，脉弱为气虚之象。择用升陷汤，方中黄芪、升麻能升阳举陷，则陷翳自平；白芍能养血、柔肝；海螵蛸、白及能收敛陷翳；当归养血；白术健脾以助生化气血；麦冬能养阴增液；槟榔、刺猬皮、蝉蜕能消退翳障；香附能理气退翳。诸药为伍，气足血盈，陷翳平复。〔谢文军.谢康明名老中医角膜翳障证治经验[J].湖南中医药导报，2002(12)：783－784.〕

（3）角膜翳障

邓某，女，25 岁。因双眼视物昏矇、黑睛生翳，频频发作近 1 年，于

1987年3月就诊。入院后，查双眼视力，右0.1、左0.4，白睛微赤，黑睛上有散在的星点状云翳，眼微涩痛，舌红苔薄黄，脉数。诊断：星翳，辨为余邪未退，翳障已成，投槟榔退翳丸(组成：槟榔10 g，僵蚕10 g，羌活10 g，草决明10 g，红花8 g，木贼10 g，蝉蜕10 g，钩藤10 g，海螵蛸15 g，芦根30 g，菊花10 g，甘草6 g)10剂，服药后云翳明显变薄减少，视力右0.5，左0.9，白睛无红赤，眼内舒适，改服养阴退翳丸15剂，翳散云消，双眼视力均为1.0。时过4年，未曾复发。

按语：外伤或体虚感邪，侵犯黑睛，变生翳障、厚薄不等，若遮盖瞳神则视物模糊；热灼津伤，眼内失润则眼内微涩；红赤不显，舌淡红苔薄黄，脉数为余邪未尽之象。故采用槟榔退翳丸，方中槟榔、羌活性味辛苦温，能发散云翳以明目，还能清余邪；僵蚕咸辛，泄伐肝木以平肝风；钩藤能平肝清热，解痉舒络；菊花清肝退翳明目；草决明能清肝热、润肠通便；海螵蛸能收敛退翳，又可促进角膜溃疡愈合；蝉蜕、木贼能祛风退翳；红花能活血化瘀，促进云翳消散；芦根能清热养阴退翳，甘草能和调诸药之性。诸药合用，可使邪去正安、翳消目明。〔谢文军. 谢康明名老中医角膜翳障证治经验[J]. 湖南中医药导报，2002(12)：783-784.〕

5.眼底病（黄斑病）

某男，38岁，因双眼视物模糊不清7天，于1990年7月14日步行入院。现症：右视力4.5，左视力4.5，双眼近视力4.5，双眼视物模糊，神疲乏力，胸闷食少，脘腹痞满，口苦，舌苔浊腻，脉濡。查眼底：双眼屈光间质正常，A：V＝2：3，黄斑反光暗淡，周围有少许渗出物，证属湿邪阻脾，浊气上泛，治以祛湿化浊，拟三仁汤加减：薏苡仁、杏仁、豆蔻各12 g，厚朴、半夏、车前子、木通、泽泻各10 g，茯苓、茺蔚子各12 g，甘草3 g。上方加减服药15剂，双眼视力恢复到5.1。查眼底：黄斑反光正常，周围渗出物已消失。仅觉轻度头昏，疲软，证属肝肾不足，治以滋补肝肾，投明目地黄汤10剂，诸症消失，痊愈出院。

按语：黄斑病在中医学属"目翳"，患者表现为中焦气虚湿滞，且有脾虚肝乘之趋势，首当祛湿驱邪为主，辅以补脾扶正。肝开窍于目，脾虚则水泛，上聚于目，予清热利湿、宣畅湿浊之三仁汤，此处专攻湿邪郁阻，薏苡仁益脾渗湿，使湿热从下而去，杏仁宣通上焦肺气，使气化有助于湿化，豆蔻开发中焦湿滞，化浊宣中，厚朴、半夏除湿消痞，行气散满，车前子、木通、泽泻、茯苓清利湿热，茺蔚子清肝除翳，甘草调和诸药。诸药合用，宣上、畅中、渗下，达利湿宣畅之功。肝肾不足之目障，取明目地黄汤是为对证，故较短时间内取效。〔向大斌. 祛湿法在眼底病治疗中的应用[J]. 中西医结合眼科杂志，1994(3)：183-184.〕

6.耳衄

张某，男，25岁，1990年9月12日诊。右侧耳孔出血7天，经用消炎、清热及中药吹耳等治疗罔效。刻诊：右耳孔出血每天2~3次，每次血量较多，色黑，质稠，伴头晕心烦，往来寒热，口苦咽干，小便黄涩，大便硬结。舌红苔黄腻，脉象弦数有力。诊为"耳衄"，证属少阳郁火，迫血妄行。治宜疏利少阳，通便泻火。方用小柴胡汤加味：柴胡、黄芩各12 g，姜半夏、党参各10 g，生大黄(后下)20 g，白茅根50 g，生甘草3 g，生姜3片，大枣3枚为引，每天1剂，水煎。2剂尽，溲畅便通，出血顿减；4剂诸症悉除。嘱继服六味地黄丸3~5瓶以善后。追访1年，疗效巩固。

按语：小柴胡汤功擅疏利少阳，透表清里。笔者将之随证化裁治疗邪犯少阳、肝胆郁火之耳疾，效果满意。说明古方今用只要辨证准确，化裁灵活，完全可以拓新使用领域。〔陈华. 耳衄[J]. 湖南中医杂志，1992(4)：34.〕

7.耳聋（神经性耳聋）

李某，女，26岁，1977年6月30日初诊。主诉：20天前下棉田除草，气候炎热，出汗较多，口渴不已，乃饮山泉之水。中午回家后自觉头晕头重，耳鸣鼻塞，逐渐加重，至当晚二更许，双侧耳聋如塞，与家人议事亦靠打手势。次日到当地卫生院求诊，经西医输液服药 3 天，乏效，乃改服中药三仁汤加苍术、藿香、石菖蒲之类，连服 7 天，亦无好转。患者焦急，遂到某县人民医院五官科检查，意见为"双耳鼓膜完好，耳内无异物"，诊断为"神经性耳聋"。服西药近一旬仍无明显好转。后由其弟介绍，邀余往诊。症见：面色晦暗，四肢困倦，耳聋如塞，鼻流清涕，头晕恶心，口淡食少，尿少便溏，舌淡、苔白滑，脉沉稍有力。辨为脾胃阳虚、水饮内停之证。拟健脾利湿、通阳化水之法，予苓桂术甘汤加生姜。处方：茯苓、白术、生姜各 20 g，桂枝、炙甘草各 10 g，每天 1 剂。服至 3 剂，患者忽觉耳中作响，顿时双耳听力复常，余症渐平，经随访未再发。

按语：耳聋一证，临床多见于肾水亏乏，髓海空虚；或肝阳上亢，肝气郁结，风火上扰清空；或为外界巨声震伤，致气血逆乱或鼓膜外伤所致。本例患者则因夏月饮冷过度，损伤中阳，脾失运化，水饮内停，胃失和降，气机不利，水气上逆，蒙蔽清窍而致耳聋。苓桂术甘汤为《伤寒论》方，主治太阳病误用吐、下所致脾胃阳虚，水停心下，症见"心下逆满，气上冲胸，起则头眩，脉沉紧"等。方中茯苓淡渗利水，白术燥湿健脾，甘草补益脾胃，桂枝通阳化气，加生姜和胃降逆，宣散水气。全方具有健脾利湿、通阳化水之功效，用于本证，恰中病机，故获效于意料之外，而又在情理之中。〔周汉清. 苓桂术甘汤治耳聋［J］. 新中医，1986，35(6)：48.〕

8.鼻衄（干燥性鼻炎）

孙某，男，32 岁，1997 年 6 月 20 日初诊。近 4 年来入春则常有鼻衄，伴口鼻干燥、面部烘热、胁肋胀闷等症。经某市医院五官科检查诊为干燥性鼻炎，鼻黏膜毛细血管表浅。中西医多方治疗有所好转，但每到春季仍常有鼻衄数次，经介绍遂转中医诊治。诊见：患者面色无华，气短乏力，脘腹胀满，纳差便溏，舌淡、苔白腻，脉濡细。询知近 5 年来入夏则常有腹胀、纳差、便溏等症，在某医院拟诊为慢性肠炎，治疗好转，因未坚持服药，未能治愈。证属脾虚湿滞，运化失常。治以健脾祛湿，方拟完带汤加减。处方：焦苍术、焦白术、山药、车前子、党参、砂仁、泽泻、厚朴、柴胡、陈皮各 15 g，甘草 6 g。每天 1 剂。服 5 剂，纳增，各症均减，舌苔转微黄腻，微渴。药已中病，效不更方，原方去苍术加茯苓 15 g，连服 30 天，症状消失。停药观察 2 年未见鼻衄复发。

按语：本例患者入春则鼻衄，且伴口鼻干燥，面部烘热，胁肋胀闷，是肝火犯肺、灼伤鼻腔脉络所致。若入春鼻衄时治其肝肺，乃治其标，难以痊愈。患者入夏则见湿滞脾虚证，因脾虚湿滞，运化失常，土不生金，肺失所养，入春肝气当旺之时肺气不足以制约当旺之肝气，肝气偏亢，反侮肺金，肺火上炎，灼伤鼻腔黏膜脉络，迫血妄行而致鼻衄。故夏季脾土当旺之时治其脾胃之虚，以培土生金。待入春之时，肺气宣发制约当旺之肝气，则鼻衄自愈。〔周汉清．春病夏治验案 2 则［J］．新中医，2000，32（11）：53．〕

9. 急喉痹（急性化脓性扁桃体炎）

徐某，男，18 岁，1989 年 3 月 5 日初诊。患者 1 周前因外感而致高热，渐感咽痛、吞咽及张口困难，涎多，腹胀，便结溲赤。舌红、苔黄腻，脉数有力。查右侧扁桃体Ⅲ度肿大，隐窝有白色脓点，软腭及舌腭红肿，悬雍垂被推向左侧。证属瘀热壅塞、腑气不通。治以泻热通腑、活血散瘀、消肿解毒。投加味桃核承气汤，处方：桃仁、桔梗各 12 g，炒大黄、皂角刺、生甘草、芒硝(冲)各 10 g，桂枝 6 g，蒲公英 20 g，金银花、浙贝母、土牛膝、板蓝根各 15 g。每天 1 剂，煎 2 次并浓缩取汁 500 ml，嘱其少量频服慢咽，尽量延长药物与口咽部的接触时间。2 剂后热退，便通痛减，张口改善。但仍吞咽欠畅，右侧扁桃体Ⅱ度肿大，隐窝有少许脓点。效不更方，上方再进 2 剂而愈。

按语：急性化脓性扁桃体炎多因肺胃热壅、火毒熏蒸或内蕴热毒，复受风邪，内外热毒搏结于喉核，脉络受阻，津液受灼，痰结瘀阻，结肿化脓而成。咽喉为肺胃之门户，热毒搏结不去，遂成腑实。腑实、热毒、痰瘀是本病的特点，故采用桃核承气汤加土牛膝、皂角刺通腑泻热、活血逐瘀、消炎排脓；蒲公英、板蓝根、金银花清热解毒、抑菌消炎；桔梗、贝母化痰散结。全方合用则热清、毒除、腑通、瘀去、痰化、炎消。药证合拍，故收效较捷。〔金涛，吴家清. 加味桃仁承气汤治疗急性化脓性扁桃体炎64例[J]. 湖北中医杂志，1992，14(6)：15.〕

10.慢喉痹（慢性咽喉炎）

　　李某，男，42岁，2001年3月2日就诊。患者2年前因感冒而致上呼吸道感染，住院治疗1周痊愈。出院后常感咽喉部不适，如物黏喉中，吞不下，吐不出，受寒则加重。曾经数家医院检查，均诊断为慢性咽喉炎。经多方治疗，服药期间有所好转，但停药则加剧。经本院五官科检查，患者咽喉部黏膜明显充血水肿并有滤泡，明确诊断为慢性咽喉炎。遂予贝母散治疗。浙贝母、法半夏按2∶1比例研为细末备用。临床使用每次10g，每天2次，饭后用温开水送服，服药10天，自觉症状明显好转。服药20天，症状基本消失。服药30天，诸症若失。经五官科检查，咽喉部黏膜炎症及滤泡基本消失。停药随访年余，未见复发。

　　按语： 慢性咽喉炎常因反复外感、长期食物刺激、情绪波动等原因导致经久不愈，或短暂痊愈，遇到外来刺激则复发，常见咽中如有异物不下，咽痒，伴咳嗽、吐白痰等症状，因其如物鲠喉，吞吐不能，故属于中医学"喉痹"范畴。贝母散在《鸡峰普济方》及《太平圣惠方》中的记载均含有贝母、法半夏二药，主新久咳嗽、咽喉不利等症，贝母为消痰止咳之常用药，且能解郁散结，疗情绪愁郁、伤寒结胸之症，疗人面疮亦有效。《本草新编》云："贝母消热痰，而不能消寒痰，半夏消寒痰，而不能消热痰也。故贝母逢寒痰，则愈增其寒；半夏逢热痰，则大添其热。二品泾渭各殊，乌可代用。"此案贝母散中以贝母、法半夏2∶1研末用，可知其患以热痰为主，壅痹于喉，而法半夏又可降寒痰，可去沉寒痼冷反复侵肺所留寒湿，半夏虽有毒，但经炮制过后的法半夏毒性大降，且有贝母相制，可较长时间服用。〔周汉清. 贝母散治疗慢性咽喉炎效好［J］. 中医杂志，2004，45（7）：491.〕

11.慢喉喑

李某，女，46岁，1978年9月10日初诊。声音嘶哑8个月余。经本厂及武汉十多家医院治疗无效，声嘶渐加重。精神疲倦，纳谷不香，口渴少饮，夜间感咽燥不适，失眠多梦。大便干结、三天一行，小便正常。院外诊断：声带麻痹、声带息肉，疑为恶性病变。体查：体温、呼吸正常，血压128/80 mmHg，形体消瘦，神情疲惫，两颧略红，双侧咽壁欠润、不充血，余无异常发现，心肺(-)，舌红瘦、无苔少津，六脉细而带数。诊断：声音嘶哑，为气阴亏损、心肾不交所致。治拟益气生津敛肺，滋阴补血养心。方用天王补心丹加减：党参15 g，当归、生地黄、麦冬、天冬各12 g，酸枣仁、炙远志、柏子仁、茯神各10 g，丹参、沙参各20 g，桔梗8 g，五味子6 g，黄柏10 g，细辛5 g。4剂，水煎服。9月15日二诊：服上药后，疗效显著，诸症悉减，效不更方，继服原方5剂。药后发音正常，患者喜笑颜开，近一载之疾，旬日而除。1979年7月患者病情复发，在武汉治疗近月，声音嘶哑亦复如前，故抱病求治前往常德。其症情、脉、舌与前次基本相同，仍拟原方3剂，药后效如桴鼓。随后将上方8剂炼蜜为丸服用。经追访5年体健无复发。

按语：咽喉乃手少阴心、足少阴肾二经脉所循行部位，为呼吸之门户，由肺所司。本案其病表现在肺，根由在肾，连累于心。肺主一身之气，司呼吸，气不足则神情疲惫，言微气怯；气阴虚则声音嘶哑，导致金不生水，肺肾阴虚，加重声音嘶哑，水不济火，虚火上炎，心肾不交而神不守舍，故虚烦不眠，咽干舌红少津，脉细而带数均为一派心、肺、肾气阴不足之征。方中以党参、沙参、茯神补心肺气阴不足；生地黄滋阴制火；天冬、麦冬清上之火；五味生津润燥；当归、丹参补血；远志、酸枣仁、柏子仁养心安神；

加入黄柏入肾经泻相火而滋阴，细辛味辛气温，入手太阴肺、足少阴肾二经，同黄柏以治嘶哑，一寒一热相伍，乃以寒治热，以热药入凉剂，为反佐所需；桔梗载诸药上行，入肺而达病所。于是肺气得补，金水相生，虚火平息，心血渐足，心肾交通，故神志安宁，由于气阴得救，声哑消除而告痊愈。〔吴忠文. 重度声音嘶哑治验[J]. 湖北中医杂志，1985(1)：40.〕

12.口疮（6案）

（1）口疮（复发性口腔溃疡）

陈某，女，52岁。口腔溃疡反复发作3年。上症时反复，或短期愈合，然旋即复发，痛楚不堪，遍访良医少效；略鉴其方，尽皆寒凉。刻下症见：两颊黏膜各有一溃疡，其中右侧约0.5 cm×0.5 cm，疡面色淡，触痛不显。辨为气血两虚，虚火上浮。治宜健脾益气，补血养营，收敛生肌，药用当归补血汤加味：黄芪50 g，当归10 g，党参15 g，白术10 g，砂仁10 g，茯苓10 g，益智仁10 g，山药15 g，建菖蒲10 g，炙甘草6 g，枣树根皮15 g，生姜10 g。连服12剂，疮面愈合，守方加减连服数月，未再复发。

按语："脾胃一病，九窍失利"，人之九窍与五脏相关，各有所主。脾开窍于口，唇为口之门户，脾气散津以荣唇。复发性口腔溃疡今医责之于脾胃蕴热，然不知病者系脾虚气血不足，无以荣泽于口唇，前医用药多皆寒凉，更是犯了"虚虚实实"之戒。据其舌脉可资鉴别。方中黄芪、党参、白术、山药、茯苓、炙甘草补脾益气，以资气血生化之源；配以当归滋养营血，俟气旺血生，虚火自灭；益智仁、砂仁、生姜以醒脾暖胃，达到补而不滞之目的；菖蒲开心脾之窍，而枣树根皮具有收敛生肌之功，故服之效佳。〔曾劲松. 当归补血汤的临床运用举隅[J]. 中医药导报，2007，13(4)：63-64.〕

（2）口疮

贺某，男，14个月，1991年8月17日诊。口疮并发热5天。症见：上颚有黄豆大溃疡2处，溃疡周边呈赤色，内中呈淡黄色，肛温38.8 ℃，口渴喜饮，烦躁啼哭，大便 3 天未解，舌红、苔边白中黄，指纹红紫。证属脾胃积热上炎之实火口疮。治宜清热解毒、通便泻火。拟凉膈散加味，处方：大黄 5 g，芒硝、甘草、栀子、薄荷、黄芩、竹叶、生地黄、麦冬各 6 g，连翘 10 g，金银花 30 g。药进 2 剂，热退。3 剂后上颚溃疡消失，后以沙参麦冬汤善后。

按语：本例口疮发热烦躁，口渴饮冷，便结不下，实热之证十分明显，因脾胃经脉上循口舌，故用承气法，泻下以清上。局方凉膈散治实火口舌生疮卓效，患儿热毒较重，故入大剂量金银花旨在加强清热解毒，尤以麦地合栀芩，乃吴瑭甘苦合化阴气以治热淫所胜之"灵丹"，且夫热盛伤津，苦寒泻下不无损液，此又是增液防变之妙药也。〔胡学刚. 口疮辨治 4 则 [J]. 新中医，1995(4)：14-15.〕

（3）口疮（舌溃疡）

孙某，女，59 岁，1991 年 5 月 27 日就诊。初外感发热，经治热退，遗舌边溃疡历时 7 天。症见：舌体两边各有绿豆大溃疡 2 个，口苦舌痛，饮食辄痛剧，不能尝咸味，尤不可呷热饮，烦躁易怒，口渴喜凉饮，舌红、苔白少津，脉弦数。证乃肝胆火炎，灼舌溃疡。拟龙胆泻肝汤。处方：柴胡 6 g，龙胆、黄芩、栀子、木通、当归、泽泻、车前子、甘草各 10 g，生地 15 g。药进 2 剂，舌痛陡止，口苦口渴显减，续原方 2 剂，舌边溃疡获愈。

按语：舌体两边为肝胆所主，外邪引动肝胆伏火上炎，致使舌体两边溃烂成疮，而口苦口渴，易怒、脉弦又为木火鸱张之象，故投龙胆泻肝汤 4 剂获愈。〔胡学刚. 口疮辨治 4 则［J］. 新中医，1995(4)：14-15.〕

（4）口疮（舌溃疡）

谢某，女，66 岁，1991 年 12 月 9 日初诊。宿患慢性支气管炎，近日舌体两边溃疡疼痛 5 天。自诉痰涎尤多，色白质稠，时恶寒发热，口苦而干，食欲索然无味，且因舌痛惧不敢进食。症见：舌两边各有黄豆大溃疡 2 个，舌红、苔白腻，脉数。乃胆胃不和，痰热郁火上蒸所致。予芩连温胆汤加味，处方：鲜竹茹、枳实、法半夏、茯苓、甘草、黄芩、连翘、白芷、泽泻各 10 g，瓜蒌皮 15 g，黄连 5 g，蒲公英 30 g。服药 2 剂，痰涎减半，舌边溃疡竟愈合，舌痛感觉轻微，进食已感有味，精神明显好转。服 4 剂后，舌痛亦消失。

按语：本例舌边溃疡亦与少阳郁火相关，木郁不达，胃气因之不和，进而化热生痰，痰热循经上蒸，致使舌边溃疡疼痛，而咳吐痰涎伴见口苦、寒热、苔腻、脉数，故予芩连温胆汤，清郁火化痰热，加泽泻、瓜蒌以增强化痰利湿之功；伍蒲公英、连翘、白芷，乃疮家要药，以速愈口疮，方证吻合，选药精当，故取速效。〔胡学刚. 口疮辨治 4 则[J]. 新中医，1995（4）：14-15.〕

（5）口疮（慢性舌炎）

曾某，男，34 岁。舌面糜烂半载余。症见：舌虽糜烂，痛却不著，舌质淡胖，两目黯然，神疲乏力，脉细弱，两寸虚浮，按之豁然。此乃血不上荣、虚火上炎之证，治当益气补血，引火归元。方用当归补血汤加味：黄芪 50 g，当归 10 g，党参 15 g，肉桂 4 g，炙甘草 10 g，酸枣仁 10 g，建菖蒲 10 g，生地黄 20 g。5 剂。服药后糜烂面明显回缩，周边有薄白苔覆盖，续进 10 剂，舌面基本恢复，继予归脾丸调理半个月善后，随访 1 年未曾复发。

按语：舌为心之苗，实乃足太阴脾气所注，脾气一虚，生化乏源，舌体失荣而糜烂难愈。前医不明其理，多以心火论治，屡投寒凉攻伐之剂，以致脾胃受损，营血难复，终成本证。曾师洞察秋毫，取当归补血汤为君以益气补血；辅以党参、炙甘草健脾益气为臣；少佐肉桂以引火归元，少火益气，寓阳生阴长之意；生地黄、酸枣仁制诸药温燥以防伤津之弊，菖蒲引药入心经，全方配伍精当，药证相符，收效甚捷。〔曾劲松. 当归补血汤的临床运用举隅[J]. 中医药导报，2007(4)：63-64.〕

（6）口疮

尤某，男，27 岁，1991 年 3 月 6 日就诊。唇舌溃疡疼痛月余。屡用抗感染加外搽冰硼散均乏效。症见：舌形尖瘦，赤红少苔，舌体及唇内有细小溃疡数个，灼痛咽干，口角流涎，言语不适，进食尤难，形体消瘦，面色黧黑，脉细数。乃虚火口疮，予知柏地黄丸加减，处方：熟地黄 15 g，知母、黄柏、山药、茯苓、牡丹皮、泽泻、山茱萸各10 g，蒲公英30 g。服药6剂，口疮获愈。

按语： 口疮久治不愈，虚实夹杂，治当求本，不可概用寒凉，本例舌体尖瘦、赤红少苔、咽干、形瘦、面色黧黑，乃肾阴亏耗之外征，盖肾藏五内之精，肾虚则木失滋荣，心肝之火易炽，虚火亢旺，上灼口腔溃疡，故用知柏地黄丸，壮水之主，以制阳光，肾阴得复；更加一味蒲公英，微苦甘寒，清热且不伤阴，却大有消炎杀菌之用，用药法式兼采中西之长，不悖于古而又合于今，故取佳效。〔胡学刚. 口疮辨治4则［J］. 新中医，1995(4)：14－15.〕

13. 舌衄（4案）

（1）舌衄

李某，男，20岁，1987年10月10日来诊。患者嗜酒，素尿黄便硬。近日感冒，乃顿饮白酒约7两，饮后面赤心烦，神谵欲呕，一夜未眠。次晨以冷水漱口时发现血与水染成红色，即对镜视之，发现舌面汩汩淌血，遂来诊。刻诊：舌面溢血鲜红，舌体肿胀，舌尖红绛，脉象洪数。证属心胃火盛之舌衄无疑，遂遵前人"泻心即是泻火，泻火即是止血"之训，急予泻心汤原方加白茅根50 g，生槐花15 g。2剂，外用蒲黄粉敷之。剂尽而愈。

按语： 心开窍于舌，舌为心之苗，且舌部与多条经脉相关，《知医必辨·论疾病须知四诊》："脾脉连舌本，肾脉挟舌本，肝脉绕舌本。"《灵枢·经脉》："唇舌者肌肉之本也。"故舌与五脏均关系密切，本例患者大量饮酒后舌面出血不止，酒性温热而活血，舌面肿而血色红，是为酒力助热，又有舌尖红绛、脉洪数之症，辨为心胃火盛。以通泻三焦实火之泻心汤及白茅根泻肾火，导热于下，槐花凉血止血，清肝泻火。《金匮要略》之泻心汤对于三焦积热，口舌生疮，吐血衄血等证效果明显。〔陈华，王成姣. 试述舌衄的中医治疗［J］. 中医函授通讯，1990(2)：45.〕

（2）舌衄

周某，女，36岁，1988年7月12日来诊。素性情急躁。近因小孩与邻居争吵，后觉胁肋灼痛，头痛如裂，口苦目赤，说话不圆，口吐鲜血而来诊。刻诊：舌面有出血点若干，且见鲜血外溢，舌红而肿，转动不灵，舌边红绛，脉象弦数。诊为舌衄。证属肝火上冲。即以生理盐水漱口，外敷炒蒲黄粉，内服龙胆泻肝汤加侧柏叶、赭石（包煎）各10 g。2剂，剂尽血止。继以逍遥丸善后。

按语：内生之邪多由情志波动所致，该案可知患者性急躁，近日又有情绪影响，导致肝经实火之证。"肝经绕舌本"，舌两侧为肝之诊区，结合舌诊之舌面出血点，红肿，转动不灵，舌边红绛等表现，可知肝之实火蔓延且波及心脾，故鲜血四溢不能止。医者采取内外合治之法，内以泻肝经实火之经典方剂龙胆泻肝汤加侧柏叶入肝脾凉血止血，赭石降肝胃火，外用蒲黄入心肝清热止血。急则治标，待火降气平，以逍遥丸调理情志，以防他日因情绪不稳再发此证。〔陈华，王成姣. 试述舌衄的中医治疗［J］. 中医函授通讯，1990（2）：45.〕

（3）舌衄

张某，男，44岁，1988年10月6日来诊。素体瘦弱。近因劳心过度，调理失当，突然口吐鲜血，头昏耳鸣，腰膝酸痛，五心烦热，咽干而痛。查其舌，质红少苔，舌面多处溢血，脉象细数无力。诊为阴虚火旺舌衄。治宜滋阴降火止血，方用六味地黄汤加牛膝、生槐花、墨旱莲各15 g。3剂。外用血余炭、槐花各等份研粉敷之。3剂血止。续以六味地黄丸善后。

按语：《黄帝内经》指出"此所受气者，泌糟粕，蒸津液，化其精微，上注于肺脉，乃化而为血""食气入胃，散精于肝，淫气于筋"；唐容川曰"食气入胃，脾经化汁，上奉心火，心火得之，变化而赤是为血"；《类经》载"精髓同类"，说明血的生成和传输与五脏均有密切关系。患者劳心耗伤精血，肾精亦亏，脾虚而不统血，故溢出脉外，肝不能藏血，上焦之肺受损亦无法通调血液传输之道，五脏所损均显现于舌，故见舌面溢血，脉细数无力为全身血虚之象，又见肾阴虚之表现，故以滋阴降火之六味地黄汤加减，牛膝补肝肾，强筋骨，逐瘀通经，引血下行，槐花生用清肝热力强，墨旱莲补益肝肾之精，以精生血，再加外用血余炭、槐花粉，清热止血，内外相合，疗效毕现。〔陈华，王成姣. 试述舌衄的中医治疗〔J〕. 中医函授通讯，1990（2）：45.〕

（4）舌衄

张某，男，48 岁，1988 年 12 月 25 日来诊。因胃溃疡复发，经治胃痛改善，便血停止，而转为舌上渗血不止。症见：血色淡红，伴头晕神疲，自汗气短，纳差不寐。观其色，㿠白无华；阅其舌，胖嫩而淡；切其脉，沉细而弱。诊为脾不统血之舌衄。内服归脾汤原方 3 剂，外敷文蛤散（五倍子、白胶香、牡蛎等分为末）。治疗 3 天，血止。续服丸药巩固。

按语：脾胃为气血生化之源，脾胃之气不荣，可见他处气血非常之象，脾不统血，胃气亏虚，血无以摄则下利肠道，故需引血上乘，补益脾胃之气，复脾升胃降之枢机，然患者本身体弱，见气虚血弱之整体表现，舌血泛散，此案应治中焦而安四方，统气血而止离血，归脾汤为治气血不足之血证常用方，再以文蛤散收敛止血，是为中的。〔陈华，王成姣. 试述舌衄的中医治疗〔J〕. 中医函授通讯，1990（2）：45.〕

14.花剥舌

杨某，女，2 岁。舌右侧两处椭圆形舌面光剥无苔，舌质淡红，形瘦纳差，脉细数无力。此证属脾胃气阴两伤，拟加减叶氏养胃方：沙参 10 g，麦冬 10 g，玉竹 8 g，白扁豆 8 g，炙甘草 5 g，白芍、木瓜、莲子各 6 g，谷芽 10 g。方中沙参、麦冬、玉竹甘润养阴，莲子、白扁豆、甘草健脾益胃，配白芍、木瓜酸甘合化，再佐谷芽启脾进食，全方两补气阴，大具生化之性。患儿仅服 3 剂，剥苔复生而愈。

按语：剥苔为特殊舌象之一，说明人体气血两虚和气阴两虚。舌边局部光剥无苔说明肝胃津液大伤，必有纳差，舌苔为胃阴汇聚之所，无苔者胃阴大亏，苔少者胃阴亏少，斑剥者较轻，说明阴伤时日尚短，又查患者形瘦，脉细数无力，为气阴两虚。叶氏养胃方源自何廉臣的《重订广温热论》，采叶氏养胃之意，从阳明燥土须以柔剂，此即为"柔剂养阳"，与前人重于升清阳而养胃和祛湿和胃之方义不同，现代也常将此意用于临床。〔胡学刚. 加减叶氏养胃方治疗小儿花剥舌[J]. 中医药研究，1987(4)：40.〕

15.语言謇涩、唇瞤

钟某，女，46岁，1988年4月10日诊治。舌謇、口吃、唇动3个月余。自1月份以来，忽觉言语不利，吐辞欠清，嘴唇时抖动，初不介意，渐至加重，几乎不能正常对话，开口则舌卷抖不已，其人神志清醒，肢体活动自如。症见：形瘦色萎，手足厥逆，腰背冷痛，食少嗜差，时咳痰涎，舌淡红、苔白腻，舌下络脉青紫，脉沉缓。证属脾虚寒盛，风痰阻络，舌本不利。治以健脾化痰，柔肝熄风，温阳祛寒。方取柴芍六君子汤合麻黄细辛附子汤：柴胡10 g，白芍10 g，钩藤10 g，党参12 g，白术12 g，茯苓（朱砂拌）15 g，炙甘草3 g，陈皮10 g，法半夏10 g，麻黄5 g，附子10 g，细辛3 g，当归10 g，全蝎5 g。服药1剂当晚得熟寐，半夜大泻风泡涎水5次，翌日讲话豁然清亮，口中痰涎顿失，嘴唇不抖，手足转温，知饥索食，1天要吃6餐方快，嘱其守服原方3剂，病愈。

按语：脾开窍于口，其华在唇，脾虚日久，痰湿内生，湿遏阳气，阴寒内盛，土虚则木乘，风邪内动。又因足太阴脾经的经脉"连舌本，散舌下"，经脉被寒湿所困，则舌体转动不灵，语声迟重。方中麻黄宣肺窍治其上，附子温肾阳治其下，柴芍六君子调理肝脾治其中，复佐当归养血、全蝎搜风，使上下交通，肝木得养，脾土复运，启动沉寒，痰浊尽逐。寒去湿化则窍开舌灵，脾升肝疏则风静唇安。〔胡学刚. 柴芍六君子汤临床应用举隅[J]. 湖南中医学院学报，1989(4)：209-210.〕

16.牙衄

赵某，女，49岁，1984年7月8日初诊。患者自诉齿龈渗血7天，甚则盈口，伴下肢红斑隐隐。诊见：牙龈红肿，齿瓣色紫，下肢红斑成片，大便略干，舌红、苔薄黄，脉细数。辨为阳明胃火炽盛，上行龈络为衄，下通肌肤为斑。治则：泻火解毒，凉血止血。拟泻心汤加减：生大黄10 g，川连6 g，黄芩10 g，生地黄15 g，牡丹皮10 g，紫草10 g，金银花15 g，甘草6 g。2剂。7月10日复诊：患者红斑消退，齿痛已止，唯诉晨起牙衄少许，胃脘轻胀。遂去生地黄、川连、紫草，加地榆炭、木香、陈皮，数剂而愈。

按语：患者齿龈渗血，下肢红斑成片，查其牙龈红肿，齿龈色紫，询问可知大便偏干，结合舌脉，四诊合参，乃知其为阳明胃火炽盛，上灼龈络为衄，下灼肌肤为斑。以泻心汤苦寒清泄，直折其热，生地黄、牡丹皮、紫草凉血消斑，金银花使热从肌表而出，与大黄使火热从大便而出，相得益彰，甘草防诸药寒凉伤胃。2剂，火热即消其大半。二诊，患者红斑消退，唯晨起牙衄少许，故去生地黄、紫草，加地榆炭凉血止血，加强收涩之功；患者齿痛已止，而胃脘轻胀，恐川连太过寒凉，故去之，加木香、陈皮行气消胀。辨证精准，用药得当，故数剂而愈。〔郑钧. 泻心汤治验举隅[J]. 湖南中医杂志，1990(4)：35.〕

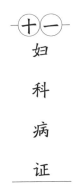

十一

妇

科

病

证

1. 月经过多

王某，女，27岁，1986年8月6日初诊。自诉月经初来时冒暑晒谷，至今已10天仍量多色红，有时顺腿而下，伴面赤口干，肌肤灼热，尿黄便结，舌红、苔黄，脉象滑数。余思病发大暑，面赤口干，肌肤灼热，尿黄便结等皆为胃火充斥之象。邪热内盛，迫血妄行则经行量多。治本之法，当泻胃中积热。方拟泻心汤加减：生大黄10 g，黄连6 g，黄芩10 g，生地黄12 g，茜草10 g，地榆炭10 g，陈棕炭15 g。3剂。8月9日复诊：患者月经已止，唯诉口渴，舌淡红、苔薄黄，脉细数。辨为胃阴灼伤，投沙参麦冬汤2剂而愈。

按语：患者经期冒暑晒谷，暑热之邪灼伤冲任，迫血妄行，故致经行量多；面赤口干，肌肤灼热，尿黄便结乃胃火炽盛所致，故以泻心汤泻火解毒，生地黄、茜草、地榆炭、陈棕炭凉血止血。二诊，月经已止，唯诉口渴，结合舌脉，此乃胃阴灼伤，故以沙参麦冬汤益胃生津而收功。〔郑钧.泻心汤治验举隅［J］.湖南中医杂志，1990（4）：35.〕

2. 闭经（5案）

（1）闭经

某女，24岁，2012年3月12日初诊。月经平素规则，经量正常，颜色偏暗，一般 7 天方净，无痛经史，经前乳房无胀痛感。近 1 年来经期延后，或间隔 3 个月一潮，曾采用黄体酮针注射催经。此次检查前末次月经来潮时间为 2011 年 8 月 13 日，带下少，大便稍结，夜寐欠佳，纳食不香。B 超检查：子宫三径总和为 11.4 cm。妇科检查：子宫体后位，偏小，质中，子宫颈光滑，阴道通畅并且外阴无异常，活动度处于正常范围，无压痛。生育史记录：0-0-0-0。舌淡红，苔薄白，脉弦细。西医诊断：闭经，子宫偏小。中医诊断：闭经，冲任失调型。治以温冲调经，予温经汤加减：川芎 6 g，牡丹皮、桂枝、半夏各 10 g，党参 15 g，当归、麦冬各 10 g，白芍（炒）12 g，阿胶（烊）10 g，甘草（炙）6 g，生姜 3 片。7 剂，水煎服。10 天后二诊：月经依旧未潮，但带下增多、大便顺畅，且小腹微胀。性激素检查：雌二醇（E_2）为 214.531 pmol/L，睾丸素 2.44 nmol/L，催乳素（PRL）213.29 mIU/L，孕酮 0.92 nmol/L，舌脉如上。上述方剂基础上加丹参、益母草各 15 g，川牛膝 30 g，共 7 剂，水煎服。15 天后三诊：月经来潮，整体颜色偏暗，其中夹杂少许血块，5 天净，未痛经。性激素检查：LH 3.85 IU/L，FSH 4.68 IU/L，舌脉如上。中药汤剂调整为基本方剂，共 7 剂，水煎服。

按语：温经汤有养血祛瘀、温经散寒功效，在寒温结合的基础上补泻兼施。温经汤方源自《金匮要略》，为临床常用调经方剂，养血活血，化瘀止痛，暖宫温经。就诊时子宫内膜实际厚度没有达到正常的来潮水平，可先采用温经汤进行温冲调经，等到冲任满溢，感觉小腹发胀，带下明显增多，有来潮征兆时，在温经汤基本方剂基础上加用丹参、益母草与川牛膝进行催经，三诊后痊愈。〔曾劲松. 曾介绥经方治疗闭经验案举隅[J]. 实用中医内科杂志，2014，28(8)：8.〕

（2）闭经

某女，34 岁，2014 年 1 月 10 日初诊。末次月经：2013 年 9 月 13 日，已有 4 个月未曾来潮，有心烦易怒、急躁焦虑表现。平素月经周期为 20~25 天，颜色鲜红，并且夹杂血块，经量多，一般 5~7 天净。经期腰腹疼痛，经前感觉乳房发胀。生育史记录：1-0-1-1，宫内有节育环放置。B 超检查：子宫内膜实际厚度为 9 mm。近来常觉面部及全身潮热汗出，午后尤著，腰痛隐隐，纳可，口干舌燥，大便时结，小便黄，夜寐欠安。舌淡红，苔薄白，脉细。妇科检查：子宫体后位，大小适中，质中，有明显压痛，子宫颈存在轻微炎症，阴道通畅并且外阴无异常。西医诊断：闭经，慢性盆腔炎，慢性宫颈炎。中医诊断：闭经，肝郁血热型。治以化瘀清热、疏肝解郁，予丹栀逍遥散加减：柴胡（炒）6 g，赤芍 15 g，当归（酒炒）、枳实各 10 g，茯神 15 g，桃仁、牡丹皮、栀子（炒）各 10 g，生地黄、丹参各 15 g，川牛膝 30 g，大枣 5 枚，生姜 3 片。5 剂，水煎服。15 天后二诊：月经仍未来潮，腰尻有明显下坠感，胃脘不适。然烦热口干与睡眠情况明显改善，大便已畅，小便转清。性激素检查：E_2 281 pmol/L，LH 13.45 IU/L，FSH 4.05 IU/L，舌脉如上。上方加用泽兰、香附各 10 g，益母草 30 g。7 剂，水煎服。15 天后三诊：2014 年 2 月 3 日月经来潮，经量中等，色泽暗红，无明显血块，4 天干净。

按语：该案闭经长达 5 个月，有心烦躁热表现，平素月经正常来潮，经前感觉乳房发胀，究其原因，为瘀血阻滞，气血不畅，肝郁化热。因子宫内膜的厚度为 9 mm，已满足月经来潮之水平。之所以未来潮，乃肝郁化热，气机阻滞，以丹栀逍遥散结合养血调经及疏肝清热之品，加桃仁、丹参与川牛膝，引热下行。一诊后腰尻下坠明显，经过性激素检查将机体卵巢功能有所衰退之可能排除，于上方基础上加调气活血的泽兰、益母草及香附，再次诊治后月经来潮。〔曾劲松. 曾介绥经方治疗闭经验案举隅［J］. 实用中医内科杂志，2014，28（8）：8.〕

（3）闭经

某女，30 岁，已婚不孕，2012 年 1 月 18 初诊。婚后未避孕 3 年多。末次月经 2011 年 8 月 5 日，6 个多月未潮，除小腹冷痛、手足冷外，无其他不适，舌质紫暗，苔薄白，脉细涩。月经史：16 岁来潮，月经周期为 45～120 天，经量少，颜色暗淡，并且夹杂黑色血块，一般 5～7 天净。月经期间小腹胀痛明显，带下清稀，小便调，大便稀溏，纳可。B 超检查：子宫三径总和为 11.9 cm，子宫内膜实际厚度 8 mm。妇科检查：子宫体后位，大小适中，质中，有压痛，子宫颈存在中度炎症，阴道通畅而且外阴无异常。西医诊断：闭经，慢性宫颈炎，慢性盆腔炎。中医诊断：闭经，宫寒夹瘀型。治以逐瘀和血、温经暖宫，予少腹逐瘀汤加减：小茴香、肉桂、炮姜各6 g，当归（酒炒）、白芍（炒）各12 g，生蒲黄15 g，五灵脂（炒）12 g，川芎6 g，延胡索、没药（炒）各10 g，艾叶、吴茱萸各6 g，白术（炒）10 g，党参15 g，甘草（炙）6 g。7剂。2012年1月28日二诊：1月22日月经来潮，颜色紫暗，并且夹有血块，量少，无明显腹痛，大便成形，脘腹转暖，舌脉如上。继守上方嘱月经来潮前服用5~7剂，加益母草、丹参、牛膝之类化瘀通滞，半年后自然受孕。

按语：该案虽月经数月不潮，然月经不调日久，以致不孕，综观病史，此乃素体阳气不足，宫寒血凝于下焦少腹，故而月事不下、宫寒不孕。理应以逐瘀活血、温阳理气为法，兼顾脾胃。少腹逐瘀汤乃清代王清任所创，集温经逐瘀、种子安胎为一方，世人只知其为祛瘀之剂，曾师辨证精准，可见一斑。〔曾劲松. 曾介绥经方治疗闭经验案举隅［J］. 实用中医内科杂志，2014，28（8）：9.〕

（4）闭经

某女，24岁，2012年2月26日初诊。有月经初潮，此后月经不调长达8年之久，婚后2年多未实施避孕。末次月经2011年9月13日。经量一般先多渐少，呈现鲜红色，并且夹杂血块，往往5~7天净。经前有明显的小腹胀与乳房胀痛，经期小腹疼痛剧烈，带下不多，二便正常，素体怕冷，纳可，舌淡红，苔薄白，脉沉细。生育史：0-0-0-0。月经史：16岁初潮，月经间隔时间为36天至6个月，有服用性激素或者调经类药物史。B超检查：子宫三径分别为35 mm、25 mm、35 mm，内膜厚度为6 mm。性激素检查：雌二醇（E_2）为134.253 pmol/L，睾丸素4.62 nmol/L，催乳素（PRL）342.297 mIU/L，孕酮0.51 nmol/L。妇科检查：子宫体后位，大小适中，质中，有压痛，子宫颈存在轻度糜烂，阴道通畅而且外阴无异常。西医诊断：闭经，慢性宫颈炎，慢性盆腔炎，子宫偏小。中医诊断：闭经，肝肾不足型。治以补肝益肾，方予八味肾气丸加减：桂枝6 g，熟地黄15 g，山茱萸

10 g，山药 15 g，茯苓 15 g，牡丹皮 10 g，泽泻 10 g，菟丝子 15 g，淫羊藿 15 g，巴戟天 12 g，制何首乌 15 g，淡附片（先煎）10 g。7 剂。3 月 3 日二诊：月经仍未来潮，然矢气频多，手足转暖，舌脉如上。中药守上方加香附（醋）10 g，丹参 15 g，鸡血藤、川牛膝各 30 g。14 剂。3 月 18 日三诊：于 3 月 16 日月经来潮，量少色淡，之后经量转多，月经颜色开始转鲜红，夹杂少许血块，经期已无腹痛。调整为和血调经方剂：益母草、白芍（炒）、菟丝子各 15 g，川芎 6 g，白术（炒）10 g，茯苓 15 g，香附（醋）、当归各 10 g，丹参 15 g。7 剂。

按语：该案自月经初潮伊始，就表现出闭经、子宫偏小以及月经愆期，就诊时虽然已停经 5 个月，然由于子宫内膜仅 6 mm 厚，故无痛苦感。经前感觉乳房及小腹胀痛，妇科检查发现存在慢性盆腔炎，诸如此类病症均选择暂时放置，采取"先予后夺"方法实施治疗，即先补后泻。采用肾气丸并加补益肝肾之淫羊藿、何首乌、巴戟天、菟丝子。药后即矢气频多，乃肾气渐复之征。二诊时感觉胞宫逐渐充盈，再次使用肾气丸并加鸡血藤、香附、川牛膝与丹参攻补兼施，活血催经。经转之后，调整为当归芍药散治疗。曾师多年来致力于经方汤剂研究，上述病案足当可见一斑。〔曾劲松.曾介绥经方治疗闭经验案举隅［J］.实用中医内科杂志，2014，28（8）：9.〕

（5）闭经

杨某，女，43 岁，1992 年 10 月 10 日初诊。患双下肢肿胀疼痛，皮肤紫斑发痒 1 个月余。初未治疗，近 10 天来疼痛加剧，故来本院求治。西医以过敏性紫斑治疗未效，遂转中医门诊。症见情绪不安，不能下地走动，头晕心悸，烦躁失眠，口干不饮，便秘尿少，舌质暗红少苔，脉弦细而数。双下肢肿胀，疼痛，双膝以下至足背皮下满布绿豆大瘀斑，稍有痒感，按之不退色。血液化验无异常，血压正常。辨证为血热发斑，用清瘟败毒散加减治疗。处方：生地黄、赤芍、玄参、牛膝、知母各 20 g，黄连、黄芩、连翘、牡丹皮、蝉蜕、甘草各 15 g，连服 6 剂，诸症大减，守方又服 10 剂，双腿肿痛消失，皮下瘀斑大部分消退，乃停药。越旬，前述诸症复发，于 11 月 12 日再次就诊。双下肢肿痛较前更剧，皮下瘀斑延伸至大腿皮肤，少腹时有胀痛。细询病史，患者平素性格内向，常与他人有口角之争，近5年来经期紊乱，现已停经半年，自以为绝经，未曾治疗，参合脉症病史，实为闭经，瘀血内阻。遂用桃红四物汤加味治疗，处方：白芍、生地黄、丹参各10 g，桃仁、红花、当归、川芎、柴胡各15 g，药尽3剂，经行，色暗有瘀块。嘱停药观察，6天经尽，诸症若失，皮肤瘀斑全部消退。继服逍遥丸半个月以善其后，至今月事如常，体健无恙。

按语：患者性格内向，又常与他人口角，情志失调，导致肝郁气滞。肝失疏泄，藏血失职，致使经水失调，肝主藏血，肝气郁结，久而成瘀，阻滞胞宫又致经闭；血瘀日久，郁而化热，灼伤脉络，故见下肢肿痛瘀斑。初用清瘟败毒散，虽有清热凉血之力而少活血化瘀之功，仅能起到扬汤止沸之效，故病虽好转，后必复发。后用桃红四物汤乃恰中病机，瘀血得去，肝郁随解而诸症悉除。〔周汉清. 闭经发斑［J］. 湖南中医杂志，1993，9（4）：80.〕

3.痛经

张某，34岁，1987年1月15日初诊。每逢月经干净后小腹隐痛，经来色淡，量少，头晕耳鸣，腰膝酸软已2年，舌质淡红、苔薄白，脉沉无力。证属肝肾亏损。治宜滋养肝肾。方拟左归饮加减：山药、枸杞子、山茱萸各15 g，杜仲、续断各12 g，当归、白芍、川楝子、茯苓各10 g，炙甘草5 g。水煎服，每天1剂。服5剂后，腹痛缓解，头晕、耳鸣明显好转。纳差食少，胃脘饱胀，原方去枸杞子、川楝子、炙甘草，加山楂15 g、麦芽12 g、砂仁5 g，服5剂后诸症消除。随访2年，腹痛未再复发。

按语：患者每逢月经干净后小腹隐痛，经来色淡，量少，辨为虚证，结合患者头晕耳鸣，腰膝酸软及舌脉，细辨乃肝肾亏虚，精血不足，脑髓、腰膝失养所致。采用左归饮加减治疗，方中山药、枸杞子、山茱萸补肝脾肾，杜仲、续断强腰膝，当归、白芍养血，川楝子行气疏肝止痛，茯苓、甘草健脾益气，诸药合用，肝肾得补，脾胃健运，化源不断。二诊，患者腹痛缓解，头晕、耳鸣明显好转，故去枸杞子、炙甘草；唯纳差食少，胃脘饱胀，因此时天气渐寒，然病者已虚，此乃外寒困脾、凝滞血脉所致，故去川楝子寒凉之品，加山楂化瘀助化，麦芽疏肝助化，砂仁醒脾助化。诸药合用，肝肾得养，脾胃得健，先后天互滋互化，随访两年，未再复发。〔张祥福. 妇科病从肝论治临证举隅［J］. 湖南中医杂志，1992(3)：36.〕

4.崩漏（4案）

（1）崩漏（功能性子宫出血）

杨某，女，35 岁，1978 年 5 月 12 日初诊。患者素体肥胖，月经量过多，先后无定期，经期 7 天，淋漓不尽，今天中午突然小腹剧痛，经血暴崩如注，经某医院用止血药、输液等急救处理无效，转请余诊治。症见：面色苍白，四肢冰冷，头汗如珠，口吐浊沫，小腹剧痛，喜按，舌质淡胖嫩，边有瘀点，苔白微腻，脉涩。实验室检查：血红蛋白 6.5 g/dl，白细胞 5200/mm³，中性粒细胞 35%，淋巴细胞 30%，单核细胞 2%。诊断：暴崩（功能性子宫出血），证属痰湿中阻胞宫。治以益气止血，通阳利湿。方拟五苓散加生晒参 10 g，阿胶（烊化兑服）10 g，三七（研末冲服）10 g，服 2 剂。5 月 14 日复诊：精神大振，四肢转温，血崩缓停，原方续服 5 剂，漏血尽止而愈。

按语：患者素体肥胖，乃知其为气虚痰湿体质。突发经血暴崩，阳随血脱，故见面色苍白，四肢冰冷，头汗如珠。检查发现严重贫血。治以益气止血，通阳利湿。方选五苓散通阳利湿，生晒参益气止血，阿胶补血，三七化瘀。二诊，患者血崩缓停，则气血得固，故诸症好转。继以原方化痰湿，温血脉，益气止血，补血活血。全方扶正祛邪，气血同调，通补兼施，故邪去正安。〔张祥福，张祥尤. 五苓散治疗急危重症［J］. 湖南中医杂志，1989(6)：19.〕

（2）崩漏（功能性子宫出血）

徐某，女，42 岁。因阴道不规则流血 4 个月，加重伴气短 1 个月，于

1985年9月住我院妇产科，经检查，诊断为"功能性子宫出血"。实验室检查：血红蛋白6 g/dl，红细胞251万/mm³，网织红细胞0.8%，血小板8.1万/mm³。住院期间经刮宫、口服己烯雌酚、肌内注射黄体酮等治疗月余，病症无明显好转，邀余会诊。诊时阴道流血量多，色淡红，伴头晕，体倦，纳差，气短懒言，大便稍溏，面色萎黄少华，舌淡、脉细。证属崩漏，由脾胃气虚、脾不统血所致。方投补中益气汤加阿胶18 g，炮姜8 g，茜草15 g，水煎服。服药5剂后阴道流血渐止，后以十全大补汤调理半个月而安。

按语：患者阴道流血量多，又见体倦，气短懒言，一派气虚不能摄血之象，但详查，又有大便稍溏、纳差、面色萎黄少华、头晕等脾胃亏虚、气血不足之症，乃知本案为脾胃气虚、脾不统血所致。以补中益气汤健脾益气摄血，加阿胶补血，炮姜温中止泻，茜草止血。二诊，患者阴道流血渐止，故以十全大补汤澄源复旧。〔黄秀珍，杨绍伯，张义忠，等. 补中益气汤临证举隅［J］. 湖南中医学院学报，1987(3)：23.〕

（3）崩漏（功能性子宫出血）

敬某，女，34岁，1977年5月10日初诊。患者4个月前外出不慎跌倒（当时已妊娠3个月），当时未受重伤。越旬，少腹疼痛数天，后自然流产。因恶露逾月未尽，经当地卫生院行清宫手术，并用西药抗感染、止血治疗半个月，仍下血不止。后经某县人民医院诊为"功能性子宫出血"，又用西药治疗月余罔效。渐至心悸气短，纳差浮肿，乃转中医治疗，先后易数医，服中药三十余剂，亦无明显好转，而延余诊治。症见：面色㿠白，周身浮肿，双下肢按之没指，形寒肢冷，心悸气短，头晕乏力，时有自汗，腰膝酸软，少腹有冷感，纳差，口干不欲饮，尿少便溏，舌淡胖，苔白润，脉沉细。脉症合参，辨为脾肾阳虚、冲任不固之证，治以真武汤合理中汤加减。处方：白术、茯苓、党参、山药、芡实、肉苁蓉各20 g，桂枝、附片、炒干姜各10 g，炒艾绒6 g。连服5剂无效，反增腹满气促，改用实脾饮加减。处方：白术、茯苓、厚朴、山药、当归、车前子、覆盆子各15 g，附片、炙甘草、木香、桂枝各10 g，炒艾绒6 g。药进5剂，腹满虽减，他症依旧，乃索检前医处方，多为益气养血、温补脾肾、止血固冲之类。观患者脾肾阳虚、冲任不固之脉症俱明，而依法治之不效，其理安在？苦思之余，忽忆《黄帝内经》有"人有所坠，恶血内留"之论，顿觉豁然。患者流产，本由跌仆、胞宫受损所致，恐有瘀血在内为犯。遂改投桃红四物汤加五灵脂、茜草、丹参、炒蒲黄。药尽 3 剂，少腹疼痛半天，遂下黑血约 50 ml，腹痛随减，嘱其停药。改用十全大补汤加覆盆子、枸杞子等调治月余而安，至今体健。

按语：患者因跌仆损伤胞宫经脉，使冲任失固而流产，瘀血内停胞宫而致恶露不尽。日久气血受损，又经清宫手术复损胞宫脉络，瘀血留而不去，血不归经而致淋漓下血不尽。迁延日久不愈，阴血更亏。气血互根，血为气母，血虚则生气乏源，而致气虚，气虚则新血化生无力，使阴血成为无源之水。气虚鼓动无力又致血瘀不行。如此恶性循环，终致气血两亏，五脏不足，瘀血内停，虚中夹实之证。虽见有一派脾肾阳虚脉症，乃由气血亏损、阳气不运所致。前医及笔者初诊之时，均拘于临床脉症而忽视了致病根源，因而误诊。幸得《黄帝内经》指点，乃纠其误。荐此一案，望同道引以为戒。〔周汉清. 治瘀不可拘于脉证［J］. 江西中医药，1989（3）：38.〕

（4）崩漏（刮宫术后出血）

李某，女，27 岁，1982 年 12 月 17 日初诊。刮宫已五十余天，阴道出血，淋漓不止，量较少，色淡紫，夹有血块，伴见畏寒、腰酸腹痛。查：舌苔薄白、舌边有瘀斑，脉弦细而涩。证系冲任损伤，血虚兼瘀。治宜活血化瘀，澄源塞流。方拟产后生化汤加减：当归 6 g，川芎 3 g，桃仁 5 g，红花 3 g，山楂 6 g，泽兰 3 g，益母草 5 g，乌药 5 g，高良姜 5 g，黄芪 6 g，炙甘草 2 g。3 剂，水煎服。12 月 22 日复诊：服上方后出血止，腹痛减，惟有头昏、耳鸣。此乃血虚气弱，脑髓失养。以原方去桃仁，加熟地黄、枸杞子、桑寄生以固本善后，3 剂而愈。

按语：刮宫术后可见持续阴道出血，淋漓不尽，属中医学"崩漏"范畴。产后生化汤为笔者自拟方，实非傅青主之生化汤。该方以祛瘀生新为旨，对于产后气血俱虚而瘀血未尽者，甚为相宜。笔者从临床实践观察到，该方既能补血扶正，且可促使残留胎膜脱落排出，其有效率达 94.3%，说明疗效显著。〔刘弟贵. 产后生化汤治疗刮宫术后出血 35 例［J］. 湖南中医杂志，1990(4)：43.〕

5.妊娠恶阻（重度早孕反应）

聂某，女，22 岁。妊娠 3 个月剧烈呕吐 1 个月于 1985 年 9 月 13 日来诊。患者诉在某县医院妇产科已住院 30 天无效，昨天出院。住院期间共输液 25 天，口服氯丙嗪片 30 天。呕吐仍每天 8 次以上，尤以食后及饮水后随即呕出。症见：面色㿠白，身体消瘦，精神不振，烦躁，食少，口苦，噫气频作，舌淡红瘦，苔薄黄、边尖有齿痕，寸口脉左关尺弦大稍有力，右关浮而无力。末次月经净于 6 月 20 日，平素性情急躁易怒。证属肝郁脾虚，胆热上蒸，肝胃不和。方用小柴胡汤加味以期平肝和胃、和解少阳、平逆止呕。处方：柴胡、参须各 8 g，黄芩、石斛、法半夏各 10 g，炙甘草 6 g，生姜 3 片，大枣 5 枚，砂仁 4 g，3 剂，水煎饮服，同时嘱停服其他药物。18 日二诊：药后明显好转，每餐能进食 100 g 左右，饥饿后觉胃脘嘈杂，仍有噫气。舌红瘦、无苔少津，脉弦细。此乃胃阴受损、肝胃不和，以上方加麦冬 12 g，3 剂。药后经随访，患者临床症状消失，照常上班，不再服药，以膳食调理之。闻讯于近日生一男孩。

按语：小柴胡汤为邪在少阳所设，出自于《伤寒论》。笔者抓住呕恶、口苦、烦躁之主症，遵循仲景所言之"有柴胡证，但见一证便是，不必悉具"，针对本例虽以妊娠为特点，但其呕、苦、烦之病机实属少阳不利，故投以小柴胡汤以转枢机。加入石斛养胃生津平胃气，砂仁开胃消食，助法半夏、石斛以止呕。取其饮服，是防呕久而胃拒受纳。故历时 40 天早孕之呕恶顽症收立竿见影之效。〔刘弟贵. 产后生化汤治疗刮宫术后出血 35 例［J］. 湖南中医杂志，1990(4)：43.〕

6.胎漏（先兆流产）

崔某，女，29岁。首次妊娠3个月无任何诱因而致胎漏。在妇产科检查诊断为先兆流产，注射黄体酮1周后症状不见好转，而转中医治疗。患者除阴道流血外，伴有全身乏力，颜面虚浮，心烦失眠，舌质淡，脉浮滑，按之无力。细审病史，患者婚后久不受孕，发生胎漏，精神紧张，使治疗更加棘手。曾师据证辨为气血两虚，虚火上炎，内扰胞宫，胎气不固。治宜益气养血，滋肾固胎，方用当归补血汤加味：黄芪30 g，当归6 g，黄芩炭10 g，阿胶(烊兑)10 g，桑寄生15 g，灯心草3 g，大枣10 g，地榆炭10 g，血余炭3 g。服上方3剂后出血量减少，病势缓解，继服5剂，血止胎安告愈，足月分娩一健康女婴。

按语：妇女妊娠后，阴血聚于冲任以养胎，致使孕妇处于阴血偏虚、阳气偏亢的生理状态，气热甚而致血液妄行，失却养胎而胎元不固，故前人有云"胎前专以清热补脾为主"。综观本证，妊娠后气血虚弱，肾虚血热以致冲任不固不能摄血以养胎。方用当归补血汤补气以生血；阿胶、桑寄生滋阴补肾以固冲任；黄芩炭、地榆炭清热凉血止漏；血余炭直达血中以止血；大枣、灯心草补脾和胃以滋化源。全方配伍精当，实为安胎之要方。

〔曾劲松. 当归补血汤的临床运用举隅［J］. 中医药导报，2007(4)：64.〕

7.滑胎（习惯性流产）

周某，女，25岁。因妊娠52天，阴道不规则流血5天前来就诊。患者结婚7年，连续流产3次，此次停经半个月后，经乡卫生院检查为妊娠，即服中药八珍散加减，西药维生素E等药物预防，仍于5天前觉腰酸及少腹酸痛坠胀，渐至阴道少量流血，时出时止，患者及家属恐再次流产，遂来县医院求治，症见：面色无华，精神萎顿，舌质淡红、苔薄白，脉细无力，予益肾固胎饮3剂。复诊：腰酸减轻，阴道流血减少，仍稍觉少腹有下坠感，予自拟益肾固胎饮(熟地黄 15 g，黄精 20 g，山茱萸 10 g，川续断 12 g，菟丝子 10 g，鹿角霜 15 g，煅龙骨 10 g，煅牡蛎 10 g，煨诃子 10 g，炙甘草 5 g)加黄芪 30 g，文火煎，沸后 20~25 min，去渣取汁饮服，每天 1 剂。嘱服 5 剂。再诊：阴道流血已止，少腹下坠感亦减，守前方再服 10 剂以巩固疗效，后足月平产。

按语：习惯性流产，中医学称"滑胎"，多由肾气不固引起。有因先天禀赋不足；有因劳倦，房事不节；有因初胎流产，包括人工流产、难产等原因损耗肾气，以致封藏无权，固摄失司，治疗当以益气填精，固胎止滑。方中益气填精以熟地黄、黄精，尤以黄精为优，既能益肾填精，又能补益五脏。正如《本草求真》所云："黄精得坤土之精粹，能补中益五脏，……填精补助筋骨。"固精安胎以续断、山茱萸、菟丝子之属；收涩止滑以鹿角霜、煅龙骨、煅牡蛎、煨诃子之类，共奏益气填精、安胎固滑之效。〔刘新生. 益肾固胎饮治疗习惯性流产 28 例［J］. 广西中医药，1993，16(4)：15.〕

8.胎前乳溢

余某，22 岁。妊娠 20 周，乳汁涔涔外溢，乳房胀硬，其汁浓稠，心烦易怒，便秘溲赤，时而鼻衄，曾屡有滑胎之苦，但寝食尚可，舌质红，脉滑数。患者素多忧虑，忧则伤肝，肝主疏泄，性喜条达，肝郁则气滞，故乳房胀硬；郁久化热，故心烦易怒，胎乳妄行，旁走横溢；火上炎则鼻衄，火下注则便秘溲赤。舌红、苔黄、脉象滑数，均系肝郁化火之证。法当清热安胎，疏肝敛乳。投当归 15 g，白芍 10 g，柴胡 10 g，茯苓 10 g，白术 10 g，甘草 8 g，栀子 8 g，生地黄 10 g，黄芩 10 g，夏枯草 10 g，煅牡蛎 10 g。水煎，每天 1 剂。并嘱其怡情养性，饮食将息，忌食油腻辛辣之物。服药 8 剂，诸症悉除。翌年孟春，足月顺产一男婴。

按语：《景岳全书》谓："未产而乳自出，谓之乳泣，生子多不育。"《胎产心法》谓："肝经怒火上冲，故乳胀而自溢。"乳头乃肝经之所司，肝经疏泄功能失常，直袭胎元，极易滑胎。方中当归、白芍养血安胎而柔肝；柴胡、茯苓、白术疏肝解郁以健脾；生地黄、黄芩、栀子、甘草清热凉血则胎自安；煅牡蛎、夏枯草清肝散结而乳自敛。〔张道. 乳溢治验二则[J]. 湖南中医杂志，1992(4)：36.〕

9.妊娠腹痛

宋某，22 岁，1988 年 3 月 10 日初诊。妊娠 4 个月，小腹胀痛伴两胁胀痛不适，时有嗳气肠鸣。口苦心烦，性急而怒，舌淡红、苔薄黄，寸口脉弦滑。辨证为肝郁气滞。治宜疏肝理气，和胃解郁。方拟逍遥散加减：当归、白芍、柴胡、白术、茯苓各 10 g，砂仁、甘草各 5 g，紫苏梗 15 g，橘皮、竹茹各 6 g。服 5 剂后腹痛已除，口苦心烦显著好转。仍有头晕、乏力，后用八珍汤加味以资巩固。

按语：患者胀痛，辨为气滞，而两胁乃肝经所过之处，故为肝郁气滞所致；口苦心烦，性急而怒，乃肝郁化热引起；时有嗳气、肠鸣，乃肝郁乘脾表现；结合舌脉，辨为本证。方选逍遥散健脾疏肝，加砂仁行气化湿，紫苏梗、橘皮理气，竹茹清热除烦。二诊，诸症明显缓解，却见头晕、乏力，辨为气血两虚，以八珍汤气血双补，巩固善后。〔张祥福. 妇科病从肝论治临证举隅[J]. 湖南中医杂志，1992(3)：36.〕

10.坠胎后腹痛

周某，32 岁。因采用外用之药纳入阴道中坠胎，胎下，初不觉，数天后腹满疼痛如刺，于 1978 年 4 月 10 日抬入我院求余诊治。患者面色暗黄，蹙眉捧腹，冷汗涔涔，不停呼叫腹痛，少腹肿满如瓮，口燥不渴，大便尚可，小便涩痛，脉一息十至，促而有力，舌色紫暗。此乃肆用剧毒之药，损伤冲任胞宫，以致气血逆乱，水血互结，遂成猖狂危急之疾。追忆《金匮要略·妇人杂病脉证》载有"妇人少腹满如敦状，小便微难而不渴，生后者，此为水与血俱结在血室也"，所言与本病极似。血瘀于下则少腹刺痛，新血无以上荣故面色暗黄，水血结于胞宫故少腹肿满如瓮。其证属实，虑及坠胎后(产后)有虚，故治疗宜破血逐水，养血扶正，方用大黄甘遂汤合生化汤去甘草。药用生甘遂 6 g，大黄、阿胶、当归、川芎、桃仁各 10 g，炮姜5 g。1 剂，水煎服。服药 2 h，下血水数升，病家惊恐，急求复诊，症见：神疲气怯，形瘦目闭，汗出肢冷，腹满稍平，脉微细数，此为邪去正虚所致，易方胶艾四物汤加红参以扶正祛邪，益气固脱。2 剂尽，少腹满胀消除，疼痛大止。末用归芍六君子汤补脾胃助气血以善其后，又服药数剂，诸症悉除，苦疾告痊。

按语：本例治疗开始因其邪实，故急予大黄甘遂汤合生化汤以逐水破瘀(甘遂必须生用，攻不嫌峻)；继因水血暴下，正气骤虚，故易方胶艾四物汤加红参，是虽为顾虚而设，但不宜过剂，过则扶正之品反有恋邪之弊，故气复即止；后以归芍六君子汤补益脾胃，因脾胃为气血生化之源，俾化源一足，则气血充盈，五脏皆得其养，人即安和。如此循序而治，颇与病情针对，故收满意之效。〔姚自强. 经方治疗打胎后水血互结症[J]. 国医论坛，1990(5)：10.〕

---

11. 晚妊临产合并心力衰竭

鄢某，女，20 岁，1974 年 7 月 20 日初诊。自诉：妊娠 5 个月以来，间作气促，怔忡，神疲乏力，至妊娠 8 个月时，上症明显加重，持续发作，遂在当地医院治疗，效果不显。近半个月气促、怔忡益甚，且周身汗出，不能平卧，由乡卫生院转来县医院妇产科住院治疗，诊断为"晚妊临产并心力衰竭"。予常规西药抗心力衰竭治疗，症无明显改善，特邀中医会诊。体查：患者半坐卧位，形体瘦弱，精神疲惫，少气懒言，面色潮红，唇红而干，大汗淋漓，汗出而黏，四肢欠温，舌淡红、苔薄白而干，脉细数(168次/min)。据症分析，辨为气阴两亏，拟益气固脱、敛阴和阳法。方用生脉散加味：红参须(另蒸兑服)30 g，麦冬 15 g，五味子、山萸肉各 6 g，煅龙骨、煅牡蛎各(布包煎)15 g。服 1 剂，精神好转，大汗得止，四肢渐温，但脉仍数，间作心忡，微汗，唇红，药已中的，效不更方，续服原方 2 剂，诸症消失，药尽顺产一男婴，母子平安。

按语：大汗淋漓，四肢欠温，脉弱之症，似属亡阳之候，法当回阳救逆，宜参附汤主之。然此症情有出入：时值炎暑之季，暑能伤津耗气，此其一；晚妊临产，精血专以养胎，此其二；虽大汗淋漓，但汗出而黏，此其三；四肢欠温，但唇红而干，面色潮红，虽谓"戴阳证"，然阴足阳焉能上浮，此其四；脉虽弱，但细数，且舌淡红而干，加之素体瘦弱，均提示气阴两亏。故药用参须益气固脱；麦冬养阴增液；五味子、山茱萸敛阴和阳；煅龙骨、煅牡蛎益阴潜阳，共奏益气固脱、敛阴和阳之功。由于用药中的，故效如桴鼓。〔陈华. 晚妊临产合并心衰〔J〕. 湖南中医杂志，1987(6)：31.〕

12.产后发热

周某，女，23 岁，1986 年 7 月 8 日来诊。1 周前平产一男婴，产后 3 天出现发热，恶露有腥臭味，诊断为产后感染，经青霉素、庆大霉素治疗 5 天，仍持续发热，体温在 38.5 ℃ ~ 39.2 ℃ 之间。症见：面色萎黄，少气懒言，倦怠乏力，食少便溏，舌淡苔白，脉细无力。证属中气下陷，气虚发热。治以升举中气，甘温除热。处方：黄芪 20 g，党参 20 g，炒白术 12 g，陈皮 6 g，升麻 6 g，柴胡 10 g，当归 10 g，金银花 15 g，连翘 12 g，炙甘草 6 g，大枣 5 枚。服药 3 剂，体温降至 37.6 ℃。再 3 剂，体温正常，饮食增加，余症亦除，病已痊愈。

按语：患者平产后感染火热邪毒，热毒蕴结下焦，煎灼恶露，恶露腐败，出现恶露有腥臭味；热毒蕴结机体，出现持续发热；经抗感染治疗后，仍热势不退，察其面色萎黄，少气懒言，倦怠乏力，食少便溏，脉细无力，乃气虚发热，故以补中益气汤升举中气，甘温除热，加金银花、连翘清除余热邪毒，大枣益心脾，养血安神。〔周健雄. 补中益气汤临床运用〔J〕. 实用中医内科杂志，1992，6(1)：37.〕

13.产后失音

龙某，女，38岁。因产后失音10天于1985年12月15日初诊。患者12天前因产时过度劳累，产后流血过多，产后第2天出现声音嘶哑，随后失音。某医予感冒清及抗感染药物治疗，症状无好转；随后又内服宣肺解表之品，失音仍无改善。诊见：失音，神疲体倦，纳谷欠馨，心悸而慌，阴道仍有少量流血，血色淡红，大便干结，面色萎黄少华，舌质淡胖，苔白，脉细无力。辨证为脾虚血亏，声道失其濡养所致，治以健脾益气养血，佐以开音之品。方投归脾汤加味：红参10 g，白术12 g，茯苓15 g，当归身10 g，炙黄芪45 g，龙眼肉25 g，阿胶15 g，肉苁蓉18 g，远志6 g，炒酸枣仁15 g，炮姜8 g，补骨脂12 g，大枣18 g，炙甘草6 g，桔梗8 g。2剂后阴道流血止，3剂后能低声说话，但声音仍轻度嘶哑，精神食欲好转，心悸减轻，舌淡，苔白，脉细。守原方去炮姜，嘱服4剂。药后发音正常，诸症亦除。虑其产后失血过多，继以十全大补汤加阿胶连服半个月以巩固疗效。

按语： 失音系咽喉声道疾病，与肺肾有密切关系。临床上突发失音常为感受外邪致金实不鸣，久病失音多为肺肾阴虚致金破不鸣。本例患者因产时过度劳累，产后失血过多致肺肾阴虚，精血亏虚不能化气，气血津液不能上承于咽喉声道，声道失其气血津液之濡养，则致失音一症。病机实为血亏津伤气耗，而前医不辨病因而按常规投宣肺解表之剂故无效。笔者改拟归脾汤为主治疗，龙眼肉、补骨脂旨在益气健脾、养血开音，因切中病机，故仅服药7剂，失音及诸症悉除。〔韩志坚.归脾汤加味治疗产后失音［J］.广西中医药，1992，15（1）：23.〕

14.产后缺乳

邓某，22岁，1988年8月5日初诊。产后45天，乳汁甚少，时有时无，乳房胀硬而痛，胸胁、胃脘胀痛不舒，舌质淡红、苔薄黄，寸口脉弦。

辨证为肝郁失疏，乳络受阻。治宜疏肝解郁，通络下乳。方拟柴胡疏肝散加味：柴胡、枳壳、香附各12 g，天花粉、青皮、桔梗、王不留行各10 g，木通、橘皮、川芎各6 g，炮穿山甲(研细兑服)5 g，每天1剂，服3剂后诸症好转，乳汁通畅。

按语：肝主藏血，其性喜冲和条达。而妇人以血为本，以气为用，故妇科病多为肝郁而致，治疗上常运用疏肝解郁之法，使肝气平和，血脉流畅，气血调匀，脏腑安和，冲任脉充盈，经、带、胎、产等方面的疾病就易于痊愈。如本案产后缺乳，据证辨为肝郁失疏、乳络受阻，用疏肝解郁、通络下乳为法，方用柴胡疏肝散加减而愈。〔张祥福. 妇科病从肝论治临证举隅[J]. 湖南中医杂志，1992(3)：36.〕

15.产后乳汁自出（2案）

（1）产后乳汁自出

杨某，女，26岁。产后1个月，乳汁自溢20天，于1985年8月来我科就诊。诊时症见：乳汁自溢，清稀量多，伴纳谷欠馨，精神疲乏，面色萎黄少华，舌淡、脉细，证属脾胃亏虚、固摄津血失职所致。治以益气健脾为主，佐以收涩，用补中益气汤加煅牡蛎25 g，五味子9 g，莲子30 g。前后共服8剂，病证痊愈。

按语：患者乳汁自溢，乃气虚失摄所致；清稀量多，为气血不足的表现；又见纳谷欠馨，精神疲乏，面色萎黄少华，故辨为脾胃亏虚，气血不足，摄津失职所致。治以益气健脾为主，佐以收涩。方选补中益气汤益气固涩，健脾生血，加煅牡蛎收敛固涩、滋阴，五味子、莲子益肾固精。诸药合用，补涩兼施，双管齐下，故效如桴鼓。〔韩志坚. 补中益气汤临证举隅[J]. 湖南中医杂志，1987(3)：23.〕

（2）产后乳汁自出

陈某，23岁。产后7天，乳汁自溢不绝，其质清稀，乳房柔软，且无胀痛。伴食少心悸，神疲气短，面色无华，纳食欠香，时有便秘。舌淡苔薄，脉细弱无力。患者属产后阴血亏损。脾胃为气血生化之源，脾运失职，故神疲短气、心悸；妇人以血为贵，乳血同源，乳汁清稀，乃气虚血亏；摄纳无权，故乳汁自出；便秘者乃阴血亏耗之征；舌淡脉弱者，亦元气虚衰之征。法当补益气血，固摄收乳。投生黄芪30 g，人参(另煎兑服)、焦白术、茯苓、当归、白芍、山药、熟地黄各10 g，五味子5 g，芡实20 g，甘草8 g。水煎服，每天1剂，连服10剂，食纳正常，诸症消失，告愈。

按语：本例患者产后阴血亏损，加之食纳不振，气血化源不足，乳愈溢而血愈亏，血愈亏则气愈虚，形成气血两虚之证。方中四君、生芪益气健脾，资其化源；五味子、当归、白芍、熟地黄酸甘化阴，补血调营；山药、芡实补脾固涩，澄源塞流。补其无形之气以养血，益其有形之血以补气，药中肯綮，故奏效。〔张道.乳溢治验二则[J].湖南中医杂志，1992(4)：36，38.〕

16.产后癃闭

赵某，女，23岁，1984年5月8日来诊。5天前初产一男婴，因产程长，产后出现小便癃闭。曾用热敷及其他西药治疗无效，不用导尿管则尿不能出。患者面色不华，身无寒热，胃纳不佳，少腹坠胀，舌质淡，苔薄白，脉细，中气虚弱显然。处方：红参(另炖兑服)8 g，黄芪30 g，白术10 g，当归15 g，炙甘草6 g，陈皮6 g，升麻6 g，柴胡6 g，桔梗6 g，车前子10 g，茯苓30 g。服1剂，8 h后排尿约200 ml，再服1剂，小便通畅。

按语：患者产程长，劳则耗伤气血，膀胱气化不利，故而小便不出，又面色不华，胃纳不佳，少腹坠胀，中气不足之象明显，血亦有不足，舌脉为本证佐证。处以补中益气汤加减治疗，方中补中益气汤益气导溺，健脾生血，红参易白参，温补之力更强；加桔梗宣肺，提壶揭盖，车前子、茯苓利尿。诸药合用，通补兼施，肺脾肾同治，从而使化源足，动力强，水道通利，故小便自下。〔周健雄.补中益气汤临床运用[J].实用中医内科杂志，1992，6(1)：37-38.〕

17.产后痉病

刘某，女，24岁，1980年1月15日初诊。产后5天，发热恶寒，头身疼痛，口渴心烦，少腹胀痛拒按，恶露少。经某区医院检查：体温39.5 ℃，脉搏102次/min，呼吸24次/min，血压186/90 mmHg，心肺听诊无病理性杂音，诊断为"产后感染""高血压"。曾用青霉素治疗2天，口服四环素、降压灵、罗布麻等药无效，转余诊治。症见：发热神昏，无汗、颈项强直，角弓反张，四肢间歇性抽动，面色苍白，少腹疼痛拒按，大便三天未行，小便黄。查：体温39.2 ℃，血压180/90 mmHg，口唇干燥，舌质红，苔薄黄，脉弦数。证属产后瘀血蓄于下焦(胞宫)。治宜活血化瘀，攻下瘀热。方用桃核承气汤加葛根、益母草、红花，每天服1剂，每2 h服1次。服药后微汗出，大便2次，色黑、量多，少腹疼痛缓解。次日复诊：热退神清，查：体温37.6 ℃，血压140/76 mmHg，症状明显好转，面色红润，四肢停止抽动，口不渴，能进饮食。继守原方去芒硝、大黄，加黄芪、当归，服2剂，诸症消失而愈。

按语：患者产后多瘀，又风寒闭肺，郁而化热，瘀与热结，热扰神明，故见神昏；热盛风动，故见颈项强直，角弓反张，四肢间歇性抽动；热盛伤津，故见大便不通，小便黄；不通则痛，故见少腹拒按疼痛。《伤寒论》有云："太阳病不解，热结膀胱，其人如狂，血自下，下者愈。其外不解者，尚未可攻，当先解外。外解已，但少腹急结者，乃可攻之，宜桃核承气汤。"方选桃核承气汤活血化瘀，泻热通腑，加葛根解肌生津，益母草、红花活血排恶露。频服以通腑泻热治其标。二诊，去大黄、芒硝，以防伤正，加黄芪、当归调理气血治其本。〔张祥福.桃核承气汤治疗急症[J].湖南中医杂志，1989(4)：23.〕

18.产后肩背痛

王某，女，31 岁，1997 年 4 月 20 日初诊。双上肢及肩背部疼痛已 6 个月。患者于 6 个月前分娩后，因调理不慎而感风寒，出现恶寒、发热、头身疼痛，经服治感冒西药，恶寒、发热、头痛除，但双上肢及肩背部仍疼痛，因考虑哺乳，未再服药治疗。近 1 个月来，疼痛加重，并伴双上肢麻木，神疲乏力，面色无华，动则汗出恶风，舌淡苔白，脉细。诊为虚痹，治宜益气养血，调和营卫，散寒通痹。方用黄芪桂枝五物汤合四物汤加减。处方：黄芪、白芍、熟地黄、鸡血藤、桑枝各 15 g，桂枝、当归、川芎、白术、防风、姜黄各 10 g，甘草 5 g，生姜 3 片，大枣 3 枚。连服 10 剂而告愈。

按语：患者 6 个月前分娩后，因调理不慎而感风寒，出现恶寒、发热、头身疼痛，经服治感冒西药，恶寒、发热、头痛除，但双上肢及肩背部仍疼痛，此乃产后血脉空虚，风寒乘虚侵袭，营卫失和，气血运行不畅，经脉痹阻所致。方选黄芪桂枝五物汤合四物汤调和气血、温经通络，加白术、防风益卫固表，加鸡血藤补血活血通络，加桑枝祛风通络、行水消肿，加姜黄行气止痛。诸药合用，气血同调，扶正祛邪兼顾，故患者药后血脉充盈，风寒得散，营卫气血调和，瘀滞得除，诸症皆愈。〔许启蒙.刘新生治疗痹症的经验[J]. 中医杂志，2002，43(9)：656.〕

19.不孕（3案）

（1）不孕

袁某，女，28 岁。因婚后 5 年不孕于 1978 年 3 月就诊。患者 1977 年某月上班时因月经量过多，曾突然晕倒 1 次，不省人事，约 30 min 后方醒。事后经地区医院妇产科、神经内科治疗罔效，先后辗转长沙、北京、银川等地求治，均拟诊为：幼稚型子宫、神经症。初诊时得知每月必痛经，月经量少、色紫成块。察面色萎黄且晦暗，舌淡红润少苔，右边尖一黄豆大小紫斑，脉细涩带弦。辨其证为瘀血所致，以血府逐瘀汤、温经汤数剂之后，痛经有明显好转。但血红蛋白仅 7.5 g/dl，住县人民医院以西药治疗 2 个月，诸症仍在，疑为再障而出院后来诊。细审其脉症确系一派血瘀之象而导致不孕，以血府逐瘀汤、温经汤治疗虽效而未愈，当是药轻病重。遂改投《金匮要略》之下瘀血汤。方用：大黄 8 g，桃仁 15 g，䗪虫 6 g。3 剂，水煎服。5 天后二诊：患者诉服上方无任何不适。此时正值经前期，再以上方加炙甘草6 g，2 剂。三诊时谓痛经已除，经量一般，色淡红，已无血块，舌紫斑明显消退，脉亦和缓。处以归脾养心丸调理月余，复查血红蛋白已上升至11.5 g/dl，体健神爽，月事正常，10 个月后，产一男婴，随访至今，母子无恙。

按语： 本例为瘀阻胞宫，冲任受损，以致天癸之变与舌紫斑均已形诸于外，说明其瘀既不在血府亦不在膈下，而在胞宫且根深蒂固。必以大黄、桃仁、䗪虫等力专效宏之药，方可达到瘀去痛除、新血自生的目的。〔吴忠文. 逐瘀法治验 2 例［J］. 湖南中医学院学报，1993，13（2）：36.〕

（2）不孕

陈某，女，25 岁，1995 年 11 月 2 日初诊。患者 1992 年 9 月结婚，1993 年 3 月因停经 3 个月经某县人民医院检查诊为早孕。4 月上旬因骑自行车不慎跌扑，3 天后小腹阵痛而流产，经某医院手术清宫及抗炎治疗而愈。20 天后因下地劳动时天气突变，被暴雨淋湿而感冒，遍身疼痛，恶心呕吐，在某医院住院治疗 1 周乃愈。出院后常感头晕乏力，腰膝酸软，食欲欠佳，月经延期，两年多来未再妊娠。曾经某市人民医院检查，诊为月经不调，继发性不孕。经西医多方治疗未效，又求治于某县中医院，先后服中药 60 剂无明显好转，延余诊治。症见：面色萎黄，头晕目眩，形寒肢冷，四肢困倦，腰膝酸软，脘腹时胀，纳差便溏，小便清长，舌淡、苔白腻，脉沉缓无力。月经后期，经量少，白带清稀。询其病史，患者自诉近 1 年来性欲全无。查其配偶精液，各项指标均正常。索阅前医处方，多为温肾壮阳补益之剂。参合脉症病史，诊为寒湿困脾、肾阳虚弱之证。治宜健脾祛湿，温肾通阳。方用自拟温脾通肾汤：党参、山药各20 g，白术、茯苓、法半夏、厚朴、砂仁、干姜、桂枝、附片各 15 g，炙甘草 10 g，吴茱萸 6 g，每天 1 剂，分 2 次温服。药尽 7 剂，诸症大减，药已中病，效不更方，守原方又服 7 剂，患者自述饮食增加，二便如常，性欲明显增强。守原方再服 20 剂，诸症若失，经水自调，夫妻性生活正常。1996 年 4 月 7 日来诊告曰，经水两月未行，经妇产科检查诊为早孕。11 月下旬顺产一男婴，母子体健无恙。

按语：本例患者因自然流产清宫术后体质尚未复原之际，复被雨淋，外邪入里，损伤脾胃之阳，酿成寒湿困脾之证。肾为先天之本，脾为后天之本，先天之阳促进后天发育，但又需后天脾胃不断供给水谷精微，二者相互依存，不可偏废。今有寒湿困脾，脾阳不升，运化无力，日久则致肾精不足，冲任失养。加之原来流产清宫，本已损及冲任，故经水不调，性欲减退，久不受孕。前医见其肾阳虚弱之证明显，仅用温肾壮阳及补益之剂，忽视了寒湿困脾之主因，故疗效不显。余则避其所短，以健脾化湿为主，辅以温肾壮阳。湿化则脾阳自复，阳升则运化复常，肾精得以不断补充，冲任自调，月事以时下，阴阳和，故有子。〔周汉清. 寒湿困脾不孕症治验[J]. 湖南中医杂志，1997，13(5)：40.〕

（3）不孕

王某，33 岁，1979 年初诊。患者结婚 3 年，夫妻同居未孕。诉月经先后无定期，经来腹胀痛，色深红质稠，量中等，并伴经前乳房胀痛，精神抑郁，胸胁胀闷。且因情志变化而加重或减轻。患者求子心切，长期服药不效，特邀余试诊。诊见：舌淡红、苔薄白，脉弦。辨证属肝气郁结，冲任不调。治拟疏肝解郁，调理冲任。处方：柴胡 5 g，白芍 12 g，枳实 9 g，甘草 3 g，郁金 9 g，薄荷 5 g，丹参 9 g，香附 6 g。月经前 5 天开始服上方，每天 1 剂，连服 10 天。月经干净后第 7 天又用上方煎水冲服八珍丸，连服 10 天(八珍丸为常用量)。照此法治疗 3 个月，诸症消失，月经正常，追访于 1982 年 2 月产一男婴。

按语：患者精神抑郁，胸胁胀闷，乃肝气郁结表现，肝气郁结，则冲任失调，出现月经先后无定期；肝气郁结，气滞血瘀，故见经来腹胀痛，经色深红质稠，并伴有经前乳房胀痛，且症状因情志变化而加重或减轻，结合脉弦，辨为本证无疑。方选四逆散疏肝解郁、行气止痛、调理冲任，加郁金、香附活血止痛、行气解郁，薄荷疏肝行气，丹参祛瘀止痛、活血通经。经前服用，针对目标，效果更佳。后以此方合八珍丸，既疏肝调经，又兼顾气血，故 3 月后则月经调和，经调则宜种子，追访得知产一男婴，疗效不言而喻。〔谢云桂. 四逆散加味治疗疑难杂症四则［J］. 湖南中医学院学报，1988，8(4)：34.〕

20.阴痒

向某，女，55 岁，1996 年 4 月 2 日初诊。自去年 9 月下旬，突觉外阴作痒。药用白矾、五倍子、苦参、艾叶、黄柏等，煎水外洗患处，症状可暂时缓解。近半个月，阴部瘙痒难忍，日夜不宁，生有红色疱疹，渗出如米泔样泡沫，口苦，小便黄，舌红，苔黄滑，脉弦滑数。证属湿热下注，成毒生风。治宜清热利湿，祛风解毒。用二妙散加味，药用：黄柏、苍术各 10 g，丹参、六一散各 12 g，蝉蜕 6 g，白鲜皮 10 g，金银花 24 g。另用苦参、野菊花、豨莶草、金银花、九里光、黄柏各 30 g，水煎洗患处，服药 6 剂，阴痒消失。

按语：本例为湿热风邪，蕴于阴部，而致外阴瘙痒。用二妙散清利湿热；金银花清热解毒；蝉蜕、白鲜皮祛风止痒；丹参清热活血；六一散清热利湿。并配合清热解毒、祛风止痒药外洗，共奏良效。〔张寿华. 二妙散临证举隅［J］. 辽宁中医杂志，2005，32(2)：159.〕

21.带下（3案）

（1）带下（慢性盆腔炎）

熊某，女，37 岁，1983 年 5 月 2 日初诊。患带下如注，伴头晕肢倦、食欲不振 2 个月余。经妇科检查诊为"慢性盆腔炎"。刻诊：面色㿠白，步履维艰，舌胖嫩、色淡、苔白，脉虚细，带下频多，质稀如豆浆。此中气虚陷之重候也。治法宜大补脾胃之气，脾气健而湿气消。拟健脾益气升清兼固涩并行，用补中益气汤加味：蜜炙黄芪 30 g，党参 30 g，当归 10 g，白术 15 g，炙甘草 10 g，升麻 5 g，柴胡 6 g，煅龙骨、煅牡蛎各 30 g，赤石脂、禹余粮各 24 g，鹿角霜 15 g，陈皮 10 g。服 4 剂后，白带锐减，胃纳大增，头晕亦好转。继用上方去龙牡、赤石脂、禹余粮，加菟丝子 15 g、金毛狗脊 15 g、紫河车 15 g、白芍 12 g。连进 20 剂后，诸症悉除而痊。

按语：《傅青主女科》云："夫白带乃湿盛而火衰，肝郁而气弱，则脾土受伤，湿土之气下陷，是以脾精不守，不能化营血以为经水，反变成白滑之物，由阴门直下，欲自禁而不可得也。"患者带下如注，质稀如豆浆，伴头晕肢倦、食欲不振，此乃脾虚生湿，湿浊蕴结下焦，则脾精不能化营血为经水，反变白滑之物，而中气下陷，白带失固，故见带下如注；脾虚失运化，气血不足，化生津液则清稀，故见白带质稀如豆浆；湿阻脾胃，则脾胃失健运，故兼食欲不振；湿蒙清窍故见头晕肢倦。方选补中益气汤健脾益气、升阳举陷，加煅龙骨、煅牡蛎、赤石脂、禹余粮收敛固涩，鹿角霜温肾固涩。二诊，患者白带锐减，故去龙骨、牡蛎、赤石脂、禹余粮，加菟丝子温肾气，金毛狗脊坚肾、养气益血，紫河车、白芍养血，连进 20 剂，则脾肾得以充养，气血得以补足，故白带得固，诸症悉除。〔胡学刚.补中益气汤治带下[J].四川中医，1986(11)：22.〕

（2）带下

粟某，女，32 岁，2002 年 8 月 18 日就诊。患带下病 3 年，色黄而稠，月经后量尤多，有臭气，胸闷，小腹胀痛，时有阴痒，口苦，小便黄，舌红、苔黄滑，脉弦滑数。证属肝经湿热，损伤带脉。治宜清肝祛湿，凉血解毒。药用：白头翁 20 g，黄柏 10 g，牡丹皮 10 g，赤芍 10 g，薏苡仁 15 g，冬瓜子 15 g，佩兰 6 g，甘草 5 g。服 5 剂。二诊白带减少，小腹胀痛，阴痒已除，体倦乏力，纳差，舌红、苔黄，脉弦滑略数。以原方去黄柏、冬瓜子加茯苓 10 g，山药 15 g，续服 7 剂，白带已止。

按语：本例为肝经湿热，下注胞宫，带脉受损而致带下，用白头翁清肝祛湿；黄柏清胞宫之火，且能祛湿；牡丹皮、赤芍清热活血；薏苡仁、冬瓜仁、佩兰祛湿化浊；甘草缓和诸药。二诊时湿热势减，脾胃已虚，以原方去黄柏、冬瓜子，加茯苓补脾渗湿，山药补脾养胃，俾肝经湿热蠲除，脾胃健运，则带下自愈。〔张寿华. 白头翁临床运用举隅［J］. 湖南中医药导报，2004，20（9）：38.〕

（3）带下

陈某，女，28岁，1997年8月23日诊。患带下病越年，服完带汤、补中益气汤、知柏地黄汤加龙骨、牡蛎、莲须罔效，症见：带下增多，每天需换纸2次，色黄稠，气特臭，小腹痛，小便灼热，舌红边略暗，苔黄厚滑，脉滑数。证属湿热成毒，损伤任带。治宜清热祛湿，行气活血，解毒散结。用二妙散加味，药用：黄柏、香附、六一散、冬瓜子各10 g，苍术6 g，蒲公英、败酱草、薏苡仁、丹参各15 g。14剂后，带下已止。

按语：本例为湿热下注胞宫、损伤任带所致。补涩太过，湿热蕴久成毒。用二妙散加蒲公英、败酱草清热解毒；冬瓜子、薏苡仁、六一散祛湿化浊；香附理气散结；丹参活血祛瘀。湿浊除，热毒清，气畅血行，则带下愈。〔张寿华. 二妙散临证举隅［J］. 辽宁中医杂志，2005，32（2）：159.〕

22.癥瘕（盆腔炎性肿块）

金某，女，43岁，1980年12月15日初诊。停经14年，肌肤甲错，神疲肌瘦，时而哭骂不避亲疏，下腰部有一鹅蛋大肿块，压痛明显，舌质紫暗，舌下系带粗紫，脉沉弦有力，诊断为"盆腔炎性肿块待查"。辨证为气虚血瘀，治以益气活血。药用：黄芪30 g，当归15 g，赤芍10 g，川芎10 g，桃仁10 g，红花10 g，地龙10 g，香附10 g，益母草15 g，阿胶（另蒸兑服）15 g。煎服10剂，精神转佳，继按原方增损调理，腹部肿块消失，月事以时下，于第二年增添一子。

按语：气虚血瘀，经脉不通，故见停经；气虚血瘀，机体失养，故见肌肤甲错，神疲肌瘦；瘀阻脑络，脑络不通，脑髓失养，故见神志异常；气虚津停，瘀阻成癥，故见下腰部有一鹅蛋大肿块；不通则痛，故见压痛明显。方选补阳还五汤活血化瘀，加香附疏肝行气，益母草活血调经，阿胶补血。药后肿块消散，月事调和。〔曾介绥. 补阳还五汤临床应用体会[J]. 湖南中医杂志，1996，12(5)：6.〕

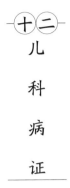

十二

儿

科

病

证

1.高热

李某，男，4岁，1990年11月3日初诊。高热伴腹痛3天，当即经某医院检查无外科情况而留住儿科，用氨苄青霉素、补液及对症治疗3天，症无缓解，遂转中医治疗。症见：发热（腋温39℃）无汗，腹痛时作，痛则呻吟，腹尚软，压痛以脐中为剧，无反跳痛，肠鸣音存在，口渴索饮，大便两天未行，小便短赤，烦躁易惊。舌红、苔薄黄而干，脉滑数。证属少阳、阳明合病。邪在少阳，当以和解，阳明腑实，又当攻下，投大柴胡汤双解表里：柴胡10 g，黄芩6 g，法半夏9 g，大黄6 g，枳实6 g，赤芍、白芍各6 g，钩藤6 g，蝉蜕6 g，生地黄6 g，荆芥6 g。药进2剂，得汗而热退（腋温37℃），大便已行，精神转佳，腹微痛。11月6日复诊：守原方去荆芥再进1剂而痊愈。

按语：本例西医曾以发热腹痛待查诊治3天不效，据证分析，其病机为里热结聚，表证未解。故拟用大柴胡汤双解表里之邪，伍生地黄以增液行舟，加荆芥助解表祛邪，佐钩藤、蝉蜕平肝以定惊，药后高热腹痛悉平。

[胡学刚. 儿科急重症治验[J]. 湖南中医杂志，1991(6)：21.]

2.发热（2案）

（1）发热（上呼吸道感染）

吴某，男，5岁，1999年4月2日就诊。患儿于5天前外出玩耍冒雨淋湿，次日出现恶寒、发热、鼻塞、打喷嚏，体温 39.5 ℃，在某医院诊断为"上呼吸道感染"，经注射抗生素及退热剂（药物不详），无效，近 3 天体温持续在 38.5 ℃~39.5 ℃之间。刻诊：发热，微恶风，少汗，头痛，鼻塞，流脓鼻涕，咽红，微咳，口渴心烦，小便黄少，舌红、苔薄黄，脉浮数。证属：风邪袭表，里热炽盛。治宜：疏风解表，辛凉泄热。方拟清解汤加减：薄荷叶 6 g，蝉蜕 9 g，生石膏（另包先煎）15 g，甘草 3 g，芦根 10 g，前胡 6 g，黄芩 5 g。2 剂。复诊：服药 1 剂后，全身微微汗出，体温 37.5 ℃，2剂服完后，头痛、鼻塞消失，咳嗽好转，仍口渴、咽干、小便黄，舌红、苔黄，脉略数。原方去蝉蜕、黄芩、前胡，加天花粉 6 g、白薇 6 g，续服 2剂而痊愈。

按语：患者发热，微恶风，少汗，头痛，鼻塞，为风邪袭表之证；而流脓鼻涕，咽红，微咳，口渴心烦，小便黄少，为里热炽盛表现；舌脉为本证佐证。方选清解汤疏风清热，芦根养阴生津，前胡降气化痰止咳、疏风清热，黄芩清热燥湿。二诊，患者仍口渴、咽干、小便黄，余症好转，此时里热津伤，故去蝉蜕、黄芩、前胡，加天花粉滋阴清热生津，白薇清热养阴。诸药合用，表里均解，诸症悉平。〔张寿华. 清解汤治疗小儿发热体会［J］. 实用中西医结合临床，2003，3（5）：51.〕

（2）发热

李某，女，2 岁，2002 年 8 月 4 日就诊。患儿于 10 天前受凉感冒，次日出现鼻塞流涕，2 天后突然高热，恶寒，口渴，烦躁，入当地医院治疗，诊断为"重感冒"？"流行性乙型脑炎？"，经抗炎、输液、解热等法治疗，体温一直波动在 38.5 ℃~40 ℃之间，家属要求改服中药治疗。刻诊：体温 40 ℃，无汗，恶寒，目赤，烦躁不安，口渴，大便干，小便黄，舌红、苔黄滑，指纹紫滞达气关。证属：暑热浸淫，卫气同病，内扰阳明。治宜：辛凉透邪，清暑解毒。方用清解汤加减：薄荷叶 5 g，蝉蜕 6 g，生石膏（另包先煎）20 g，甘草 3 g，金银花 10 g，连翘 6 g，香薷 5 g，六一散 10 g，芦根 15 g。二诊：1 剂药后汗出，体温降至 38 ℃，目赤已退，稍能安睡，仍口渴，小便黄，大便未行，舌苔黄。原方去香薷，加知母 6 g、花粉 6 g，续服 2 剂。三诊：发热已平，二便正常，仍口渴心烦，神疲乏力，纳差，舌红、苔薄而干。后以竹叶石膏汤加白薇 6 g、谷芽 10 g，2 剂，调理善后而愈。

按语：清解汤出自近代医学家张锡纯所著《医学衷中参西录》一书，原方主治"温病初得，头痛，周身骨节酸疼，肌肤壮热，背微恶寒，无汗，脉浮滑者"。方中薄荷叶疏风解表，石膏清热解肌，蝉蜕宣散风热，甘草清热和胃。笔者运用此方治疗小儿四时发热症，疗效较好。本方具有疏风解表、辛凉泄热之功，且药味较少，无苦寒之弊，不失为治疗小儿发热的良方。〔张寿华.清解汤治疗小儿发热体会[J].实用中西医结合临床，2003，3(5)：51.〕

3.发热并呕泻（急性胃肠炎）

刘某，男，14 个月，1990 年 3 月 18 日初诊。发热并呕泻 2 天。日泻黄色水样便十余次，内夹不消化之食物残渣，气味腥臭，呕吐为胃内容物，量不多，发热(肛温 38.5 ℃)，烦躁啼哭，口渴索饮，面黄肌瘦。舌红、苔白厚，指纹隐含不显。拟诊小儿急性胃肠炎。胃有热故呕吐烦渴，肠有寒则下利腥臭，完谷不化，证属寒热错杂，呕利成痞。故予半夏泻心汤加味：法半夏 5 g，黄连 3 g，黄芩 5 g，党参 10 g，炮姜 3 g，炙甘草 3 g，葛根 10 g，车前子 6 g，白术 10 g，茯苓 10 g，紫苏叶 2 g，大枣 3 枚。服药 2 剂，呕吐发热得止，腹泻减至 1 天 3~4 次，改拟理中丸(汤)加葛根、桔梗、赤石脂、山药收功。

按语：小儿发热又伴呕泻，如不及早阻截治疗，则每致伤津耗液，变成坏症。半夏泻心汤调和肠胃、止呕止泻每有奇效；加葛根、紫苏叶外解表邪以退热，白术、茯苓、车前子健脾利湿以止泻，全方寒热平调，升清降浊，扶正祛邪。〔胡学刚.儿科急重症治验[J].湖南中医杂志，1991(6)：22.〕

4.夏季热

谌某，男，2 岁，2004 年 7 月 18 日就诊。半个月前高温乘凉，次日出现发热，咳嗽，鼻塞，无汗。到某医院儿科诊断为"上呼吸道感染"，给予解热、抗感染、抗病毒等治疗未见好转，第3天出现高热39.5℃，无汗，烦躁，口渴，即给予输液、抗感染治疗4天，气温越高，发热愈重。刻诊：高热，体温40℃，无汗，皮肤灼热，咳嗽少痰，烦躁不安，精神较差，口渴饮冷，小便多，大便干燥，舌质红，苔黄，脉浮数。诊为小儿夏季热，证属：暑热遏表，肺胃蕴热，予叶氏薷杏汤加减。处方：香薷6g，杏仁6g，六一散10g，鲜荷叶15g，通草3g，豆蔻3g，金银花12g，天花粉6g，石膏15g，知母5g，芦根10g。服3剂后，体温降至37.5℃，仍心烦，口渴，精神较差，续用竹叶石膏汤3剂清理余热而愈。

按语：小儿夏季热是儿科常见的季节性较强的发热性疾病，现代医学无特异性治疗方法，中医学以前无此病名。《现代医学流派经验选集·徐小圃儿科经验简介·潜阳育阴》谓"上盛下虚证，一般称着'暑期热'，多见于夏季"。认为本病病因主要是元阳虚于下，邪热淫于上。笔者认为除此以外，暑湿侵袭、阴液亏虚也是本病病因。故临床上除清暑益气、清上温下两法外，芳香透表、清暑利湿透邪、养阴生津也常运用。故小儿夏季热的治疗应因时、因地、因人而异，审因辨证，方能取得良好疗效。〔张寿华.小儿夏季热临床治验举隅[J].中医药导报，2006，12（5）：39.〕

5.肺炎喘嗽（7案）

（1）肺炎喘嗽

王某，女，9个月，1985年8月23日初诊。其母诉：患儿咳喘4天，并腹泻水样便1天。刻下：午后热甚（肛温38.5℃），鼻流稠涕，出气烘热，烦躁啼哭，口渴喜饮，今天泻水样便十余次，量不多，其气味臭秽难闻，舌红、苔黄，指纹紫红。诊断为小儿肺炎。证属温邪郁肺，肺热迫肠。治宜辛凉苦寒并进。药用：麻黄2g，杏仁4g，生石膏30g，甘草3g，葛根10g，黄芩6g，黄连3g，薄荷5g，金银花12g，滑石10g。服药1剂后，热退喘减，仍腹泻，2剂泻止，3剂咳喘平。

按语：患者午后发热，乃温邪引起，温邪郁肺，故见鼻流稠涕，出气烘热；热扰心神，故见烦躁啼哭；热盛伤津，故见口渴喜饮；小儿罹患肺炎，传变甚速，最易化热入里，肺与大肠相表里，邪热失于清解，则往往循经而下移大肠，故临床常壮热、喘嗽、下利臭秽并见；舌脉为本证的佐证。方选麻杏石甘汤合葛根芩连汤加减治疗，方中麻杏石甘汤辛凉解表，葛根芩连汤清热止泻兼解表。《伤寒论》载葛根芩连汤既治"喘而汗出"，又主"利遂不止"。加薄荷、金银花辛凉解表，滑石清热利湿。本例温凉并用，苦寒兼施，表里双解，上下并治，故能建功。〔胡学刚.巧配麻杏甘石汤治疗小儿肺炎[J].辽宁中医杂志，1988(1)：34.〕

（2）肺炎喘嗽

张某，女，4个月，1982年2月12日就诊。患儿低热咳喘20天。曾在某院用抗感染治疗旬日乏效，刻下：咳喘日重，喉中痰鸣，拒绝吮乳，喘憋啼哭，舌质偏红，苔黄腻，指纹紫滞，证属邪热犯肺，肺失宣降，痰浊蕴结，气道不利。治宜宣肺泄热，涤痰平喘。药用：麻黄2g，杏仁4g，生石膏10g，甘草3g，桑白皮4g，葶苈子(包煎)3g，大枣2枚，地龙、黄芩、旋覆花(包煎)各3g。服药2剂，咳喘减轻，白天喉中已无痰鸣，吮乳有力，续进原方2剂，诸恙告瘥。

按语：患者邪热犯肺，肺失宣降，气道不利，故见咳嗽喘憋；痰浊阻滞气道，故见喉中痰鸣。方选麻杏石甘汤合葶苈大枣泻肺汤加减治疗。方中麻杏石甘汤宣肺泄热；葶苈子味辛寒，入肺、膀胱经，有下气行水之功能，治肺痈喘急，痰饮咳嗽。又以大枣辅之，补土以制水，且不伤正。麻杏甘石汤长于清解肺热，葶苈大枣泻肺汤能除痰止嗽定喘。加桑白皮清肺热；地龙清热，化痰，平喘，利尿，使热从小便出，防痉；黄芩清热燥湿；旋覆花降气化痰，止咳平喘。诸药合用，扶正祛邪共用，清肺与降肺并施，从而正气复，诸邪散，肺气得以清降，其功益彰。〔胡学刚.巧配麻杏甘石汤治疗小儿肺炎[J].辽宁中医杂志，1988(1)：34.〕

（3）肺炎喘嗽

黄某，女，5岁，1986年11月30日就诊。患儿咳嗽气喘1个月余，服麻杏甘石汤多剂有效，但病常反复，常自汗出，易受外感，面萎纳呆，舌质淡，苔黄白相兼，脉浮数无力。证属邪热犯肺，表虚自汗。治以益气固表止汗，清肺平喘。药用：黄芪10 g，防风3 g，白术8 g，麻黄3 g，杏仁6 g，生石膏24 g，甘草3 g，枳实4 g，前胡6 g，麦冬6 g，桑叶、百部各10 g。连进4剂，咳喘大减，汗少，胃动而知饥，又续予原方3剂，肺炎得愈。

按语：肺主气，司皮毛。小儿反复罹患肺炎，易致肺虚，肺虚则卫气不固，肌腠疏松，玄府不闭，则外邪易入，每致肺家痰热蕴结，久咳不止，而又动则汗出，食欲不振，虚实夹杂，致使肺炎病症迁延不愈。《伤寒论·辨太阳病脉证并治中第六》论曰："汗出而喘，无大热者，可与麻黄杏仁甘草石膏汤。"胡教授认为该方以甘润之品缓急温肾益肺，对于外感六淫、内郁不解则用辛凉之品宣散解表，并酌加杏仁、桑叶清肺疏邪。本例患儿内郁日久，病常反复，常自汗出，此时往往余邪未清，喘减未平而正气已虚，故祛邪之时应不吝扶正，配以扶正祛邪、益气固表之玉屏风散，有提高机体抵抗力、促使肺炎早日痊愈的双重效用。〔胡学刚．巧配麻杏甘石汤治疗小儿肺炎［J］．辽宁中医杂志，1988（1）：34.〕

（4）肺炎喘嗽（病毒性肺炎）

陈某，女，4岁。患儿发热、咳嗽、气促3天。当地医院用青霉素、链霉素、红霉素、卡那霉素和输液等治疗未效，病情危重，于1983年5月3日转来我院。患儿精神倦怠，面色青紫，呼吸急促，烦燥不安，唇舌紫暗，鼻翼扇动，喉中痰鸣，目睛微红，口干但不欲多饮，大便黄糜，每天3~5次，小便黄，舌苔黄垢，脉滑数。体温39.6 ℃，心率160 次/min，呼吸46 次/min，血常规：血红蛋白14 g/dl，白细胞6700/mm³，中性粒细胞56%，淋巴细胞46%，嗜酸性粒细胞1%。西医诊断：病毒性肺炎，心力衰竭Ⅱ级、呼吸性酸中毒，收入住院治疗。此证痰热壅肺，气失清肃，肺热累及大肠，宜宣肺通肠，上下兼治，方用宣白承气汤合三子养亲汤主之。停用一切西药。处方：生大黄6 g，石膏20 g，瓜蒌壳6 g，桃仁5 g，紫苏子5 g，莱菔子5 g，白芥子3 g，前胡6 g，甘草3 g。二诊：进上方3剂后，大便一天7~8次、奇臭、夹有黏液，大便检查未见异常。患儿喉中痰鸣消失，体温降至38℃，面色转红，病情转危为安，仍见咳嗽不爽，口渴，乃肺胃津伤，用竹叶石膏汤调理1周，痊愈出院。

按语：患儿高热，大便黄糜且次数多，此乃肺热下移大肠，宜清肺通肠，采用宣白承气汤清上通下，釜底抽薪。患儿鼻翼扇动，喉中痰鸣，痰热壅肺之象明显，故以三子养气汤降气化痰。患儿面色青紫，唇舌紫暗，口干但不欲多饮，可知患者有瘀热之象，故以桃仁活血通脉。肺主宣发肃降，肺失清肃，气机不利，而致咳嗽，故以前胡、甘草降气止咳。诸药合用，上下兼治，清降并用，气血同调，并行血中郁滞，故收效迅速。急则治其标，缓则治其本。虽患儿首诊有气津两伤之精神倦怠、口干等症，犹应先解肺热，而后恢复患者气津。若患者高热之时，猛进凉水，势必会导致湿热互结，徒劳无功，反增烦恼，故待高热得解后，以竹叶石膏汤清除余热，益气生津和胃，恢复机体功能，培土治本。后于患儿病后瘥复阶段，足足调理1周，旨在治病求本。〔龙慎仪.风温重症治验一例[J].湖南中医学院学报，1983（2）：41.〕

（5）肺炎喘嗽

黄某，男，2岁，1982年3月15日初诊。发热、咳嗽、气促3天。症见：急性重病容，体温40.5℃，烦躁不安，嘴唇青紫，手足欠温，指纹紫而粗，直达命关，舌质红、苔薄黄。体查：乳蛾焮红，两肺可闻多量中小湿啰音，心率142次/min，律齐，腹软。白细胞$1.2×10^9$/L，胸透：左下肺纹理增粗，模糊阴影。证属温邪化火，痰热壅肺，肺闭喘咳。治拟清热解毒，活血化瘀。药用：鱼腥草12 g，麻黄3 g，黄芩、杏仁、射干、葶苈子、地龙各5 g，桃仁、丹参、赤芍各6 g，红花2 g，生石膏（先煎）30 g，鲜竹沥（兑服）5 ml。每天1剂，每3 h服1次，每次20 ml。次日体温38.2℃，喘渐平，神清倦息，咳嗽痰多，舌质红，苔微黄，脉浮数，此表邪已解，肺闭已开，继用原方改生石膏为15 g。服2剂后体温降至37℃，已不气喘，唯有轻咳。拟调理脾胃，用六君子汤加味而愈。

按语：患者高热，嘴唇青紫，且咳嗽、气促之象明显，此为痰热壅肺、痰热闭肺所致，治疗应以清肺化痰、活血化瘀为主，方选清气分热之《伤寒论》名方麻杏石甘汤加减化裁治疗。方中麻黄、石膏寒温并用，宣泄兼施，既清肺热，又宣肺止咳，使患儿主症得解；杏仁降肺止咳，既助麻黄恢复肺之宣发肃降，又利于石膏沉降下行；鱼腥草、黄芩清热解毒燥湿；麻黄、射干、葶苈子、地龙缓解支气管痉挛以止咳，又麻黄、射干、葶苈子可化痰饮，地龙可通经脉；桃仁、丹参、赤芍、红花活血通经脉，促进血行；鲜竹沥清热化痰。二诊，肺热渐解，肺为娇脏，不耐寒热，故减少生石膏的用量，以免伤肺。全方寒温并用，宣降共施，气血同调，则热除，饮化，气机顺畅，气血同调，大部分症状得以痊愈。后以六君子汤调理脾胃，培土生金，以恢复机体功能，防疾病卷土重来。〔张祥福. 清热活血化瘀法治疗小儿肺炎[J]. 四川中医，1988(10)：15.〕

（6）肺炎喘嗽（重症肺炎）

杨某，女，1岁半，1981年3月8日入院。发热、咳嗽、气喘2天。症见：患儿发热40 ℃，咳嗽气促，鼻翼扇动，烦躁不安，喉间痰鸣，嘴唇发紫，舌红、苔薄黄，乳蛾焮红，手足欠温，双肺可闻干湿啰音，心率154次/min，肝在右肋下约2 cm，白细胞12.8×10⁹/L，中性粒细胞8%，胸透：两肺纹增粗混乱。西医诊断：重症肺炎、心力衰竭。中医辨证属温邪化火，痰热壅肺，肺闭喘咳。入院后立即静脉推注50%葡萄糖注射液40 ml加毒毛花苷K 0.008 mg/(kg·次)，同时煎服清热解毒、活血化瘀中药：鱼腥草12 g，麻黄绒3 g，杏仁、黄芩、射干、地龙、葶苈子各5 g，桃仁、赤芍、丹参各6 g，红花2 g，生石膏(先煎)30 g，鲜竹沥(兑服)5 ml。每天1剂，每3 h服1次，每次15~20 ml。次日精神好转，体温38.2 ℃，咳喘渐平，心率128次/min，双肺仍可闻干湿啰音，肝脏未扪及。停用西药，继用原方3剂后，临床症状消失，住院5天，治愈出院。

按语： 小儿肺炎好发于3岁以内婴幼儿，起病急骤，病情多危重，笔者采用麻杏甘石汤化裁加活血化瘀药治之，方中麻黄、杏仁解表宣肺开闭；桃仁、红花、丹参、赤芍活血化瘀，调理气血，促进血行；鱼腥草、黄芩、生石膏清热解毒；葶苈子、地龙、射干、鲜竹沥化痰平喘，全方共奏解肌、清热活血、止咳平喘之效。毒毛花苷 K 对急性心功能不全患儿收效甚速，本品有扩张冠状动脉、增加心血供给、改善心肌缺氧状态的作用，可以利尿，对肺水肿有一定的疗效。〔张祥福. 清热活血化瘀法治疗小儿肺炎[J]. 四川中医，1988(10)：15.〕

（7）肺炎喘嗽（支气管肺炎重症）

刘某，男，1 岁 4 个月，1999 年 9 月 8 日初诊。其母诉：1 周前因洗澡受凉后出现发热、咳嗽、稍气促，在当地卫生院诊断为"支气管肺炎"，先后应用氨苄青霉素、先锋霉素、病毒唑等治疗，非但未见好转，反体温渐增，病情益重，特来我院求治。测体温 39.4 ℃，心率 166 次/min，呼吸 58 次/min，烦躁不安，气促鼻煽，喉中痰鸣，两肺呼吸音粗，布满痰鸣音及湿啰音，舌红紫、苔黄腻，指纹紫滞。血常规：白细胞 18.2×10^9/L，中性粒细胞 86%，淋巴细胞 12%，嗜酸性粒细胞 2%，胸片示两肺纹理增粗紊乱，双下肺呈斑片状阴影。西医诊断为支气管肺炎（重症）。中医学认为系病邪上犯肺系，羁留日久，邪热壅肺，痰热互结，致肺宣发肃降失常。治以内服加味麻杏石甘汤：麻黄 4 g，生石膏 30 g，杏仁 6 g，甘草 4 g，百部 10 g，射干 10 g，鱼腥草 15 g。武火水煎 2 次，共取汁 200 ml，混合后分 4 次喂服，每天 1 剂。同时外用已制成备用之五子散末鸡蛋清调饼，分别于上、下午外敷膻中、肺俞穴。9月 10 日上午查房见患儿病情明显好转，体温已降至 38 ℃，气促减轻，喉中痰鸣消失，继续上述治疗 3 天后，所有临床症状及肺部体征消失，体温正常，血常规正常，胸片示双肺阴影全部吸收。

按语： 小儿肺炎为临床常见病，无论感受风寒还是风热，大都具有发热、咳嗽、气促、痰鸣等邪热壅肺之证候，且多痰热互结，如治不及时或治之不当，可迅速加重转为重症肺炎。笔者取具有降气化痰作用之三子养亲汤为基础，选加具有泻热化痰作用之牛蒡子、葶苈子、大黄、白矾共研为散，并以具有清热泻火、凉心开窍之鸡蛋清来调上药外敷，共奏清热宣肺、豁痰降气之功。取穴膻中、肺俞者，因膻中"为气之海"，肺俞为手太阴肺经之要穴，外敷药作用于此，有事半功倍之效。同时内服麻杏石甘汤加射干、百部、鱼腥草等味，使肺气得宣，肺热得清，痰热得除。如此内外并治，宣降结合，清泄并举，不仅疗效不亚于西医常规治疗，而且无毒副作用，以其简便廉验而令病家乐于接受。〔谭申生，王赐华. 内外并治小儿重症肺炎 80 例［J］. 湖南中医杂志，2000(5)：38-39.〕

6. 麻疹

杨某，男，14 岁，1993 年 11 月 3 日初诊。发热、咳嗽 5 天，伴气促、口渴烦躁 2 天，当地用青霉素治疗 3 天。有与麻疹患儿接触史。体查：腋温为 39.2 ℃，耳后、颈部皮肤潮红，眼结膜充血，口唇黏膜粗糙，咽充血，扁桃体不大，双肺呼吸音增粗，肺底少许湿啰音，舌质红，苔薄黄，脉数。白细胞 $14.0×10^9$/L，中性粒细胞 84%，淋巴细胞 16%，X 线片检查报告为"肺炎"，拟诊为"麻疹并肺炎"（麻毒闭肺），投以宣毒发表汤合麻杏石甘汤治疗，处方：麻黄、万膏、升麻、葛根、前胡、枳壳、荆芥、防风、杏仁、木通、连翘、牛蒡子、桔梗、淡竹叶、薄荷、甘草，以水煎服，每天 1 剂，并注意保暖，忌食油腻、辛辣、生冷食物。3 剂，疹出，热退，咳喘减轻，去麻黄、石膏，继服 3 剂，诸症改善，以沙参麦冬汤善后。

按语：麻疹主要由于感受麻毒时邪，流行传染所致，治疗原则宜宣透解毒为先，养阴清热善后，不宜早投寒凉，否则"冰伏毒热，则必不能出透，多致毒气内攻，喘闷而毙"（《医宗金鉴·疹门·麻疹主治大法》）。宣毒发表汤出自《痘疹活动至宝》，主要起疏风解表、宣毒透疹和止咳化痰作用。本方对于麻疹欲出不出，身热无汗，咳嗽咽痛，烦渴尿赤者治疗效果肯定。麻毒闭肺是麻疹最常见的逆证之一，多因调护不当，麻毒炽盛，闭郁于肺所致，以宣毒发表汤合麻杏石甘汤，取麻黄宣肺平喘，石膏清热生津，共奏宣肺透疹、清热解毒、利咽祛痰之效。现在由于麻疹疫苗已被广泛应用，临床所见的麻疹大都症状不典型，一般症状轻，发热不甚，上呼吸道症状亦不明显，皮疹稀疏，甚至见不到麻疹黏膜斑，病程也短，应注意询问既往病史和预防接种史，要及时发现和治疗，防止漏诊和误诊。〔刘百祥，刘常春. 宣毒发表汤治疗小儿麻疹 106 例［J］. 中国实验方剂学杂志，1998(4)：3-5.〕

7.麻疹并发肺炎喘嗽（2案）

（1）麻疹并发肺炎喘嗽

刘某，男，4岁，1981年11月3日初诊。患麻疹已6天，疹透不彻，出现高热、咳嗽、气喘已4天。经当地诊为"麻疹并发肺炎"，用西药抗生素、激素类治疗，及投麻杏石甘汤均无效，诸症逐日加剧。症见：发热（肛温41 ℃），面赤，咳嗽气喘，鼻翼扇动，时有鼻衄，咽部红肿，舌红、苔黄干，脉沉实而数。麻疹仅透项背，色暗无泽，听诊两肺可闻及大量干、湿啰音。腹部拒按，大便四天未行。辨为热毒壅肺、津伤化燥。拟通腑泄热、清肺解毒法。处方：厚朴、大黄（后下）、枳实、杏仁、桔梗、连翘各10 g，芒硝（另冲）5 g。水煎，嘱其频频喂服。1剂未尽，大便泻下球形硬粪十余枚及少许稀臭水，热退，喘咳渐安。次日复诊，体温正常，疹色转红润且透达胸腹四肢，能进食水果。听其两肺尚有少量湿啰音，乃转用沙参麦冬汤加蝉蜕，连进3剂而愈。

按语：本例患儿高热不退的关键在于大便不通，只要大便通畅之后，高热就迎刃而解，危急自然解除，故用大承气汤通腑泻热。又患儿麻疹未完全透发，故加连翘解表退热，使疹透发完全。患儿不但肺热明显，而且还引起咳嗽，故以杏仁、桔梗理肺气，化痰，止咳喘。二诊，因热毒易耗气伤津，而病者又为4岁小儿，脏腑娇嫩，体查则见疹色转红润且透达胸腹四肢，故以沙参麦冬汤益气养阴，蝉蜕透疹止痒而收功。通腑泄热法可顿挫热势，为内科常见的一种治疗发热的方法，临床应用的指针主要为高热和大便不通，该法具有攻下热结、荡涤肠胃之功效，我们若能灵活运用，往往能够达到急救之效。〔周汉清.大承气汤治小儿肺炎［J］.新中医，1986（7）：19.〕

（2）麻疹并发肺炎喘嗽

李某，男，3岁，1985年3月25日上午初诊。其母代诉：患儿3月20日上午开始发热，咳嗽，流泪流涕，23日发现皮肤疹点，气促鼻煽，心烦口干。当天下午到当地医院诊断为麻疹并发肺炎,用西药治疗 2 天后流泪流涕消失,但疹出不透,其他症状未减轻,其母抱儿来我院就诊。症见:全身皮肤稀布大小不等暗红色丘疹,舌红、苔薄黄,指纹青紫。体温 39 ℃,两肺下部有湿啰音。血常规检查:白细胞 16000/mm³。X 线片胸透:肺纹理多而粗,两肺有散点状阴影。诊断为麻疹并发肺炎。证属麻毒闭肺。治以清肺解毒、宣肺止嗽。方用清肺解毒汤加味:炙麻黄 8 g,杏仁 7 g,生石膏(另包先煎)10 g,甘草 3 g,葛根 9 g,连翘 8 g,板蓝根 10 g,金银花 9 g,紫草 6 g,蝉蜕 4 g,栀子 4 g。服 1 剂,麻疹出透,余症稍减。服第 2 剂症状明显好转。服第 3 剂(除去麻黄)疹点渐隐,体温渐降,余症大减。守方加减再进 5 剂,自觉症状已愈,肺部湿性啰音消失,皮疹处有麸样脱屑,留有棕色瘢痕,血常规、X 线片胸透、舌、指纹检查均正常。追访 1 个月,皮肤恢复正常,病未复发,身体健壮。

按语:麻疹是"肺经见证独多"的一种疾病,加之小儿肺为娇脏,卫气不固,麻疹邪热易于闭肺,所以肺炎是麻疹的常见合并症,多发于麻疹见形期。本病主要病机是麻毒闭肺,痰热壅肺。自拟清肺解毒汤紧扣病机,方中连翘、板蓝根、金银花、生石膏清热解毒;麻黄(蜜炙)、甘草、杏仁宣肺化痰。临床用之,疗效颇佳。麻疹既并发肺炎,则会影响麻疹的顺利透发,疹毒内蕴,必使肺炎加剧。因此,麻疹初热期并发肺炎者用清肺解毒汤加宣表透疹之荆芥、葛根,麻疹见形期并肺炎者,加清解透疹之蝉蜕、紫草;麻疹疹没期并发肺炎者,麻毒多化火伤阴,用清肺解毒汤加北沙参、麦冬。麻疹并发肺炎是肺系疾病,以肺系症状为主,临床应根据肺系证候中某个症状的偏重及时加用肺系药物。麻疹并发肺炎是急重实证,只要辨证准确,就要大胆用药,其药量要比一般用量大 1 倍,以达到药力胜病。但麻黄等毒烈药品剂量要控制。笔者通过用清肺解毒汤治疗麻疹并肺炎的实践,打破了过去那种用西药抗菌消炎治麻疹并肺炎保险、用中药治麻疹并肺炎危险的错误观念。〔谢云桂.清肺解毒汤治疗麻疹并肺炎 50 例小结[J].湖南中医杂志,1989(2):24-25.〕

8.咳喘（支气管肺炎）

丁某，女，7岁，1982年1月7日初诊。5天前因感冒发热、咳嗽气喘，经某地医院诊为支气管肺炎，用西药抗炎、止咳、平喘等治疗数天好转。近5天来又发热、喘咳，午后尤甚，时有自汗，复用西药抗炎、止咳平喘无效，求余往诊。症见：发热（口温40℃），喘咳，鼻翼扇动，喉中痰鸣，舌红少津，苔黄燥，脉数有力，听其两肺有较多湿啰音及少量哮鸣音。大便五天未解，腹部胀满，小便短赤。辨为痰热壅肺，津伤化燥。拟通腑泄热，清肺化痰定喘，投大承气汤加味。处方：厚朴15 g，芒硝（另兑）5 g，大黄、枳实、杏仁、贝母、桑白皮各10 g。药尽1剂，大便泻下硬粪数枚，稀水数次，热退，喘咳亦减大半。次日复诊：体温正常，喘咳不甚，能进饮食，舌红、苔黄润，听其两肺尚有少量湿啰音。乃改用生脉散加百部、贝母，3剂而收全功。

按语： 小儿肺炎是儿科常见疾病之一，以发热、喘咳、喉中痰鸣为主症，临床中常伴有出汗、腹满、便秘等症。其病机多为外邪犯肺、肺失清肃、气机宣降失职所致。若外邪入里，伤津化燥，易致燥屎内结大肠，腑气不通，浊气上递而更增喘满。此种证候若单纯治肺，只是"扬汤止沸"，疗效不佳，余对此证则采用"釜底抽薪"以通腑泄热为主，兼以清肺平喘，每获良效。曾治30余例，真是屡验不鲜，故敢介绍。然小儿肺炎，病位在肺，若里热不盛，燥屎未成者又非本法所宜。此法一用，若大便得通，则不必尽剂，免伤正气。

〔周汉清. 大承气汤治小儿肺炎［J］. 新中医，1986(7)：19.〕

9.疳积（2案）

（1）疳积

刘某，男，5岁，1984年4月3日初诊。其母代诉：不肯吃饭已半年。余奇之，问其半年来何以喂养？曰："日食鸡蛋7~8个，杂以糖果零食。"症见：患儿面黄形瘦，毛发不荣，口渴多饮，手心灼热，肚腹胀大，时拉烂粪，苔白厚，脉滑数。证属营养失调，积滞内停，损脾伤胃，疳积已成。拟清疳磨积、补脾益胃兼顾而行。药用：胡黄连 3 g，芦荟 1 g，使君子 6 g，鸡内金 5 g，谷芽 10 g，山楂炭 10 g，山药 15 g，石斛 10 g，木瓜 5 g，党参 10 g，白术 10 g，炙甘草 3 g，莪术 3 g。并针刺四缝穴尽出黄色黏液，嘱节制零食。患儿服上方 4 剂，大便已趋成形，知饥索饭，口渴亦减，手心尚热，即以上方加地骨皮 6 g，又 4 剂。前后针刺四缝穴 3 次，未及二旬，各症悉除，嘱以食养，节零食厚味。

按语：《小儿药证直诀》载"疳皆脾胃病，亡津液之所作也"，小儿脏腑娇嫩，形气未充，对食物的需要量和吸收能力都有限。有些家长爱子心切，给孩子盲目地增添过多滋补之物。殊不知凡食之道，无饥无饱。恣啖肥甘，壅滞中焦，脾气不运，积滞渐生，积久生热，灼伤胃阴；脾气虚则精微无从运化，胃阴伤则津液失于濡养；渐致面色黄暗，肌肤羸瘦，终成疳证。所以治疗疳积需补脾气养胃阴双管齐下，若胃阴不复，脾气亦难振。本例患儿掌心发热，肚腹胀大，心烦口渴，酌选胡黄连、芦荟、使君子等以清热除烦，杀虫消疳；益胃补脾则用白术、党参、石斛、山药、木瓜、炙甘草，以上诸药有平和之性，无寒热之弊，可复仓廪纳化之权。又添鸡内金、谷芽、山楂炭、莪术，既可消水谷，行气磨积，健脾开胃，又能承制参、术之甘壅，应注意用量宜小不宜大。四缝穴属经外奇穴，针刺四缝治疗小儿疳积，相沿已久，其可增加胃液酸度，增强小肠分泌功能，特别是增加各种消化酶的含量，治效卓著。〔胡学刚. 当今小儿疳积诊治心得［J］. 中国初级卫生保健，1988(10)：35－36.〕

（2）疳积

谌某，男，2 岁，2003 年 7 月 8 日就诊。患儿近 1 个月来不思饮食，腹胀如鼓，大便每天 3~4 次，色黄，伴不消化食物，形体消瘦，心烦易哭，精神不振，毛发枯黄，面色萎黄，小便黄少，脉滑。证属：湿热食积，损伤脾胃。用自拟小儿疳积散(苍术 30 g，厚朴 30 g，砂仁 20 g，槟榔 30 g，木香 20 g，使君子 30 g，神曲 60 g，鸡内金 30 g，佛手 20 g，茯苓 30 g，五谷虫30 g，胡黄连15 g)每次4 g，每天3次，开水冲服(加少许白砂糖)，连服6天。另取双侧四缝穴，针刺隔天1次，连用3次。服药6天，精神好转，饮食增加，大便每天2次，腹胀减轻，晚上已能安睡。仍腹胀、乏力，口微渴，续以健脾益气、消食化湿，方用五味异功散加味，6剂调理而愈。

按语：疳积古人视为恶候，为儿科四大证之一，临床治疗颇感棘手。笔者运用自拟小儿疳积散，配合针刺四缝穴，治疗因脾胃虚弱、运化失职、湿热积滞引起的疳积。方中苍术燥湿健脾，促进胃肠运动；厚朴行气散满燥湿，引起唾液、胃液分泌，胃肠蠕动加快；砂仁温中燥湿；槟榔下气消积，且可杀虫；木香理气调中；使君子杀虫消积，且可健脾胃；神曲、鸡内金、五谷虫消食化滞，健脾和胃；茯苓健脾渗湿；佛手理气和胃；胡黄连退虚热，清疳热。共奏健脾祛湿、化滞和中、杀虫消疳之功效。四缝穴有增加和调整胃液分泌功能的作用。自拟小儿疳积散，服用剂量小，费用低廉，屡用屡效，不失为治疗疳积的一剂效方。〔张寿华.自拟小儿疳积散配合针刺"四缝穴"治疗小儿疳积的经验总结［J］.中医药导报，2008，14（12）：48.〕

10. 厌食

柳某，女，3岁，1985年10月13日初诊。患儿厌食将近1年，经六君子汤、参苓白术散、保和丸及干酵母、蜂乳、宝宝乐等治疗罔效。现仍不思饮食，每餐饭边哄边吃达1~2 h之久，食物进入口内，良久不能咽下，父母甚为苦恼。稍不如意则烦哭异常，大便常干，小便少，形体消瘦，腹软，唇红，舌淡红，苔白腐，间有剥苔，脉细数。证属胃阴不足，治宜滋养胃阴，拟麦门冬汤加减治之：麦冬10 g，沙参15 g，大枣10 g，天花粉6 g，砂仁3 g，法半夏3 g，石斛10 g，陈皮5 g，甘草2 g，生地黄6 g，石决明6 g。5剂。药后食纳稍有好转，烦躁减轻，舌淡红，腐苔转薄，脉细数。守原方去天花粉，加山药10 g，续服5剂，已思食，烦躁除，舌淡红，苔薄白，无剥苔，脉细缓。上方去生地黄、石决明，再服5剂，食纳已好，精神面容均有好转。嘱其注意饮食,以清淡易消化、富有营养为原则。

按语: 六君子汤、参苓白术散为健脾之剂,今患儿舌淡红、苔白腐、间有剥苔是胃乏津液、釜中无水、不能腐物之象。厌食长久,"谷少胃薄",源乏津亏,柔不济刚,肝阳偏亢,故烦躁易怒。方拟麦门冬汤滋养胃阴,再加生地黄、石决明滋肝潜阳,合少量砂仁、半夏、陈皮,既可芳化开胃,又可防滋养碍脾之弊,消补并行,相得益彰。叶天士说"食不甘味,舌苔颇浊,宜和阳明""胃为阳土,宜凉宜润",验之临床,确是至理。〔唐国衡.麦门冬汤治疗儿科病症举隅[J].湖南中医杂志,2002(6):47.〕

11.呕吐并腹泻

胡某,女,2岁,1986年4月7日因气短息微半天来诊。患者于4月2日骤发呕吐、腹泻。腹泻每天5~6次,质稀如水,量多气臭。呕吐每天3~4次,多为食物残渣及清水,不欲饮食。经服无味氯霉素等药呕泻渐止。但今晨呼吸浅促,神疲嗜睡,遂来我院门诊。见呼吸微弱,短而声低,似喘而无声,口干欲饮,不思食纳,睛半露,眶稍陷,腹平软,唇干红,舌质红干,苔薄白无津,皮肤干皱。辨为肺胃津伤,液伤气耗,治宜甘寒滋润,用麦门冬汤治之:麦冬10 g,参须(蒸兑)10 g,白扁豆6 g,法半夏3 g,石斛10 g,芦根10 g,甘草3 g。2剂,文火煎,少量频频喂服。服药1剂,气息即有好转,呼吸均匀有力,稍能进食,唇舌较润,拟参须(蒸兑)6 g,麦冬5 g,法半夏3 g,甘草2 g,大枣5 g,白扁豆5 g,芦根10 g,石斛10 g。3剂,患儿嬉笑如常,舌红而润,苔薄白,拟麦冬5 g,沙参10 g,白扁豆5 g,山药10 g,陈皮5 g,麦芽粉(泡服)6 g,甘草3 g,大枣5 g。3剂以善后。

按语: 此例呼吸浅促,乃呕泻失液,胃津骤耗,不能供肺所致。培土生金,肺金得柔,则气有所主。方选麦门冬汤加减治疗,麦冬甘寒滋润,养阴清热,生津润燥;人参甘温补益,健脾补气,与麦冬相配,阳生阴长;半夏辛温,降逆下气,和胃化痰,与麦冬相配,滋而不腻,温而不燥;白扁豆健脾化湿，与半夏配伍，调和脾胃，培土生金；石斛、芦根养阴生津，与麦冬、人参相伍针对根本，直补气液。加之少量频服，以图迅速补足气液，恢复机体功能。服1剂即显效。后续仍以补气生津、培土生金之法为主治疗，虽未用输液疗法，亦能很快恢复健康。〔唐国衡. 麦门冬汤治疗儿科病症举隅[J]. 湖南中医杂志，2002(6)：47.〕

12.腹泻（3案）

（1）腹泻

金某，男，2岁，1984年6月8日诊治。其母代诉：腹泻水样便1天。患儿昨天起病，水泻如注，日行十余次，腹不痛，口渴喜饮，烦躁不安，尿少色黄，舌苔白，脉濡略数，证属暑湿内蕴，脾受其困，清浊不分，水趋大肠。用雷氏通利州都法治之，拟方：白茯苓10 g，泽泻6 g，土炒苍、白术各5 g，车前子10 g，白通草3 g，滑石10 g，桔梗3 g，葛根、山楂炭各10 g，鲜荷叶1角。2剂。数天后，母来院告云：是日购药回，患儿泻利不止，烦躁口渴愈甚，急将药煎好，即以药汁作茶尽其饮，患儿渴急，亦不识其药，遂畅饮之，至夜半，得小便数次，泻利渐止，神疲而卧，翌日泻止思食，米粥调养数天而愈。

按语：通利州都法见于清·雷少逸《时病论》，为"湿胜则濡泻"而设之专方。其曰："湿侵于脾，脾失健运，不能渗化，致阑门不可泌清别浊，水谷并入大肠而成泄泻。"本例取《景岳全书》"治泻不利小水，非其治也"之意，使湿从膀胱而走，则泻自得止。方中茯苓甘淡平和，通利州都为君；泽泻咸寒下达而走膀胱，苍术、白术燥湿健脾，车前子、通草甘淡渗湿，葛根、荷叶能升发清阳，鼓舞脾胃阳气上升，共为臣药；桔梗之开提，能通天气于地道，为佐药；炙甘草调和诸药，为使药。全方大队渗利，重在祛湿，所谓利小肠则实大肠也，妙在桔梗一味，上开肺气以宣湿邪，下则升提以制泻利，制方严谨，颇具匠心。〔胡学刚. 通利州都法治疗小儿腹泻[J]. 四川中医，1986(3)：22.〕

（2）腹泻（婴幼儿腹泻）

田某，男，7个月，1991年6月29日就诊。患儿近3天来泻蛋花样大便，每天10~15次，量中等，粪便中混有少量黏液，每当喂乳时便出现呕吐，有轻度发热，体查：体温38.4℃（肛温），面稍黄，精神较差，指纹青紫，有轻度失水征，心肺（-），腹胀，肠鸣音增多。大便镜检：白细胞（+），红细胞0~3个/HP，脂肪球（++）。诊断为婴幼儿腹泻（伤食型），给予相应的推拿治疗，即以姜水或75%乙醇或液状石蜡作润滑剂，推脾经2 min，揉中脘2 min，揉龟尾3 min，推七节3 min，按揉足三里1 min，掐推四横纹2 min。第2天大便即减至6次。推拿3天后，体温恢复正常，精神食欲好转，呕吐、腹胀消失，大便每天2~3次，为黄褐色软便，镜检无异常。

按语：推拿疗法是中医学中的一种外治法，它主要是运用刚柔相济的手法，推穴道、走经络，使营卫调和，气血通畅，增强抗病力，从而达到治疗疾病之目的。婴幼儿的生理特点是脏腑娇嫩，形气未充，"脾常不足、肾常虚"，故脾胃极易受损，出现脾虚湿盛而致泄泻。推拿则选用推脾经、揉中脘、按揉足三里，以达健脾祛湿之功；并揉龟尾、推七节，以奏补肾固涩止泻之效。同时，根据辨证分型之不同，而加以推拿相应穴位治疗。所以推拿治疗对婴幼儿腹泻效果较好，能使症状缓解或者消失，病程缩短，特别是对大便次数较多的腹泻患儿效果更为显著，同时能使婴幼儿免除针药之痛苦，易被患儿及家属所接受。〔王庆云. 推拿治疗婴幼儿腹泻226例［J］. 湖南中医杂志，1996（S1）：27.〕

（3）腹泻（肠道毛滴虫）

王某，女，2岁，于1980年9月28日初诊。其母代诉：患儿近几天发热，每天腹泻5~7次，腹泻前及夜间阵发性哭闹不安，食少，精神不振，经服西药及输液4天治疗无效。诊见：体温38℃，面色萎黄，唇红，心肺（-），腹平软，肠鸣音活跃。舌尖红，苔黄腻，指纹淡紫达气关，双趺阳脉浮而微数。诊时见患儿所泻大便为豆腐渣水样，量不甚多，气味酸臭。大便常规检验报告：肠道毛滴虫（++）。拟健脾和胃、清热解毒、消积杀虫。

方以七味白术散加减。药用：雷丸（生用研细末，待药煎好后分次兑服）10 g，槟榔 8 g，川连 3 g，白果 6 g，条参 10 g，白术 6 g，炙甘草 5 g，茯苓 6 g，藿香 5 g。2 剂，水煎服。10 月 1 日二诊：体温 37.5 ℃，腹泻次数减少，能进少量稀粥，夜间睡眠安稳，继服上方 3 剂。10 月 5 日三诊：临床诸症若失，饮食增进，大便成形，每天 1～2 次，常规检查报告：黄软，未发现滴虫。指纹淡黄，双跌阳脉浮而和缓。拟健脾益胃以巩固疗效。方用四君子汤加白扁豆、山药，5 剂告愈。后多次大便检验均正常，未发现滴虫。4 年多后随访，患儿活泼健康。

按语：肠道毛滴虫系现代医学病名，中医学无此记载，可归属于"泄泻"范畴。该患儿脾胃衰弱，故以七味白术散健脾益气、和中化浊。加川连泻火解毒、清热燥湿；槟榔、雷丸杀虫消积，并兼破气导滞；白果敛肺涩肠止泻，与槟榔同用，一导一涩，相得益彰，不致有因涩而利止、因导而更利之弊，故积去虫除、热清泻止而愈。〔吴忠文. 小儿肠道毛滴虫治验［J］. 湖南中医学院学报，1986(1)：21.〕

13.泄泻（2案）

（1）泄泻

刘某，男，1 岁半，素体虚弱，自出生后 2 个月起，经常腹泻，时作时止。近日再度发作，初起时日解大便 4～5 次，今天加重，已十余次，粪色淡黄，稀水样，无脓血黏液及特殊臭气，腹中雷鸣，时哭闹不安，无发热，尿少。经多方治疗效果欠佳。体查：体质消瘦，面色萎黄无华，神倦乏力，毛发稀疏，唇舌淡红，苔薄白，中心稍腻，指纹色淡。此属脾虚泄泻之证，治以温中健脾、消食导滞、涩肠止泻，予儿泻宁汤加味治疗。处方：藿香（后下）4 g，葛根 5 g，党参 6 g，茯苓 5 g，炒白术 5 g，炒山楂 5 g，炒麦芽 5 g，广木香 1.5 g，石榴皮 5 g，神曲 5 g，山药 5 g，干姜 5 g，大枣 4 枚，甘草 3 g。每天 1 剂，水煎服，连进 5 剂，并配合口服补液及短暂禁食治疗，病告痊愈。

按语：小儿脏腑娇嫩，形气未充，脾胃不足，泄泻一证临床最为常见。小儿泄泻以脾为主脏，湿为主因，且涉及肝肾胃大小肠诸脏腑和风寒热虚等因素。一旦患病，既易伤阴，又易伤阳，甚至可导致阴竭阳脱。伤食泻最为常见，乃饮食失节所致，泄泻初期，脾胃尚未大伤，且伴有腹满胀痛不喜按和大便腐臭等症。寒湿泻多为外感风寒湿邪，侵袭肠胃，脾失健运，升降失调，清浊不分，饮食不化，传导失司，而大便清稀。湿热泻一般皆有湿热之邪入侵脾胃，脾胃升清降浊失调，亦属实证。脾虚泻乃脾虚运化无权，导致大便稀薄或如水样，多属虚证。儿泻宁汤由钱乙之七味白术散加味组成。方中党参、白术、大枣补益脾胃；山楂、麦芽、神曲消食化积；广木香理气消胀；藿香化湿醒脾；葛根升清止泻；党参与石榴皮相伍酸甘化阴，生津止渴。共奏益脾胃、消食积、生阴津、止泄泻之效，以此达到治愈本病的目的。〔周萍，谭海彦，周健雄. 儿泻宁汤治疗小儿泄泻100例[J]. 湖南中医杂志，2011，27(6)：69.〕

（2）泄泻

张某，男，2岁7个月。患儿因饮食不节、腹泻月余，曾服中西药物及输液等治疗，都未能治愈。现症见：腹泻每天5~7次，大便呈黄绿色夹少许黏液，大便有酸臭气，腹部膨隆，精神萎靡，面色萎黄，懒言，纳呆。舌淡红、苔白腻，指纹淡滞。大便镜检：脂肪细胞(++++)，脓细胞0~1个/HP。自拟山楂防滑汤治疗，处方：炒山楂9 g，防风9 g，滑石24 g，炒莱菔子9 g，鸡内金10 g，木香6 g。3剂，药后诸症减轻。继以原方加白术6 g，续服3剂而愈。

按语：小儿脏腑娇嫩，脾常不足，由于喂养不当，或感受外邪，或饮食不节，最易伤食，积滞中焦，致脾胃运化功能失调而产生泄泻。小儿腹泻虽有多种不同因素，但未有不因于湿与食者。方中山楂味酸、甘、微温，入脾、胃、肝经，能消食健胃；防风辛、甘、微温，胜湿，其性升浮，既能解表除湿，又能醒脾化湿；滑石甘、淡、寒，清热利小便。现代药理研究证实，山楂、防风水煎剂对志贺菌属等均有抑制作用。实践证明山楂防滑汤对小儿腹泻确有疗效。偶遇到患儿腹泻严重，伴有明显脱水酸中毒者，可在口服中药的同时，配合输液疗法效果更佳。若遇患儿太小服药不合作，可用药液保留灌肠，使药物的有效成分通过肠壁吸收，同样能收到良好效果。〔皮敦里. 山楂防滑汤治疗小儿泄泻 68 例〔J〕. 湖南中医杂志，1996（S2）：49－50.〕

14.痢疾（3案）

（1）痢疾

李某，男，4 岁，1985 年 6 月 5 日初诊。昨天发病，一天来腹泻十多次，开始为水样便，继而为白色黏液便。患儿发热、神疲、腹痛、肢体欠温。大便镜检：白细胞 0～2 个/HP，红细胞 0～1 个/HP，脓细胞 3～5 个/HP，舌质淡、苔薄腻，脉细数，其母告知患儿发病前曾过食瓜果，此乃生冷损伤脾胃，湿邪偏重，拟利湿行气为治，处方：铁苋 15 g，葛根、地锦草、墨旱莲各 10 g，黄连、苍术各 5 g，香附 6 g。水煎，红糖冲服，每 2 h 服 1 次，每次约 30 ml。服 2 剂后，症状大有好转，原方再服 2 剂，诸症消失。1 周后复查，镜检大便 3 次均为阴性，追访 3 个月未发病。

按语：小儿脾常不足，饮食不调造成小儿发病的概率很高，所以诊病之时应详询患儿饮食情况，方可切中病机。本例患儿亦为饮食不当损伤脾胃所致，故以健脾和胃、利湿行气治疗为主，方选自拟海葛地连汤加减治疗。由于患儿泻痢次数多，极易伤津脱水而衰竭，同时热盛易伤津耗液，筋脉失于濡养，最易导致惊风抽搐，临证应当注意。小儿阳常有余，其感邪后化热最速，故治疗时稍佐苦寒之品泻热为安。值得一提的是，香附此处用法绝妙，因患儿腹泻严重，恐其肝气不舒，而肝郁则乘脾，此乃既病防变之举，蕴含治未病的深刻含义，很多医者容易忽略，值得借鉴。海葛地连汤气血同调，扶正祛邪共施，故疗效显著。此外频服可增速增效，缓解患儿危急。〔张祥福. 海葛地连汤治疗小儿痢疾〔J〕. 四川中医，1988(9)：15.〕

（2）痢疾

张某，男，8 个月，1986 年 8 月 7 日初诊。2 天来发热、呕吐，夜间哭闹，烦躁不安，继而腹泻十多次，呈黄色稀便、较臭、夹有黏液。镜检大便白细胞(-)，红细胞(+)，脓细胞(++)，脂肪细胞(+)，体温 39.5 ℃，面红唇干、小便少，腹部稍胀、指纹青紫，透达气关，舌质淡、苔薄黄，证属湿热积滞。法当清热解毒，顺气导滞。用海葛地连汤加味：铁苋 15 g，香附 5 g，黄连 3 g，葛根、地锦草、墨旱莲、焦山楂、车前子(包布)各 10 g。服 1 剂后，夜间安静入睡，大便 2 次，均为黄色软便，无黏液。原方去车前子，加白术 6 g，山药 5 g，再服 1 剂。镜检大便阴性，饮食如常，追访 2 个月未复发。

按语： 根据我在临床体会，凡治痢疾，当察虚实，辨寒热，如有湿热者，清其湿热，有积滞者，消其积滞，因于气者调其气，因于血者和其血，新感多实，通因通用，久病多虚，塞因塞用。陈平伯云："气调则后重自愈，血和则便脓自除。"消导解毒，初起宜通，久宜涩，赤多重用血药、白多重用气药，但始终宜照顾胃气为主。海葛地连汤方中用葛根既清肠中之邪热，又能升胃中之清阳；铁苋、黄连清热解毒、燥湿利水；香附消积行滞；墨旱莲、地锦草敛血止痢。诸药配伍，对小儿痢疾收到满意效果。〔张祥福.海葛地连汤治疗小儿痢疾［J］.四川中医，1988(9)：15.〕

（3）痢疾（急性细菌性痢疾）

李某，男，2 个月，1989 年 11 月 3 日初诊。患儿因发热，解脓血样便，日行十余次，哭吵不安 4 天，以庆大霉素治疗 2 天，症状无好转而抱来求诊。查肛温 39 ℃，急性热病容，烦躁不安，舌红、苔薄黄，指纹紫滞。其母为"急性细菌性痢疾"患者。大便化验：黏液便，镜下大量脓细胞，白细胞(++++)，红细胞(++)。西医诊断为急性细菌性痢疾。中医诊为肠澼、下痢。予椒艾丸加味治疗。处方：黄芩 5 g，乌梅、艾叶、花椒、干姜、大黄、钩藤、黄连各 1 g，槟榔、赤石脂、金银花各 3 g。进 1 剂，热退，便次减。去金银花、大黄、钩藤，继服 2 剂，诸症消失，大便化验正常。

按语： 椒艾丸出自孙思邈《千金要方》，由花椒、熟艾、干姜、赤石脂、乌梅组成，笔者加入黄连、黄芩、槟榔，称之加味椒艾丸，改原方之温性为寒温并用，取椒、艾、姜温暖脾胃，连、芩燥湿清热，槟榔行气消滞，乌梅、赤石脂敛肠止痢。且现代医学研究椒、艾、姜为胃动力药，能促进胃肠功能恢复，乌梅改变胃肠道酸碱度，不利细菌繁殖生长，连、芩对志贺菌属有强大杀灭作用，赤石脂有吸附作用，能大量吸收病理产物，使之排于体外，减轻全身中毒症状。全方寒温并调，具燥湿运脾、导滞清痢之功。且煎服法是：以一定量水浸泡药 5 min，用武火煎开，改文火煮 20 min，煎取的药液，给小儿频频喂服，以增加和维持血药浓度，加强药力。母乳喂养者，嘱其母同饮之。小儿为纯阳之性，稚阴稚阳之体，脏腑柔嫩，不耐峻寒大热，故投之寒温并调之剂，使肠胃功能恢复正常，则时疫痢疾可愈。〔刘百祥，刘常春．加味椒艾丸治小儿菌痢 101 例疗效观察〔J〕．新中医，1995（3）：27 - 28.〕

15.脱肛

杨某，男，3 岁，1989 年 8 月 6 日就诊。因患细菌性痢疾久治不愈，并引起脱肛。现肛门坠脱不收，腹部虚胀，精神倦怠，面黄肌瘦，舌淡苔白。用补中益气汤化裁，鼓舞脾气上腾。4 剂后虽诸症明显好转，但仍肛门脱出。又以薏苡仁、大枣、糯米纳猪直肠内炖服，因拒食未效。遂改五倍子 30 g，煎水坐浴，每天 3 次，次日可将直肠轻轻托回，第 3、第 4 天仅大便时脱出，改为便后坐浴。第 5 天便后脱出能自行回缩，第 6 天痊愈。至今随访未复发。

按语：本例乃久泄脱肛之症，世人只知补中益气之法，岂不知内外合治效果极佳。本例中以补中益气汤内服升阳举陷，以五倍子坐浴涩肠止泻，效如桴鼓。五味子味酸涩，性寒，归肺、大肠、肾经。功能敛肺降火，涩肠止泻，涩精止遗，敛汗止血，收湿敛疮。本品收涩作用较强，且涩中有清，滑脱证兼热者尤宜。〔周健雄．外用五倍子治疗某些儿科病证〔J〕．实用中医内科杂志，1994（3）：47.〕

16.遗尿（3案）

（1）遗尿

陈某，女，6岁，1990年4月20日初诊。患儿遗尿1年余，每周遗尿1~2次，近1个月每晚遗尿，多则1晚遗尿3~4次。男孩性格，白天玩耍无度，晚上睡后不易唤醒，饮食不正常，余无他恙。查尿正常，舌淡红、苔薄白，脉细。证属气虚不固。治宜益气固肾。投予黄芪五子汤加煅龙骨、煅牡蛎各10 g，桑螵蛸5 g。处方：黄芪12 g，金樱子15 g，菟丝子、覆盆子、补骨脂、枸杞子各10 g，煅龙骨、煅牡蛎各10 g，桑螵蛸5 g。水煎，先武火，沸后文火熬15~20 min即可，每剂煎熬3次，每天服2次，3天服2剂。服完4剂见效，遗尿次数减少，每晚1次。守方再进4剂，遗尿未再发生。

按语：《素问·宣明五气论》云"膀胱……不约为遗"；隋·巢元方《诸病源候论·小儿杂病诸候·遗尿候》提出了遗尿"由膀胱虚冷不能约于水"所致，说明肾气不足、下元不固是遗尿的主要病机。据证辨析，患儿遗尿与禀赋不足，或调养失常，或病后体虚有关。因此，笔者在治疗上予益气补肾固涩为主，以黄芪五子汤为基本方，方中黄芪益气；菟丝子、补骨脂补肾壮阳；金樱子、覆盆子、枸杞子固精止涩缩尿。根据小儿脏腑娇嫩的生理特点和患儿体质，辨证用药，随症加减，故疗效满意。在治疗中，家长必须积极配合，对患儿注意营养调摄，白天不宜过度玩耍，晚间避免过度兴奋，睡前嘱患儿排空小便，控制饮水，睡觉后大人要定时唤醒患儿起床排尿，养成醒后自行排尿的习惯，以利于提高疗效。〔郭昌全.黄芪五子汤治疗小儿夜尿症52例［J］.湖南中医杂志，1992(1)：48－49.〕

（2）遗尿

廖某，男，5岁，1989年10月来诊。1年来夜常遗尿。近1个月次数频繁，大便稀溏，纳谷不香，尿清长，面色萎黄，舌质淡，苔薄白而润，脉细无力。间断服过中药，少效。此中气不足，膀胱气化无权，失其约束。

拟补中益气汤加味：黄芪 15 g，白术 8 g，党参 10 g，当归 6 g，陈皮 4 g，升麻 4 g，柴胡 4 g，炙甘草 6 g，益智仁 8 g，煅牡蛎 10 g，五味子 8 g。7 剂后遗尿次数明显减少，再服 10 剂而愈。随访 1 年无复发。

按语：小儿遗尿症在中医古籍中多有记载为"遗溺"或"尿床"。《素问·经脉别论》谓："饮入于胃，游溢精气，上输于脾，脾气散精，上归于肺，通调水道，下输膀胱。"当肺气虚，肺不能履行主治节的作用，则其宣发肃降功能失职，气不固摄，津液不藏；当脾气虚，不能输布津液于肺，则制水功能失常。故笔者法以培元益气，固涩缩尿，采用补中益气汤治疗。方中黄芪用量最大以补中益气、升阳固表；党参、白术、炙甘草甘温益气，补益脾胃；陈皮调理气机；当归补血和营；升麻、柴胡协同参、芪升举清阳；益智仁气味辛香，健脑醒神，增强神经反射的敏感性，加速排尿中枢的成熟；牡蛎、五味子收敛固涩缩尿。纵观全方，补气健脾，使后天生化有源，土旺则金实，肺气有权，肾水自能调摄。〔周健雄. 补中益气汤临床运用［J］. 实用中医内科杂志，1992（1）：37－38.〕

（3）遗尿

汤某，男，5 岁，1987 年 10 月来诊。素体虚弱多病，2 岁起夜间常遗尿，不甚严重。今年以来遗尿次数频繁，2~3 天一次。面色㿠白，神疲倦怠，肢冷腹凉，尿清亮，舌淡少苔，脉虚无力。证属肾与膀胱虚冷，不能约于水，宜温肾固涩。以五倍子、附片、补骨脂各等份，共研细末，每晚睡前用 4~5 g，醋调敷于关元穴，以纱布覆盖，胶布固定，次日除掉，连续 5 次为 1 个疗程，隔 2 天再进行下 1 个疗程。1 个疗程后即显效，2 个疗程而愈，为巩固疗效，再用 1 个疗程。追访愈后未复发。

按语：患儿 5 岁，肾气不足，膀胱失约，因夜卧阳气伏，不能制于阴，阴气独发，水下不禁，故寐而尿出。患儿年龄小，服药不易，可采取穴位敷贴的方法，此法患儿易于接受，疗效确切。本例中关元穴具有温肾壮阳、培补元气的作用。而五倍子酸涩，可涩精止遗；附片辛热，补肾助阳；补骨脂辛温，补肾助阳。用对症的药物敷于具有相同功效的穴位上，相辅相成，增强疗效。但此法治愈本病，可能需要的时间长些，但疗效稳定，不

易复发。〔周健雄. 外用五倍子治疗某些儿科病证［J］. 实用中医内科杂志，1994(3)：47.〕

〔周健雄. 外用五倍子治疗某些儿科病证［J］. 实用中医内科杂志，1994(3)：47.〕

17.尿闭

唐某，男，5 岁，1983 年 3 月 28 日来诊。患者 20 天前突起尿意频而尿不出，3 天后尿频加剧，尿时不痛，无寒热，口不渴，大便干，先后服草薢分清饮、肾气丸、五苓散等方加减治疗半个月无效。诊见：患儿精神好，饮食正常，间有轻微小咳，舌红，苔薄白，脉小浮。小便常规(-)。病为上焦不宣，下焦不通。以疏其上源为法。拟六安煎合滋肾丸加味：陈皮 6 g，白芥子 5 g，六一散 10 g，法半夏 8 g，知母 4 g，桔梗 6 g，茯苓 8 g，黄柏 2 g，炙甘草 3 g，肉桂 1 g，前胡 6 g，杏仁 6 g。1 剂后尿频减轻，大便量增多。原方继进 2 剂，小咳尿频消失，病告愈。

按语：有诸内，必形诸外。患儿有小咳，乃是上源不清、肺气不宣的外在表现。肺为水之上源，上源不清，则下焦不通。本方以六安煎加桔梗、杏仁，意在开宣上焦而疏其源，复以滋肾丸通关，开其上而下自通，疏其源而流自洁。药中病机，故获效满意。〔王章禹. 开上通窍法治愈小儿尿闭［J］. 四川中医，1985(10)：55.〕

18.夜啼

陈某，男，11 个月，1985 年 2 月 2 日就诊。家长诉患儿夜间啼哭，不得安睡，伴轻微腹胀肠鸣，直至清晨频频矢气后才能入睡。日间嬉笑如常，并能入睡，病延 2 个月，中西医治疗无效。余诊时见舌淡红，苔薄白，指纹淡红。体查全身未发现阳性体征，血、尿、粪常规检验和胸腹透视均正常。诊断为小儿夜啼。辨证为肝旺乘脾扰神。治拟疏肝运脾安神。处方：柴胡 2 g，白芍 5 g，枳实 2 g，甘草 3 g，茯苓 3 g，蝉蜕 2 g，钩藤 3 g，酸枣仁 3 g。每天 1 剂，连服 3 剂病愈，追访半年，病未复发。

按语：四逆散出自《伤寒论》，原方由柴胡、白芍、枳实、甘草组成。主要功效为透解热邪，疏肝理脾。主治传经热邪、阳气内郁之证。现代常用于治疗肝胆、胃肠等疾病，疗效颇佳。小儿为纯阳之体，"肝常有余，脾常不足"，肝旺乘脾扰神，致患儿夜啼不寐，故用此方加减治疗，切中病机。加茯苓健脾宁心安神，蝉蜕解热防惊，钩藤疏风平肝止痉，酸枣仁安神助眠。全方共奏透解热邪、疏肝运脾、安神助眠之功。〔谢云桂. 四逆散加味治疗疑难杂症四则［J］. 湖南中医学院学报，1988(4)：34.〕

19.惊风（3案）

（1）惊风

欧某，女，18 个月，1985 年 5 月 21 日就诊。阵发性抽搐 2 个月余。始则 10 天或半个月 1 次，最近每天 2~3 次，多方诊治，疗效不佳。惊风发作则手呈鸡爪，目上视，面呈青色，不省人事，须臾自止。症见：面色苍白，头发稀疏而直立，纳呆，舌淡，指纹浅红。证属脾虚血少，木失滋荣，肝风内动。方以柴芍六君子汤健脾柔肝止风。处方：柴胡 5 g，白芍 5 g，钩藤 6 g，党参 10 g，白术 10 g，茯苓(朱砂拌)10 g，炙甘草 3 g，陈皮 5 g，法半夏 5 g，僵蚕 3 g，天麻 6 g，全蝎 2 g。服上方 2 剂，惊风止，服 4 剂，胃纳增，后去虫药守原方复进 3 剂，追访至年底，惊风未再发，神态颇佳。

按语：肝病传脾，多缘脾虚。肝为刚脏，主动，主开，脾虚血少，木失滋荣，致使肝风内动，旁走四肢，拘急抽搐时作。此证脾虚为本，肝风是标，故以柴芍六君子汤培脾扶本，柔肝治标，佐天麻、全蝎、僵蚕定惊止搐，方证契合，效如桴鼓。〔胡学刚. 柴芍六君子汤临床应用举隅［J］. 湖南中医学院学报，1989(4)：209－210.〕

（2）惊风

陈某，女，6 岁，1978 年 10 月就诊。患儿近 2 个月反复感冒发热，大便溏泻，多次用解热药、抗生素以及苦寒清解的中药治疗无效，渐致食欲减退，精神不振，面色苍黄，全身虚浮，昨天起神志不清，频繁抽搐，特来就诊。症见：神识昏愦，目睛直视，手足颤动，时时鼓腮，口吐白沫，不发热，四肢欠温，大便两天未行，小便自遗。舌质淡白、苔白腻，脉沉细数。诊为慢惊风，属脾肾阳衰、气血虚脱型。治当温阳济阴，培元固本。拟固真汤加减：白人参3 g，熟地黄6 g，黄芪6 g，山药12 g，山茱萸9 g，牡蛎12 g，白芍9 g，枸杞子9 g，制附片8 g，肉桂3 g，石菖蒲6 g，炙甘草5 g。水煎灌服。服1剂，神清、惊风止。继服3剂，食欲佳，精神好转，病痊愈。

按语：小儿为稚阳之体，前医用药，损伤脾胃，耗散真阳，以致出现了气血虚脱的危重证候。拟固真汤培元固本，加山茱萸、牡蛎收敛元气，枸杞子、白芍养肝熄风，石菖蒲开窍醒神，故获效极速。〔黄生杰. 培元固本法治疗内科急症［J］. 湖南中医杂志，1988(5)：21-22.〕

（3）惊风

马某，男，5岁，1983年8月16日来诊。患儿于1982年7月突然出现抽搐，两眼直视，达数分钟之久，经当地中西医医治，有作小儿痫症者，有认为是缺钙所致者，也有作惊风处理者，均无效。依然是反复发作，时间长短不一，病程已达1年之久。现见手足搐搦，摇头弄舌，双足不能任地，音瘖不能语，头部汗出，体温38 ℃，舌质红，苔黄，脉弦数。余思此病系肝风内动，因其久病伤阴，治当养血镇肝熄风。取用黄芪、当归、白芍、生龙骨、生牡蛎各6 g，僵蚕5 g，全蝎1.5 g，生蜈蚣1条。1剂风止，唯口不能语，足不能行，原方去龙、牡、僵、蝎、蜈蚣等镇肝熄风之品，加入党参10 g、生甘草5 g，调理1个月而愈。

按语：患儿因久病体虚，肝风内动之象不危急，而有虚象，乃虚实夹杂之证，应扶正祛邪、标本兼治为主，故以僵蚕、全蝎、生蜈蚣镇肝熄风，以黄芪、当归、白芍补益气血，生龙骨、生牡蛎滋阴潜阳，敛汗补钙。诸药合用，效如桴鼓。二诊，唯口不能语，足不能行，此乃病久气血两虚所致，故原方去龙、牡、僵、蝎、蜈蚣，加党参、生甘草大补气血而收功。蜈蚣祛风定惊之功为历代医家所公认，笔者对于肝风内动之证，症情属实或盛中挟实者加入本品可起相得益彰之效。〔姚自强. 生蜈蚣的临床应用

［J］.中医药信息，1990(3)：42－43.］

20.漏汗

甘某，女，2岁，1993年4月10日初诊。因受寒而鼻塞流涕，发热咳嗽，神疲纳呆，无汗。于外院诊治，服氟哌酸、速效感冒冲剂、蛇胆川贝液等。药后热退咳止，但多汗，不分昼夜时时汗出，诊为"漏汗"。以五倍子15 g，朱砂3 g，共研细末。每晚临睡前用3 g，醋调填脐，上盖纱布，以胶布固定，次日除掉。药后3天出汗明显减少，5天而愈。

按语：本例患者因过服或滥服抗感冒药后，使肺气大虚，卫表不固，故出现多汗之症。患者汗出不分昼夜，为自汗，阴虚之象不显，气虚为主，应以益气固表止汗为主。但治疗并未用益气药，而用朱砂，何故？因患者症轻，病程短，故只要睡眠充足，气血就可得以恢复，再伍以五倍子固表止汗，故速效。可见临床只要辨证精准，药证相符，可获立竿见影之效。〔周健雄.外用五倍子治疗某些儿科病证［J］.实用中医内科杂志，1994(3)：47.〕

21.盗汗

邓某，男，5岁，1983年10月26日因盗汗5天来诊。患儿于10月17日低热咳嗽，清涕喷嚏，口干纳少，舌苔薄白，脉浮数。诊断为"温燥"，服桑杏汤加味轻宣肺热，咳止热退。但近5天，每晚半夜睡中遍身出汗，叫醒即止，食欲不振，大便时结，身体消瘦，舌边尖红少津，苔薄白，咽红，脉细缓。辨为肺胃阴虚，阳失摄纳。拟麦门冬汤甘寒滋养：麦冬10 g，法半夏5 g，参须(蒸兑)6 g，甘草3 g，天花粉10 g，大枣5枚，地骨皮6 g，酸枣仁6 g。3剂，药后汗止告愈。

按语：燥气当令，久晴无雨，阴虚之质，温燥乘之。温邪得解，阴津未复，阴弱气浮故盗汗而作。张仲景《金匮要略·肺痿肺痈咳嗽上气病脉证并治》："火逆上气，咽喉不利，止逆下气者，麦门冬汤主之。"常用于阴虚胃热、火气上逆之证。该方具有养阴生津之功，同时又能顾护胃气。麦冬，味甘、微苦，性微寒，既可养阴生津止渴，又能健胃消食，培土生金，用于温邪上犯、肺胃津伤之证尤为适宜。加天花粉清热泻火，生津止渴，润燥化痰；地骨皮清虚热，清肺热；酸枣仁养心安神，敛汗生津。服落后则胃得其润，肺得其养，阴平阳秘，盗汗自止。〔唐国衡. 麦门冬汤治疗儿科病症举隅［J］. 湖南中医杂志，2002(6)：47.〕

22.喉痹

　　杨某，男，8岁，1983年9月6日因咽痛轻咳半个月就诊。患者于8月20日感咽痛咳嗽在县人民医院门诊五官科检查见咽黏膜充血，血管扩张，咽后壁淋巴滤泡增生，诊为"咽炎"。服六神丸、喉症消炎丸、板蓝根冲剂、牛黄解毒片、注射青霉素等，症状不减，今来我院门诊要求服中药治疗。患儿咽喉微痛，干痒如有异物状，时欲作咳，痰少而黏，难以咳出，咳痰后咽部也不见好转，口干饮水不多，食欲不振，头晕体倦，体瘦，面色少华，舌质红，苔薄白，咽干红，咽后壁有五六颗绿豆大红色肿物，乳蛾不肿大，脉细数。辨为阴虚喉痹。治以甘寒养阴，润燥降逆。方拟麦门冬汤加减：麦冬10 g，沙参20 g，法半夏5 g，甘草3 g，大枣5 g，天花粉10 g，川贝母10 g，玄参10 g，海石10 g，夏枯草10 g。3剂。9月10日二诊：咽部不适已有减轻，痰较之前易出，食欲增加，咽后壁肿物已有缩小，咽红已退，舌红，苔薄白，脉细，仍宜原方加桔梗10 g，服3剂。9月15日三诊：自觉症状已消失，食欲恢复正常，咽部不红，肿物已消，舌淡红，苔薄白，脉细缓，拟麦门冬汤合六味地黄丸以善后。

　　按语：咽喉为肺胃之门户。肺胃阴虚，气火上逆，咽喉最易受累。熏灼咽喉则凝成颗粒，炼津成痰，黏附气道，则咳痰黏少。前已服六神丸、牛黄解毒片等多天而不效者，是因只知这些药有清热泻火、解毒利咽之功，不知还有苦燥伤阴之弊。《素问·至真要大论》曰："诸寒之而热者，取之阴。"朱丹溪说："阴常不足，阳常有余，宜常养阴，阴与阳齐，则水能制火，斯无病矣。"阴津得复，气火即降。〔唐国衡. 麦门冬汤治疗儿科病症举隅［J］. 湖南中医杂志，2002(6)：47.〕

23.水疝

李某，男，3 岁。周岁离娘，生活失节，嗜好辛燥甜食，致胃内积热，湿郁化火，常年患疖肿不已。于 1993 年 4 月 10 日因外感风热，致左睾丸肿大 1 周而来诊。体查：左睾丸肿大 4.3 cm×3.5 cm，明润光泽，无触痛，扪之有水囊感，透光试脸阳性。舌红、苔白中黄，脉滑。诊断为水疝(湿热下注，湿偏重)。治以内外兼治，内治以疏肝理气，清热利湿：柴胡 10 g，茵陈 10 g，橘核 10 g，乌药 6 g，小茴 6 g，青皮 6 g，木通 5 g，泽泻 7 g，地龙 3 g，甘草 3 g。6 剂。外治以罨包法(清宣燥湿)：苍术 15 g，黄柏 15 g，栀子 15 g，枯矾 15 g，冰片 5 g，天仙子 20 g。6 剂。上药研末，茶水调敷患处，每天 1 剂。继上法治疗，诸症消失，近期随访未见复发，曾好发疖肿，亦随之不发。

按语：水疝系湿邪为患，湿为水之渐，水为湿之聚，水湿同宗，因此水疝的病理与治则同于水肿。睾丸及阴囊属于肝肾之经，治疗当从肺、脾、肝、肾论治。湿性黏滞，重浊趋下，易阻滞气机，致下焦气化失常，三焦气机升降不利。故治疗水疝要注重调理气机，特别是肝气更为重要。肝气疏泄调达，肝经得以通利，气化行水，三焦气机顺畅，湿邪方可自化。

水疝的湿热下注证，常以清热利湿治疗，但临证当辨湿偏重、热偏重、湿热俱重分别治疗。小儿属"稚阴稚阳"和"纯阳之体"，不耐寒热，湿邪侵犯，易虚易实。治疗当护阴扶阳，用药切忌大苦大寒，以免苦寒伤胃，犯虚虚之戒。

肺主气，外合皮毛。皮毛为人身之藩篱，人体的防御能力靠肺卫的固密，肺气的宣发要靠皮毛玄府的宣畅，生理上相互依存，病理上相互影响。水疝因湿阻肝肾经络，留于阴囊的皮肤、腠理，采用内外兼治，符合"开鬼门、洁净府"的治则，不但能免口服药苦寒伤胃的忧虑，而且发挥了在辨证论治指导下的整体治疗与局部治疗相结合的特点，使湿邪由表里分消，提高了疗效，降低了医疗费用，免除了手术之苦。〔王当祥. 内外兼治湿热水疝 20 例[J]. 湖南中医杂志，1996(S2)：53－54.〕

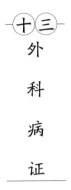

十三 外科病证

1.疮毒

　　吴某，男，8 岁，2002 年 4 月 3 日就诊。全身皮肤生疮，状如针尖样颗粒，色深红，疮顶抓破流脓液，奇臭难闻，痒痛难忍，曾用抗生素及抗过敏药物治疗无效，已逾期半个月。大便干结，小便短黄，舌红、苔黄滑，脉滑数。证属湿热化毒，郁遏肌肤，热壅腑结，而发毒疮。治以宣散热毒，疏利二便。用防风通圣散加减：防风、荆芥、大黄、芒硝、苍术、桔梗、薄荷各 5 g，麻黄、甘草各 3 g，连翘、赤芍、黄芩、栀子各 6 g，金银花、薏苡仁各 12 g，滑石、石膏各 15 g。服 5 剂，疮消毒清。

　　按语：防风通圣散一方出自金·刘完素所著《黄帝素问宣明论方》，为表里气血、三焦通治之剂。本例患儿全身生疮，红肿痒痛、水疱奇臭、尿黄便秘皆风火湿毒内攻、腑实内结所致，故方拟防风通圣散减当归、川芎、白术之温燥，增苍术、薄荷、金银花疏风清热之效。方中防风、荆芥、麻黄、薄荷疏风解表；大黄、芒硝通腑泄热；石膏、黄芩、连翘、桔梗清解肺胃之热；栀子、滑石清热利湿；甘草和中。本方粗看杂乱无章，细究颇有深意，汗不伤表，下不伤里，临床上不失为治疗内、外、五官等科多种疾病的一剂良方，只要具有风热壅盛、大便秘结、小便赤涩等症状者，均可运用此方加减治疗。〔张寿华. 防风通圣散临床运用举隅[J]. 实用中西医结合临床，2004(6)：62.〕

2.疮疡（2案）

（1）疮疡

赵某，女，38岁，1979年10月6日初诊。形体肥胖，患湿疹多年，瘙痒无度。10天前抓破气海穴附近皮肤，次日呈现粟粒样脓头，继而焮赤灼热，肿痛麻木，逐日加重，身体恶寒发热，始延医诊治。经注射青、链霉素，及内服大剂清热解毒中药，外敷三黄散，治疗1周，疼痛略减，寒热稍挫，反不能食，卧床不起，疮顶不腐不脓。连更数医，病势益重。邀余往诊：见其疮色红赤，灼如火燎，压之则赤色难复，肿硬范围约12 cm×10 cm，伴寒热身痛，声怯神疲，时而恶心，躁不入寐，两天未曾进食，舌淡暗而苔白厚，脉沉细且兼涩象。窃思冻疮之候，乃寒凝而致气血瘀滞，亦有红肿灼热之见症。徐灵胎云："红亦有非痈，白亦有非疽者。"乃悟此属阳虚之质，复受苦寒攻伐，愈损阳气，气血凝结，毒邪内陷而致疮疡难溃难消之证。治当温阳散寒，托毒补虚。处方：熟附片20 g，麻黄、甘草、穿山甲各10 g，肉桂末（冲服）、细辛各6 g，生黄芪40 g，当归15 g，加水文火慢煎取汁，以2/3药液频频冷饮；另以1/3药液趁热以纱布蘸湿敷患处，以增强温通之力。次日诸症略觉好转，续用2剂，疮顶溃脓，肿块消退大半，胃纳亦开，舌质已不暗，寒热身痛悉除。后以十全大补汤收功。追访5年未复发。

按语：据《医宗金鉴·外科心法》此应名之"少腹疽"，其每生于气海、丹田、关元三穴附近。患者病本阳虚，其治宜温。然医者但见红肿之局部，未审全身之脉症，过用寒凉，导致阴寒凝聚，毒邪陷里，故易以温阳托毒之法，使腠理得开，气血得行，毒邪得泄，红肿随退。〔魏道善，罗海南，刘炳焱.疮疡红肿不可概从阳热论治[J].新中医，1986（1）：50.〕

（2）疮疡（左足第跖骨骨膜炎）

魏某，男，52岁，1983年6月11日入院。患者入院前曾患痢疾，在某医院住院基本治愈出院；继则左足背疼痛而转入我院。见其局部红肿，步履艰难，初以痹证论治，屡进四妙丸、独活寄生汤及西药抗风湿月余，其症不减，红肿疼痛日趋加剧。于本、外院多次行 X 线片，均诊断为"左足第二跖骨骨膜炎"。后据其舌淡胖、苔白腻，脉沉细、两尺尤弱，乃按阴疽论治，投阳和汤加味：麻黄 5 g，熟地黄 30 g，肉桂(研末，冲服)4 g，炒白芥子 10 g，干姜 10 g，苍术 15 g，甘草 6 g，鹿角胶(烊化)15 g。3 剂，病无增减。盖沉寒痼冷，已非旦夕所能收功。乃守方续进，每天 1 剂；并以麻黄、桂枝、生姜、石菖蒲各 100 g 煎水熏洗患处，2 天 1 剂。连续治疗 25 天，局部红肿热痛消失。随访 2 年，步履自如。

按语：本例按性质、部位乃足背疽。其症为痢疾余邪未尽，恶血留于经络所致。因其发病与痢疾有关，故日·丹波元坚在《杂病广要·历节》章中以"痢后风"名之。并告诫曰："切不可纯做风治，反燥其血，终不能愈。"故初从风湿痹证论治罔效。该书又引《澹轩》曰："痢后偏生痛脚风，一般五积自能攻。"说明本证多宜温散。然而，碍于患者两尺脉弱故仿其意而不泥其方，以温阳补虚燥湿之法，标本同治，使经脉流利，气血畅行，正复邪去、红肿消退。〔魏道善，罗海南，刘炳焱. 疮疡红肿不可概从阳热论治[J]. 新中医，1986(1)：50.〕

3. 痈肿

王某，男，12 岁，1998 年 5 月 15 日初诊。右侧小腿生一肿块，疼痛已 3 天，曾在某医院注射青霉素 4 次未见好转。诊时见患者右小腿承山穴处有一肿块，大约 6 cm×6 cm，局部红肿热痛，扣之坚硬，经穿刺无脓液。遂用石膏冰片粉(将生石膏、冰片按 9.5：0.5 比例研成极细末备用)150 g，加入食醋 2 ml 和适量冷开水，调匀后外敷肿块。次日肿块明显缩小，红肿热痛基本消失，用药 4 天痊愈，停药后未复发。

按语：石膏性寒无毒，加入冰片、食醋，共奏清热解毒、活血通络之功效，用于热毒所致之痈肿初起尚未化脓者，疗效显著，见效快，无副作用。〔周汉清. 石膏外敷治疗痈肿[J]. 中医杂志，2000(4)：200.〕

4.痈疽(多发性肌肉深部脓肿、脓毒症)

王某，女，32岁，1983年7月11日初诊。自述恶寒、腰以下悉痛，前医从风湿论治，反卧床不起，时历1周，复见右腰部白肿，根盘散漫，体温39 ℃，血常规：白细胞160000/mm³，中性粒细胞85%，淋巴细胞15%。投青霉素、链霉素、庆大霉素等多种抗生素、激素及时对症治疗，逾旬而呻吟不已，寝食俱废，乃转中医治疗。见其炎暑盛夏，身着重衣，蒙被蜷卧，犹呼寒冷，云履冰霜，冷彻骨髓，右腰部肿块达20 cm×8 cm，左踝通肿，内侧尤甚，身如重物压然，弗可小动，口渴得沸汤则快，面色㿠白带青，舌质淡暗而苔白，六脉沉紧。询之病前右臀部生一疖子，不治而愈。证乃阳气大虚，阴寒凝滞，余毒未尽，留于经络，气血不行。遵前贤"骇人之病，必服骇人之药"之说，时令酷暑，仍以辛热为治。投：麻黄10 g，细辛6 g，制附片15 g，当归12 g，桂枝15 g，炙甘草10 g。2剂，水煎频饮。二诊：疼痛不减，舌脉如前，怯声呻吟，左肩胛区又见4 cm×6 cm之肿块。于原方加入生黄芪50 g，附片增为30 g，细辛为10 g。每天1剂。外以本方各味等分研末，酒调热熨。用药3天，疼痛减轻，知饥索食。病有起色，击鼓续进，冀其出险入夷。三诊：7剂已，肩胛、踝部肿势基本消退，腰部穿刺出暗色恶臭脓液22 ml。嗣后隔天抽脓1次。并遵张景岳之补阳必于阴中求阳之训，原方减量，加熟地黄30 g，10剂。四诊：下肢温，舌质活，脓液已净，肿块缩小，可离榻活动。微阳初振，气血大虚，易十全大补汤收功。随访10个月，未见复发。

按语：正如《疡医大全》中所说："凡诊视痈疽，施治必须先审阴阳，乃为医道之纲领，阴阳无谬，治焉有差！"察其肿部，色白，根盘散漫；察其全身情况，时值炎夏，畏寒至盛，喜热饮，此乃阴肿，舌脉均为佐证。治疗应以开腠理、散寒凝为主，方选麻黄附子细辛汤加减治疗。方中麻黄温补开腠；附子最善补火助阳，细辛善祛寒化饮，附子伍细辛能散诸疾之寒；当归补血活血，桂枝温阳通脉，二药合用可散血中寒凝血滞；炙甘草补脾益气，缓急止痛，调和诸药。二诊，疼痛不减，左肩部又见一肿块。窃思未效者，非遣药之有误，实急证重证，非大剂无以拯其危也。为加强温阳托毒之功，加生黄芪50 g，以益气托毒；附片增至30 g，细辛增至10 g，辛温大热以散彻骨之寒。并用本方热敷患部，直达病灶，以期内外合治，增效矣！三诊，因腰部脓肿较深，恐仅凭药力难以奏效，故施以针刀之术，排出大量脓液。因脓液乃精血所化，故此时加入熟地黄滋阴补血，填精益髓。四诊，患者此时脓液已尽，然气血大虚，机体重创，非当归补血汤能奏效，惟十全大补汤方能收其功。〔魏道善. 麻黄附子细辛汤治疗阴疽［J］. 云南中医杂志，1986(4)：41－43.〕

5.穿踝疽（右踝化脓性关节炎）

　　袁某，男，45岁，1983年3月16日初诊。胖盛之躯，扭伤右踝，自敷栀子末，常渗之以水。两旬而肿势依然，肤色青紫逆冷，酸痛不已，步履弗能。求诊于某医院，屡进化瘀、舒筋活络之品及西药抗感染。又二十余天，仍闷肿无头，皮薄色淡。穿刺抽关节液，外观清亮。镜检：脓细胞(+)，白细胞(++)，红细胞(+)，见其舌质淡胖，苔白厚，脉沉弦。此系寒湿入侵，经络阻滞，血不利而为水也。取温阳散寒、燥湿活血之法。药用：麻黄10 g，附片15 g，细辛8 g，苍术20 g，川牛膝10 g。4剂，水煎服；另以麻黄15 g，细辛30 g，川乌20 g，威灵仙30 g，红花15 g，石菖蒲30 g，煎水熏洗，每天2次。二诊：症已略减，舌苔稍薄，守内外方各7剂。三诊：肿势大减，足可着地，舌体缩小，脉象转缓。予原方减量加熟地黄，连服15剂，诸症悉除，步履复旧。

　　按语：经云："诸病水液，澄彻清冷，皆属于寒。""伤于湿者，下先受之。"据此可知，本例乃寒湿凝滞经脉、血脉不利之证，治宜温阳散寒、燥湿活血，俾血得热则消而去之也。张仲景《伤寒论》云："少阴病，始得之，反发热，脉沉者，麻黄细辛附子汤主之。"该方具有温阳解表的功效，为治疗太少两感的方剂。现代常用于治疗阳虚外感、风寒湿痹等证。加苍术健脾燥湿，川牛膝活血通经，祛风湿，强筋骨。另以温阳散寒、祛风止痛、活血化瘀之药熏洗，如此整体与局部治疗相结合，方能提高疗效。二诊，药既生效，无庸改弦易辙，守方继进。三诊，因阴湿黏滞之邪，难以骤除，阳则不可温复太过，拟缓图之，故原方减量继进。此时邪已祛大半，然气血亏耗之象已显，故稍施补法，加熟地黄补益精血以复旧。诸药合用，消补兼施，温散并行。〔魏道善. 麻黄附子细辛汤治疗阴疽[J]. 云南中医杂志，1986(4)：41－43.〕

6.附骨疽（右胫骨急性骨髓炎）

周某，女，12岁，1984年2月19日初诊。清瘦之体，右小腿酸痛，跛行，继则寒热身痛，在当地曾用青霉素、红霉素等抗感染，外敷草药，治疗半个月，病势益剧。症见：右小腿胖肿，逆冷色暗，步履艰难，食少畏冷，面白神疲，便秘溺清，舌淡，脉沉细。X线片示：右胫骨中段前缘及内侧骨皮质增厚，有轻微骨膜反应，骨髓腔模糊，周围软组织肿胀，间距增宽。血常规：血红蛋白9.5 g/dl，白细胞17400/mm^3，中性粒细胞92%，淋巴细胞8%。辨为风寒湿凝滞筋骨、痹阻气血，治宜温阳散寒攻毒。药投：麻黄6 g，附片10 g，细辛5 g，桂枝10 g，川牛膝10 g，蜈蚣4 条。5 剂。水煎服。另以麻黄、细辛、川乌、桂枝、葱白各30 g，煎水熏洗。二诊：病情稳定，小便清长，为加强扶正祛邪之力，予原方加鹿角胶10 g，7 剂。三诊：肿势消，肤色活，胫足温，溺减少。冰霜化行，阳气有来复之征，仍守温运，兼理肾阴，俾阴阳互化，正充邪尽。药用：麻黄3 g，附片6 g，细辛4 g，熟地黄15 g，鹿角胶10 g，蜈蚣2 条，川牛膝5 g。15 剂。药后胃纳大振，精神倍增，面色红润，步健身轻。X线片示：骨髓腔清晰，骨膜反应消失。血常规：血红蛋白10.5 g/dl，白细胞8200/mm^3，中性粒细胞65%，淋巴细胞33%，嗜酸性粒细胞2%。继予八珍汤加鹿胶、牛膝。5 剂，以巩固疗效。

按语：附骨疽是一种毒邪深袭、附着于骨的化脓性疾病，可浸及整个骨组织，甚至周围的软组织。多发于四肢长骨，尤以胫骨最多，其临床表现为局部胖肿，附筋着骨，推之不移，疼痛彻骨，溃后脓水淋漓，不易收口，可成瘘道，损伤筋骨，病后余残，甚者危及生命。正如《外科正宗·附骨疽第二十七》所载："凡入者，皆由体虚之人，夏秋露卧，寒湿内袭……日久阴变为阳，寒化为热，热甚而腐肉为脓，此疽已成也。"此附骨疽者首辨阴阳。根据患者右小腿胖肿，逆冷色暗，畏冷，面白，溺清，脉沉细等，辨为阴疽，乃风寒湿邪入侵，凝滞筋骨，痹阻气血所致。盖气血者，热则流通，寒则凝滞，故治疗以温阳散寒攻毒为主，方选麻黄附子细辛汤加减。麻黄附子细辛汤温阳散寒。桂枝辛温，辛则散风寒，温则通经脉；牛膝味苦、酸，性平，活血通经，补肝肾，强筋骨，祛风湿，利关节，性善下行，两药合用，入血分，温经散寒，活血止痛，擅治下肢疾患。蜈蚣性善走窜，攻毒散结、通络止痛，对邪阻经络，毒聚肌肤，腐筋蚀骨，气血痰瘀结聚所致的各种顽证痼疾，往往有奇功。另以温阳散寒中药熏洗。内外合治，方可全面兼顾，相得益彰。后续治疗，兼以补益，循序渐进，祛邪不伤正，扶正不留邪，疗效稳固。〔魏道善. 麻黄附子细辛汤治疗阴疽[J]. 云南中医杂志，1986(4)：41－43.〕

7.委中毒（腘窝部化脓性淋巴结炎）

肖某，女，12岁，1983年2月23日初诊。右腘窝至小腿肚肿硬溢脓4个月余，叠治未愈，乃予益气托毒、活血消坚之剂，10天而脓液减少，肿块依然（约20 cm×11 cm），坚硬木痛，屈伸不利，并见形体羸瘦，精神萎顿，溺少，舌淡苔薄白，脉数无力。此责久溃正伤，寒湿毒邪凝聚。局部则非温无以散其寒，通其滞，化其坚；内服则但需补其虚。乃遵前贤"外科之法，最重外治"之论，嘱加强饮食营养，停止服药，遂以麻黄20 g，细辛30 g，生草乌20 g，共研末，蜂蜜100 g调和为膏敷之。次日，肿块竟明显缩小，继敷5天而尽消，收口告愈。嘱加强膝关节屈伸功能锻炼。随访半年，功能良好。

按语：麻黄附子细辛汤出自《伤寒论》，仲景为"少阴病，始得之，反发热，脉沉者"而设。现多用治阳虚外感、风寒湿痹等证。笔者运用于治疗阴疽，颇获效验。《医宗金鉴·外科心法要诀》附骨疽条云："皆由沉寒痼冷中来，外敷内服，不可用苦寒。"其治疗可持此方之温散，使阴寒散，阳气复，经络通，腠理开而毒邪化。亦可调整机体功能之偏，增强内在抗病力，加速血液循环，改善局部营养，促使炎症吸收，是以能愈阴疽也。临床可内服，可外敷，可熏洗，可热熨。贵在灵活，配伍化裁。本例患者因内无寒象，而更改给药途径，给予外治，亦获殊功。〔魏道善. 麻黄附子细辛汤治疗阴疽[J]. 云南中医杂志，1986(4)：41－43.〕

8.乳癖（乳腺增生）

卢某，女，39岁，已婚，2002年7月7日初诊。双侧乳房胀痛7个月余，经前痛甚，痛时可放射至腋窝，肿块有灼热感，心烦易怒，失眠多梦，精神抑郁。触诊双乳上方均可扪及扁平肿块，右侧约2.5 cm×3.0 cm，左侧约1.5 cm×2.5 cm，压痛明显，表面光滑，无结节，皮色正常，推之可活动，与周围组织不粘连，质不硬，腋下和颈淋巴结无异常，舌红、苔薄黄，脉弦细，结合电脑红外线检查确诊为乳腺增生。证属肝郁气滞，痰凝血瘀。治宜疏肝解郁，化痰软坚，活血化瘀。方用自拟消乳癖汤〔当归、郁金、香附、白芍、青皮、橘核、川楝子、浙贝母、延胡索、茯苓各15 g，柴胡、三棱、莪术、制乳香、制没药各10 g，丹参、海藻、昆布各20 g，穿山甲粉（冲服）5 g，煅牡蛎（先煎）30 g，麦芽50 g〕加金银花、蒲公英各30 g，服5剂后疼痛明显减轻，效不更方，继服5剂，肿块缩小，疼痛消失。前方随症加减继服10剂，肿块消失。电脑红外线复查：双侧乳房未见肿块，病告痊愈。随访至今未见复发。

按语：乳腺增生病属中医学"乳癖"范畴，多因内伤七情，肝气郁结，或思虑伤脾、脾虚失运、聚湿成痰、痰气互结、血阻生瘀，终致痰气瘀血互结于乳络而成"乳癖"。故治疗上宜疏肝解郁，化痰散结，活血化瘀。方中柴胡、香附子、青皮、橘核、川楝子、郁金理气疏肝解郁；当归、白芍养血清血柔肝；丹参、三棱、莪术、制乳香、制没药、延胡索、穿山甲破血消瘀、散结软坚止痛；海藻、昆布、浙贝母、煅牡蛎化痰软坚、散结消肿；茯苓、麦芽健脾和胃消胀；金银花、蒲公英清郁热。药证相合，故疗效显著。〔廖日安．消乳癖汤治疗乳腺增生61例小结［J］．湖南中医药导报，2004（10）：16．〕

9.腹痛（粘连性肠梗阻）

胡某，男，21岁，1980年5月12日因患"急性阑尾炎"行手术治疗病愈出院。同年10月18日因受凉、饮食不节而再度诱发。往来寒热，周身疼痛，口苦心烦，恶心呕吐，右下腹部剧痛，两天未解大便，小便黄，经某县人民医院检查，诊断为：粘连性肠梗阻。曾用解痉、输液等对症处理，疼痛获暂时缓解，数小时后复作如故。转请余诊治。患者面色苍白，痛苦病容，头额冷汗如珠，呻吟不止，呕吐频繁，精神差，右下腹疼痛拒按。舌质边有瘀点，苔薄黄，脉弦紧。证属瘀热结于下焦，腑气不通。治宜活血通络，顺气宽肠。方用桃核承气汤加当归、白芍、莱菔子、厚朴、川木香。服1剂后疼痛缓解。次日复诊，面色红润，精神转佳，呕吐停止，大便已通，腹部仍有隐痛。守原方再进2剂，诸症平复，追访2年，未见复发。

按语：桃核承气汤出自《伤寒论》，先贤用以治疗"太阳病不解，热结膀胱，其人如狂"之蓄血证。笔者在临床运用中，遵循辨证论治的原则，对不同的急症，用此方治疗收到满意效果。方中桃仁能破血活血行瘀血，并能除蓄血、通腑结，疏肤腠之瘀血，散肝经之血结；大黄破积滞、行瘀血、推陈致新，调血脉、利关节、泻诸壅滞，桃仁与大黄相伍，增强活血化瘀之力；桂枝温经通络，宣阳行气，血得热则行，遇寒则凝，所以活血化瘀中，温经通阳的药物是必不可少；芒硝软坚散结、化积、消痈肿、消恶血；甘草缓急止痛，并有通经脉、利气血的作用。本方具有苦寒泻下、导瘀热下行、通腑气、下热结之功，可达通则不痛之目的，临床如能正确掌握，

辨证论治，灵活加减运用，其效甚捷。〔张祥福. 桃核承气汤治疗急症［J］. 湖南中医杂志，1989（4）：23－24.〕

10.痔疮（2案）

（1）痔疮

欧某，男，45 岁，1986 年 8 月 5 日初诊。自述因间歇性大便出血反复发作 18 年余。1971 年经内痔结扎术有好转，1980 年再次发作，常间歇出血，疼痛，肛门不适，时有痔核脱出而不能自还，故再次来诊。肛门检查：第 6 点有一蚕豆大小痔核脱出，红肿，有少许血性分泌物。西医诊断为"内痔出血"。予割治龈交穴治疗，施术部位：在口腔前庭，上唇系带与门齿缝微上移行部（即龈交穴）处。手术操作：取坐位或仰卧位，助手用右手拇指和示指将上唇提起，暴露唇上系带。先局部用 2% 汞溴红消毒，再用止血钳夹住系带结节，用剪刀剪除，然后用消毒干棉球压迫止血 3~5 min 即可。2 天后便血停止，疼痛减轻，10 天后痔核明显缩小，随访 1 年未复发。

按语：龈交穴是督脉、任脉相会之处，会阴又为督、任两脉相交之地。故会阴有病，可以通过经络反应到唇系带上。有学者研究观察唇系带诊断痔疾，其阳性符合率较高。所以割治龈交穴可能是通过经络的传感反应而达到取效的目的，其机制有待进一步研究探讨。〔刘弟贵，李中怡. 割治龈交穴治疗痔疮 31 例［J］. 湖南中医杂志，1988（1）：49－50.〕

（2）痔疮

吴某，男，50 岁，1985 年 9 月 8 日初诊。自诉因多食辛辣牛肉，昨起痔疾又发，肛门坠胀疼痛，有火辣感，便秘，便时用力则鲜血如注；伴胃脘饱胀、灼热、小便黄少，舌根苔黄，脉数。余思病起辛辣厚味，引致胃火勃发，邪热下移大肠，则肛门湿热蕴结。治则清泄胃火，兼解热毒。处方：生大黄（后下）12 g，黄柏 10 g，黄芩 12 g，生地黄 15 g，当归 10 g，鲜侧柏 30 g，牡丹皮 10 g，芒硝（冲服）10 g。3 剂。9 月 11 日复诊：患者肛门胀痛减轻，便血亦明显减少，大便已畅。遂去生地黄、芒硝，加木香、地榆。继服 6 剂，患者诉痔疮肿痛缓解，大便正常，未再出血。

按语：泻心汤出自《金匮要略·惊悸吐血下血胸满瘀血病》。笔者认为凡心胃火盛致气火上逆，血液妄行皆可运用泻心汤，而不必拘泥于"吐衄"二字。本方中之大黄、黄芩、黄柏、芒硝均能清热降火，泻除胃中积热，取釜底抽薪之效。其中大黄、牡丹皮，能下气以清热，止血而不留瘀；侧柏凉血止血，收敛止血；生地黄、当归养阴补血润肠。诸药合用，胀痛减，便血止，大便畅。〔郑钧. 泻心汤治验举隅[J]. 湖南中医杂志，1990（4）：35－36.〕

11.脱肛

张某，男，30 岁，1986 年 9 月 1 日来诊。于去年下半年开始泄泻，经中医治疗半个月泻止。嗣后，解大便则直肠脱出，需用于轻轻将直肠推入肛门。曾服补中益气汤、参苓白术散，病反加重，每天大便 1~2 次，稀而色黄，近月来肛门热痛，口渴，舌质红，苔黄滑厚，脉滑数。证属湿热蕴肠，迫肛外出。治宜清热祛湿，升清举肛。用二妙散加味，药用：黄柏10 g，苍术、佩兰各 6 g，金银花、槐花、葛根、枳壳、桔梗各 12 g，甘草5 g。7 剂后，便后肛门能缩入，肛痛消失，仍有热感。舌红、苔黄滑，脉滑略数，以原方去槐花加薏苡子 15 g，冬瓜子 10 g。续进 6 剂，大便时直肠已不外脱。

按语：本例为湿热成毒，蕴积大肠，迫肛脱出于外。用二妙散重用黄柏解毒，加槐花清肠热；金银花解毒；佩兰化湿；葛根、桔梗清肠升清；枳壳宽肠理气，可使肛门收缩。服后肠能自缩，则除槐花加薏苡仁、冬瓜子健脾渗湿化瘀，而不致寒凝伤脾。〔张寿华. 二妙散临证举隅[J]. 辽宁中医杂志，2005（2）：159.〕

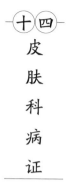

十四 皮肤科病证

1.天疱疮

唐某，女，40岁，于1985年7月10日来诊。患者主诉：今年5月上旬，两大腿内侧发现有大小不等的圆形或不规则形大疱多个，疱液为血清性，灼痛，用青霉素治疗1周，未效，反而增多，溃烂，口腔多处溃疡，睡卧不宁，经某县医院诊断为天疱疮，用激素治疗数天，有所好转，未隔1周，又复发作，比前更甚，又到省某医院检查，仍诊断为天疱疮，无特效疗法，转求予诊。患者面白浮肿，遍体多处疱疮，有的溃破、灼痛，纳差，体倦，神疲，舌苔薄黄，脉小数。《素问·至真要大论》曰："诸痛痒疮，皆属于心。"内用清火解毒之法，用五味消毒饮加减，药用黄连、白芍、紫花地丁、牡丹皮、生地黄、玄参、人中黄各10 g，金银花、蒲公英各20 g，连服10剂，外用苍耳虫(系苍耳草茎中小虫，必须于当年白露至秋分之间采取，用芝麻油浸泡，密封，时间以1年以上甚佳)贴患处，每天1次，半个月而愈。追访1年，未见复发。

按语：天疱疮最早记载于《华佗神方》："天疱疮生于头面及遍身手足之间，以夏日居多。治法宜补气而佐之以解暑，则火毒自消，疮亦易愈。"苍耳虫其药用始见于《本草纲目》，具有解毒之功效。将其以香油浸渍，用时取适量捣烂外敷患处，可治疗无名肿毒、疔疮及痔疮，效良。本例用五味消毒饮清热解毒，散结消肿。方中金银花、黄连、人中黄清热解毒；紫花地丁、蒲公英清热解毒，消散痈肿；白芍、地黄、牡丹皮凉血散瘀；玄参清热凉血，佐以滋阴。外用苍耳虫，以芝麻油浸死收贮，每次捣敷，贴患处，即时毒散，大有神效。〔姚自强．苍耳虫治天疱疮的临床报导［J］．中医药信息，1991（1）：48．〕

2.瘾疹（5案）

（1）瘾疹

张某，男，18岁，2002年5月4日就诊。2年前出现红色风团，奇痒难忍，曾服抗过敏等药，病情有所缓解。近半个月来，皮肤灼热，疹红成片，瘙痒异常，每天发3~4次，心烦、口苦，舌红、苔黄，脉弦数。证属肝经风火，走窜肌肤，发为瘾疹。治宜清肝疏风，凉血解毒。药用：白头翁20 g，钩藤12 g，牡丹皮10 g，大青叶15 g，黄芩10 g，益母草15 g，槐花10 g，白蒺藜10 g，甘草5 g。服5剂。二诊皮疹消去大半，皮肤灼热已除，仍感皮肤瘙痒，舌红、苔黄，脉弦数，用原方去益母草、槐花，加僵蚕10 g，续服7剂，瘾疹消退而不再复发。

按语：本例为肝风走窜肌肤，不得宣泄，发为瘾疹。用白头翁清肝散火；钩藤、白蒺藜清肝熄风；大青叶凉血解毒；黄芩泻肝火；牡丹皮清热凉血；槐花凉血祛风；益母草清火活血；甘草清火养胃。二诊时已奏显效，以原方去益母草、槐花，加僵蚕祛风止痒，以获痊愈。〔张寿华．白头翁临床运用举隅［J］．湖南中医药导报，2004（9）：37－38．〕

（2）瘾疹

肖某，女，18岁，1999年5月13日就诊。自1995年起，每逢春末夏初时，全身出现高出皮肤、状如针尖大小的紫红色颗粒，呈片状分布，瘙痒难忍，遇热更甚，按之不褪色，口渴，咽干，心烦，大便干结，小便黄，舌红、苔黄，脉滑数。证属风湿热邪，郁遏肌肤，日久不愈，热毒内结。治以疏风除湿，宣泄热毒。用防风通圣散加减：防风、赤芍、连翘、黄芩、当归、牡丹皮、僵蚕各10 g，大黄、麻黄、栀子、苍术、荆芥、薄荷各6 g，石膏、六一散、金银花、大青叶各15 g。服4剂。二诊：大便通利，瘾疹消失，皮肤有时发痒，舌红、苔黄，脉滑数。以原方去大黄、苍术，续进 5 剂，瘾疹未见复发。

按语：防风通圣散出自刘完素所著《黄帝素问宣明论方》，为治风热壅盛、表里俱实之良剂。本例患者由于风湿热邪，郁遏肌肤，热毒内结，发为瘾疹。用防风、荆芥、麻黄、薄荷、金银花疏风解表；大黄通腑泄热；石膏、黄芩、连翘清解肺胃之热；大青叶凉血解毒；苍术燥湿；栀子、滑石清热利湿；当归、赤芍养血活血润肠；僵蚕祛风止痒；甘草和中。二诊大便通、瘾疹消，原方去大黄、苍术，以巩固疗效。〔张寿华. 防风通圣散临床运用举隅[J]. 实用中西医结合临床，2004(6)：62.〕

（3）瘾疹

胡某，女，28 岁，1984 年 3 月 8 日初诊。患瘾疹 3 年，反复发作，时起时落，朝轻夜重，瘙痒难忍。疹形突起暗红色，搔破后流出鲜血，夜寐不安，痛苦万状。在院外曾多次服扑尔敏、苯海拉明，肌内注射地塞米松等，只能缓解一时，停药后又复发。近 5 天来，全身泛发，口渴而不多饮，酸痛微胀，小便黄，大便三天未解，舌边尖有瘀点，苔薄黄，脉弦数。证属风湿蕴热，瘀阻脉络。治以清热、活血、化瘀。药用桃仁、生甘草、大黄(后下)、当归各 10 g，桂枝 5 g，川芎 6 g，芒硝(兑服)、丹参、地肤子各 15 g。每天 1 剂，续服 5 剂，风团由多渐少、由大渐小，瘾疹大部分消退，守方再进 3 剂，瘙痒渐止，瘾疹全消，追访 3 年，未见复发。

按语：桃核承气汤出自仲景《伤寒论》。原为治疗"太阳病不解、热结膀胱、其人如狂"的蓄血证而设。笔者在临床运用中，治疗瘀血所致瘾疹，随症加减，收到较好的效果。方中桃仁能破血活血行瘀血，大黄破积滞行瘀血、能推陈致新、能调血脉、泻壅滞。桃仁与大黄相伍，增强活血化瘀之力。桂枝温经通络、宣阳气。血得热则行、遇寒则凝，所以活血化瘀中温经通阳的药物是必不可少。芒硝软坚化积、消痈肿，并能消散恶血。甘草和中缓急止痛，并有通经脉、利气血的作用。〔张祥福. 桃核承气汤治瘾疹[J]. 四川中医，1989(8)：45.〕

（4）瘾疹（荨麻疹）

陈某，女，33岁，1974年3月12日因荨麻疹反复发作4年就诊。患者近4年来，每至冬春季节因天气寒冷或吹北风及接触冷水时，则从肢端迅及遍身突起红白相兼的疹块，有的则融合成片如掌大，痒甚。经当地数治罔效。症见：面色青白，头、面、四肢端及胸、背、腹部遍布红白色疹块、丘疹，并见搔抓痕。其疹触及较硬而高出健康皮肤，舌淡红嫩润、苔薄白，脉浮缓。此次发作已历时1周。辨为营卫不和、风寒袭于肌腠所致。方用桂枝汤加味：桂枝8 g，白芍、蝉蜕各10 g，炙甘草6 g，生姜3片，大枣6枚，4剂，水煎服。20日二诊：服上药3剂时有明显效果，4剂服完未再现疹块，仅有少量丘疹、微痒。察舌切脉未见其他异常。仍守上方4剂，并以人参养荣丸药后温开水送服，每天2次，每次10 g。追访至今未复发。

按语：桂枝汤为《伤寒论》方，是仲景为太阳中风而设。柯韵伯说："此方仲景群方之冠，乃滋阴和阳、调和营卫、解肌发汗之总方也。"方中以桂枝为君，味辛性温，辛能发散，温通卫阳；芍药为臣，味酸性寒，酸能收敛，寒能走营，于和营中有调卫之功。生姜助桂枝解肌泄邪，大枣佐芍药和营益阴，甘草调和诸药以安内攘外。特加入蝉蜕咸甘寒而入肺肝，以散风熄风直达病所，故收效颇佳。〔吴忠文. 经方运用三则［J］. 新中医，1988（2）：19-20.〕

（5）瘾疹

李某，男，48岁。于1990年7月因全身块（片）状风疹团瘙痒反复发作10年，加重10天而就诊。该患者近10年来，或因饮食不当，或因外感风邪，反复突发全身性块片状风团，色红，瘙痒难忍，面部及四肢出现轻度浮肿，肠鸣不适，或腹泻每天2~3次、溏而不爽，屡经中西医治疗罔效。诊见：患者头面、胸腹及四肢皮肤色红无汗，块状风团大小不一，成片相连，奇痒难忍，以致日夜寐食难安。追询此次发作为在田间劳作，午餐食用面团（佐猪油）两碗后，约1h许突发上症，舌淡红嫩、稍胖、边尖有齿痕，苔薄白，脉弦缓，双关稍浮。伴肠鸣泄泻，每天3~5次，溏稀不爽。辨证：饮食积滞、寒热错杂兼风热之邪外袭所致。处以乌梅汤加味。药用：

乌梅20 g，细辛、附片各 4 g，桂枝、防风各 6 g，花椒、黄柏各 10 g，党参、当归各 12 g，黄连 5 g，干姜 3 g，山楂炭 15 g。3 剂，水煎服。5 日后复诊：患者诉其服完 2 剂后，诸症悉退，饮食已如常，腹泻已止。待服完上方后，仅偶尔胸腹间有蚁走轻痒感。为杜绝其再发，续以上方再进 2 剂。诸症悉除。后进参苓白术散 5 剂，以健脾和胃、利肺固卫祛湿善后。随访 5 年，未见复发。

按语： 该患者罹疾日久，按常法屡治无效。笔者认为系"肠道障碍性荨麻疹"，乃因进食大量淀粉和油脂，造成消化吸收之肠胃功能障碍、紊乱，鉴于"有诸内，必形诸外"之理，故以善理寒热错杂，又具酸、苦、辛之乌梅汤收之、清之、散之，加山楂炭消食导滞，从而使夙疾痊愈。〔吴忠文. 乌梅汤新用验案举隅[J]. 湖南中医杂志，1996(4)：36-37.〕

3.皮肤瘙痒（2案）

（1）皮肤瘙痒

姚某，男，60 岁。因周身皮肤瘙痒 2 个月余于 1981 年 1 月 3 日邀余出诊。患者起病当天曾在山上松林中打柴，劳累一天，出汗较多。回家后，当晚即觉全身皮肤瘙痒，未曾理会。3 天后始在当地卫生院诊治，西医诊断为"皮肤过敏"，经用西药"泼尼松""氯苯那敏""盐酸氯丙嗪"等治疗数天无效，瘙痒逐日加剧，其后到某地段医院用西药"氯化钙""氯化钙溴化钠"等静脉注射数天，仍无好转。此后，四处求医多人，先后服中药五十余剂，外洗药二十余次，仍无明显好转，反增形寒肢冷，口淡不思饮食，精神萎靡。后由患者一亲友介绍，求余诊治。诊时所见：患者上身赤膊，身披棉衣，旁置炭火两盆取暖，另有人为其搔痒。周身皮肤暗红，满布搔抓伤痕，多处有血及黏液渗出，皮肤灼热，触之黏手，全身有腥臭气味，舌质淡、苔薄白，脉沉缓弱。索检前医诸方，多为清热、凉血祛风之剂。余以为表里俱寒、风毒内郁之证。治拟温经散寒，祛风止痒，予麻黄附子细辛汤加味：生麻黄、炮附子、蝉蜕各 10 g，北细辛、升麻、生甘草各 6 g。每天 1

剂，连进 3 剂。1 月 7 日复诊：皮肤瘙痒大减，夜间已能安睡，精神好转，饮食增加，舌红少苔，脉细无力。守上方加当归 15 g、川芎 10 g。连服 5 剂，皮肤瘙痒消除，病告痊愈。随访 3 年，未见复发。

按语：皮肤瘙痒一证，多因外感热毒风邪或血虚生风所致，治疗一般用清热解毒或凉血养血祛风之剂可获效。但本例患者年过六旬，气血已衰，阳气不足，又入松林中劳作汗出，腠理开泄，风邪虫毒乘虚而入，郁于腠理，治法本应以解表祛风为上，而前医误用清热凉血之剂，反致引狼入室、闭门留寇。过服寒凉之品，必损人身之阳气，终成表里俱寒、风毒内郁之证。故以麻黄附子细辛汤温散表里之寒邪，加升麻升阳透表，蝉蜕祛风，生甘草解毒兼缓麻附之辛燥；当归、川芎养血和血，宗"治风先治血，血行风自灭"之意。诸药合用，能温经散寒，养血祛风，而收全功。〔周汉清. 麻黄附子细辛汤加味治疗皮肤奇痒症[J]. 新中医，1985(5)：49.〕

（2）皮肤瘙痒

李某，男，48 岁，1997 年 6 月 15 日初诊。近 3 年来入春则全身皮肤干燥瘙痒，逾季则愈。曾经中西医治疗，用药则有所好转，停药则加剧，久治未愈。近因肠鸣腹泻 2 天来诊。诊见：面色㿠白，自汗气短，四肢困倦，脘腹胀满，纳差便溏，舌淡、苔白腻，脉虚细。询其病史，近几年来每逢夏季则腹满纳差，大便溏泻。参合其入春皮肤瘙痒乃脾土虚弱、土不生金所致也。治当健脾胃，拟完带汤加减。处方：焦苍术、焦白术、党参、柴胡、山药、砂仁、陈皮、车前子各 15 g，甘草 6 g。每天 1 剂。服药 7 剂，诸症大减，仍自汗，上方去苍术加黄芪 15 g，续服药 30 剂，诸症悉除。停药观察 2 年，春季未见皮肤瘙痒。

按语：本例入春则皮肤瘙痒，并非是单纯皮肤过敏症。究其病机，应与肝、脾、肺等脏有关。夏日乃脾土旺盛之季，症见腹胀、纳差便溏，乃湿滞脾虚所致；运化失司无以上荣于肺而致肺气虚弱。春季乃肝木之气当旺之季，肺气虚不能制约肝气则肝木偏亢，反克肺气，肺失宣发；肺主皮毛，肺失宣发则皮肤干燥瘙痒。故在夏季脾土当旺时治以健脾祛湿，借夏令之气以助药力，奏培土生金之功。至入春时，肺气足，宣发功能正常，

能制约肝木之气，而皮肤干燥瘙痒症得愈。〔周汉清. 春病夏治验案 2 则 [J]. 新中医，2000(11)：53.〕

4.湿疹

陈某，男，8 个月。出生后 3 个月头面、耳壳及耳后折缝处起红斑、丘疹，瘙痒剧烈，随后糜烂，渗出黄色液体，浸淫成片，对称性分布，以后逐渐漫延扩大，尿赤。曾内服中西药、外搽肤轻松等无效。体查：皮损见于头面、耳壳、耳后、胸背、肘弯、腘窝、会阴、臀部等处，糜烂，黄色渗液。舌红，苔黄腻。诊为婴儿湿疹，证系湿热浸淫肌肤。治以清热解毒，燥湿收敛，生肌止痒。方药：五倍子 30 g，青黛 20 g，枯矾 15 g，炉甘石 15 g，共研细末。先用苦参煎水洗净患处，再以香油调上药末外涂，每天换药 2 次。3 天后瘙痒减轻，黄色渗液减少。继用 3 周而愈，以后未再复发。

按语：婴儿湿疹是发于 1～2 岁婴儿的过敏性皮肤病，又称"奶癣"。《外科正宗》云："奶癣，儿在胎中，母食五辛，父餐炙爆，遗热与儿，生后头面遍身发为奶癣，流脂成片，睡卧不安，搔痒不绝。"多为禀性不耐，脾胃运化失职，内有胎火湿热，外受风湿热邪，蕴阻肌肤所致。本例用五倍子、炉甘石收湿敛疮；苦参清热燥湿兼以利尿；青黛清热解毒，凉血消疹；枯矾清热解毒燥湿；诸药研末，以润肤生肌止痒之香油涂抹，神效。〔周健雄. 外用五倍子治疗某些儿科病证[J]. 实用中医内科杂志，1994(3)：47.〕

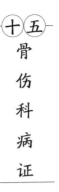

十五 骨伤科病证

1.脑震荡后遗症

唐某，男，47岁。2个月前在井下挖煤时不慎跌伤头部前额，当时昏迷片刻，醒后呕吐，头昏头痛。送本矿医务室治疗，五十余天后，患者仍觉头昏头痛，视物模糊。某市级医院诊断为：脑震荡后遗症。后求治于我院骨伤科。患者诉头昏，前额空痛，视物模糊，食欲不佳。查：舌质淡红，苔薄白，脉细；头部前额有1 cm×14 cm瘢痕，但无明显凹陷；X线片示无骨折。用补中益气汤加岗梅、珍珠母、枸杞子、菊花治疗。服药5剂后诸症明显减轻，继服20剂而愈。

按语：患者属跌伤，应以活血祛瘀治之，但已经多处治疗，服药五十余天，已非瘀血之证。因病程2个月，脾失健运，中气不足，气血不能上营脑髓。"髓海不足，则脑转耳鸣，胫酸眩冒，目无所见，懈怠安卧"，则出现头昏头痛，视物模糊。故用补中益气汤健脾补中，升举清阳之气；另加岗梅、珍珠母、枸杞子、菊花以明目清肝，滋阴补肾，填益髓海，故病除而愈。〔肖伟，肖运生.补中益气汤在骨伤科中的临床应用举隅[J].湖南中医杂志，2006，22（6）：54.〕

2.下颌关节损伤综合征

黎某，女，39岁。因被木棍打伤左侧面部10天后求诊。查：患者左侧面部下颌关节处轻度肿胀，张口咬牙困难，并有响声，左下颌关节处触痛；X线片示无骨折脱位。入院诊断为：左下颌关节损伤综合征。先服活血祛瘀中药10剂，肿胀消除，但张口咬牙仍无力，且自觉左侧面部肌肉有松弛感。笔者曾见有补中益气汤治疗重症肌无力之报道，故用补中益气汤加防风、全蝎、钩藤治疗。服药3剂后患者疼痛减轻，10剂后疼痛消除，张口自如，咬牙有力而痊愈。

按语：患者因左侧面颊部打伤，局部肿胀，先以活血祛瘀中药内服，虽然肿胀消除，但自觉左侧面部肌肉有松弛感，张口咬牙无力。《素问·痿论》云："脾主身之肌肉。"全身肌肉营养依赖脾胃的健运，故治疗时用补中益气汤补中健脾、和营理气，加以祛风通络、引药上行之防风、全蝎、钩藤。服药10剂而愈。〔肖伟，肖运生. 补中益气汤在骨伤科中的临床应用举隅[J]. 湖南中医杂志，2006，22(6)：54.〕

3.胸痛

陈某，男，37岁。因参加单位篮球赛不慎被他人肘尖部击伤左上胸，疼痛3天，曾自用麝香风湿膏外贴，内服血府逐瘀汤3剂无效，于1987年5月5日求诊。现症左上胸持续隐痛，牵引胁下及肩背，深呼吸或咳嗽时，则疼痛难忍。外观无明显血瘀征，舌淡红、苔薄白，脉弦细。根据"新伤在气"及"胸为肺之府"之旨，试投参苏饮加丹参15 g，服2剂后，其症明显改善，续处以参苏丸10包，嘱每天2包，泡水代茶饮。服至6包，其痛消失，活动自如，病遂愈。

按语：大凡外伤诸证，行气活血、化瘀止痛为治疗大法。按理，此外伤胸痛之证，血府逐瘀汤正合拍，然不效者，愚以为血府逐瘀汤重在化瘀，其治伤在血分，外必有血瘀之征，用之方能奏效。此为新伤，其伤尚在气分，外无血瘀之候，用之似有药重病轻、药证不符之嫌。胸为肺之府，肺为气脏，司呼吸、主宣发和肃降，胸伤则影响气机升降出入，故胸痛、咳嗽诸症蜂起。参苏丸(饮)益气扶正御邪，调和肺气以利升降，正好中的，

故收良效。〔陈华. 医案 2 则［J］. 湖南中医学院学报，1987(4)：31.〕

4.胁痛

张某，男，42 岁，1980 年 10 月 12 日来诊。3 年前修水库不慎撞伤胸胁部，右侧胸部疼痛尤剧，呼吸运动受限，咳嗽牵扯两胁疼痛，经某医院用西药治疗无效。症见：面色晦暗、唇紫、右胁疼痛如针刺，舌边尖有瘀点，苔薄黄，脉细涩。证属肝郁气滞、瘀阻胁络。治宜活血化瘀，疏肝理气。拟生地黄 15 g，赤芍 12 g，川芎、桃仁、香附、郁金、柴胡各 10 g，红花 5 g，丹参 20 g。服 3 剂后，疼痛大减。继用原方加三七（研细末兑服）10 g，再服 3 剂，诸症消失，照常参加劳动。追访 5 年未见复发。

按语：桃红四物汤出自《医宗金鉴》，前人用以治疗月经先期，血多有块、色紫黏稠，用桃红四物汤破瘀行滞。本例患者外伤所致胸胁疼痛，证属肝郁气滞，瘀阻胁络；按照"久痛必有瘀"和"通则不痛"的病机观点，运用活血化瘀的桃红四物汤加减治疗，方中桃仁、红花活血化瘀；生地黄滋阴补肝，养血；赤芍养血和营，以增补血之力；川芎活血行气、调畅气血，以助活血之功；柴胡、香附、郁金疏肝理气、活血止痛；丹参活血、祛瘀止痛。药后疼痛大减，原方加三七增强化瘀活血定痛之力；全方配伍得当，使瘀血去、新血生、气机畅，故疼痛消。〔张祥福. 桃红四物汤验案［J］. 四川中医，1988(3)：14.〕

5.肋软骨炎

杨某，男，35 岁。右胸胁部疼痛 5 天，痛处日渐肿胀，肋骨突出，经地区级医院检查诊断为肋软骨炎，用消炎、止痛药治疗 3 天症状不能控制。刻诊：局部焮红，疼痛如针刺，痛处突起约 1 cm，畏寒发热，口苦咽干，胸胁苦满，舌边尖红、苔薄黄，脉弦数。证属邪入少阳，枢机不利，气滞血瘀。治宜和解少阳、行气活血，投小柴胡汤加丹参、川芎、青皮、牡蛎、金银花，5剂，每天4次。共服原方7剂，痛止肿消。半个月后，突起的肋骨已平复。

按语：本例患者经诊断为肋软骨炎，症见胸胁疼痛，畏寒发热，口苦咽干，胸胁苦满，脉弦。乃少阳病的主症，根据其邪犯少阳、枢机不利病机，故用和解少阳、疏利气机的小柴胡汤加丹参、川芎活血化瘀；青皮理气；金银花、牡蛎清热解毒，软坚散结，使其局部红肿消散，痛止病瘥。〔张祥福. 小柴胡汤加减治疗急症举隅[J]. 湖南中医杂志，1989(1)：18-19.〕

6.胸骨柄挫伤

梁某，女，48岁。半个月前在"双抢"时摔倒，胸前部跌伤于石板上，出现气喘、咳嗽、胸痛，深呼吸时加剧。当地医师用活血祛瘀等法治疗无效，继而出现少气懒言、恶寒发热而求诊。查：胸骨柄处有表皮擦伤，已结痂，剑突下无明显包块，但肿胀压痛，脉细数。X线片示胸骨无骨折。故以补中益气汤加广木香、乌药治疗。服药4剂后患者病情缓解，尔后在原方中加香附，连服6剂而痊愈。2个月后随访未见异常。

按语：患者虽然因胸骨柄挫伤后出现气喘、咳嗽、胸痛不适、恶寒发热，但伤时正值"双抢"农忙时节，已劳累数天，其跌伤乃属患病之诱发因素，实则属劳则气耗，脾胃虚弱，中气不足，清阳下陷而咳嗽气喘，恶寒发热，少气懒言，胸痛不适。故以补中益气汤补中健脾，升阳益气，甘温除热；另加广木香、乌药、香附驱风散寒，行气止痛。〔肖伟，肖运生. 补中益气汤在骨伤科中的临床应用举隅[J]. 湖南中医杂志，2006，22(6)：54.〕

7.颈椎骨质增生

刘某，男，50岁，1998年12月16日初诊。患者左上肢疼痛麻木伴左肩胛部疼痛已2个多月，现症左上肢外侧沿大拇指、示指麻木，左上臂及肩部至肩胛骨处疼痛，颈项俯仰旋转不利，臂丛牵拉试验阳性，舌淡红、苔白腻，脉细。颈椎 X 线片示：第 6、第 7 颈椎椎体前后缘唇状骨质增生。治以祛风散寒，逐湿行痹，方用蠲痹汤加减。处方：羌活、防风、姜黄、桂枝、海风藤各 10 g，当归、白芍、鸡血藤、桑枝、葛根各 15 g，细辛 5 g。二诊：服上方 10 剂后，左肩胛部疼痛明显减轻，左上肢麻木好转。原方改鸡血藤为 30 g，海风藤为 20 g，又服 10 剂而诸症消失。

按语：刘师根据中医学取类比象的原理，认为"肢"与"枝"同。肢体痹者，用枝藤类药物疏通经络。枝藤类药物，善走四肢而利关节；还具有引经的作用，可引诸药达于四肢，以增强其疗效；另由于其性味柔和，还有养血荣经的功效，对于痹久气血虚弱，血不荣经，而兼麻木者，尤为适宜。本例患者属上肢痹，故予蠲痹汤加减治疗，方中防风、羌活祛风除湿；当归、白芍活血和营；姜黄祛寒湿，兼理血中之气；桂枝温通经脉，助阳化气；海风藤、鸡血藤搜风通络，逐湿行痹；桑枝祛风湿，利关节；葛根解肌发表；细辛祛风散寒止痛。〔许启蒙.刘新生治疗痹证的经验[J].中医杂志，2002(9)：655－656.〕

8.腰椎骨质增生（2案）

（1）腰椎骨质增生

谭某，男，57 岁，1993 年 8 月 12 日初诊。自诉：右侧腰部发作性疼痛、麻木，活动不便反复 13 年，再发已 2 个月。曾在某院经 X 线片诊断为"第 2～4 腰椎骨质增生"而住院治疗 52 天，症状无明显改善而来求治。刻诊：腰部外观无异，屈伸不利，须弯腰行走，伴头晕乏力，腰膝酸软，夜梦尿多，记忆力差。舌淡红、苔薄白，脉沉细而数。证属肾阳亏虚。投壮腰汤加熟地黄、黄精各 20 g。处方：狗脊、威灵仙各 10～15 g，制何首乌、川杜仲、川续断、骨碎补各 15～20 g，熟地黄、黄精各 20 g。服 3 剂无明显反应，续服 3 剂，症状减轻，连续服药 10 剂，能直腰行走，痛、麻、酸表现基本消失。共守方服 30 剂，诸症消失，且骑自行车往返二十余里正常上班。随访 2 年，疗效巩固。

按语：腰痛虽多以风寒湿所致，然"腰为肾之府"，肾亏则腰失所养，外邪乘虚而入，客于经脉肌腠之中则气血阻滞，不通则痛。方中以狗脊、威灵仙祛风除湿、通络止痛以治标；杜仲、续断、骨碎补、何首乌、熟地黄、黄精调补肝肾、壮腰止痛以治本。全方合用，标本兼顾，有祛风除湿、疏通经络、调补肝肾、壮腰止痛之功。对因肾虚腰失养，外邪乘虚而入之腰痛，用之合拍，故收效显著。〔陈华，王成娇．壮腰汤治疗腰痛250例疗效观察[J]．湖南中医杂志，1996(1)：24－25.〕

（2）腰椎骨质增生

冯某，男，48岁，1998年10月17日就诊。患者于1982年4月底开始，自觉右侧腰部胀痛、伴有麻木感。经对症治疗后症状未见缓解，麻木感逐渐下行至右足背部。同年8月中旬，右上肢剧痛，如刀割样，不能站立，腰部强直，俯仰转侧困难，经当地医院中西药治疗2个月余，病症反增而入我院。发病以来自觉疼痛以入夜或天气变化时为甚。查：面容憔悴，腰部强直，俯仰转侧困难，坐立时亦感疼痛加重，第1～5腰椎处均有压痛，右下肢直腿抬高约40°，原右侧坐骨神经处亦有压痛，舌质淡，两边均有瘀斑，苔薄白，腰椎X线片示第1～5腰椎椎体前缘有唇样骨质增生。西医诊断：肥大性脊柱炎。中医辨证属肝肾不足，督脉亏损，寒凝血滞。治拟补肾益肝，填精补督，活血通络，解痉止痛。方用六味四虫汤加味：熟地黄20 g，牡丹皮10 g，山药10 g，茯苓15 g，泽泻10 g，山茱萸10 g，全蝎3 g，蜈蚣2条，土鳖6 g，地龙10 g，延胡索10 g，制川乌、炮穿山甲各5 g，寄生30 g，乌梢蛇10 g。水煎服，服药4剂后，患者痛减，已能站立。守方继服，于11月2日右下肢直腿抬高90°，丢拐能行十余米，舌上瘀斑消退，继用中药20天，症状消失出院，拟以六味四虫汤加黄芪、当归、杜仲、寄生善后。

按语：腰椎骨质增生引起腰腿痛，重则下肢活动受限，甚至引起瘫痪，是中老年人的一种常见病，其病机为肾精亏虚，外邪乘虚而入，深伏经络所致。脊柱属督脉，督脉起于会阴，为足厥阴肝经和足少阴肾经所统属，故督脉发病多涉及肝肾。其方以六味地黄丸为主，能补肾益肝，滋阴养血，填精益髓以治本；加土鳖、地龙、全蝎、蜈蚣活血祛瘀，舒筋通络，解痉祛风止痛，标本兼治，使筋健骨强。〔何进阶. 六味四虫汤治疗腰椎骨质增生189例［J］. 湖南中医杂志，1999(6)：3-5.〕

9.腰肌劳损

杨某，男，55岁，1993年9月28日诊治。腰痛如折，卧床不起半个月。久事农活，劳累负重而患劳损腰痛，此次又因闪挫致使旧恙复发，腰痛屈伸不利，俯仰不能，咳嗽讲话不敢大声，舌现紫斑，脉弦。拟诊劳损腰痛。予血府逐瘀汤合青娥丸：当归尾15 g，川芎10 g，赤芍10 g，桃仁10 g，红花10 g，柴胡10 g，枳壳10 g，桔梗10 g，牛膝10 g，杜仲15 g，补骨脂10 g，核桃仁15 g，葛根30 g，大黄10 g，甘草6 g。药进2剂，腰痛愈半，能起床步行，继服4剂，腰痛告瘥。1994年腰痛复发，服原方又愈，来信称谢，并说他自己用此方治好亲戚腰痛数人，很是效验。

按语： 腰肌劳损在中医学理论中属"腰痛""痹证"范畴，腰为肾之府，肝肾亏虚，筋骨失于濡养；劳累负重又因闪挫致使旧恙复发，更致气滞血瘀，脉络痹阻。故治疗宜补益肝肾，化瘀通络。牛膝、杜仲、补骨脂、核桃仁补益肝肾治其本；当归、川芎、赤芍、桃仁、红花、柴胡、枳壳补血行气，活血化瘀；葛根、桔梗合用通络宣痹；甘草调和诸药。〔胡学刚. 巧配古方治痛证［J］. 江西中医药，1995(S2)：35.〕

10.腰部软组织挫伤

胡某，男，24岁，1990年6月13日就诊。因负重跌倒，腰撞岩石而受伤，症见：左腰部青紫肿胀，疼痛剧烈，俯仰不能，转侧不利，舌有瘀斑，脉弦涩。诊断为腰部软组织挫伤，辨证为气滞血瘀。治以理气活血，药用黄芪30 g，柴胡6 g，赤芍12 g，当归尾9 g，川芎9 g，桃仁9 g，红花9 g，地龙10 g，牛膝15 g，乳香10 g，没药10 g，三七(磨兑)6g。3剂痛止，继服 5 剂后活动自如。

按语：补阳还五汤出自清·王清任《医林改错》，原为气虚血瘀之偏瘫而设。本例患者诊断为腰部软组织挫伤，辨证为气滞血瘀，采用补阳还五汤加减乃属"异病同治"。方中黄芪味甘，微温，既能益气以助气血之行，又能"逐五脏间恶血"（《名医别录》），赤芍、当归尾、川芎、柴胡、桃仁、红花、乳香、没药、三七则有活血祛瘀、通经活络作用；牛膝补肝肾，强筋骨；全方益气以行血，活血以通络。〔曾介绥. 补阳还五汤临床应用体会[J]. 湖南中医杂志，1996(S2)：6－7.〕

11.腰痛（2案）

（1）腰痛

李某，男，33 岁，1982 年 9 月 12 日诊。患者于 8 个月前扛木扭伤腰部，腰痛如针刺，俯仰不利，转侧不便，抬送某医院住院 1 个月余，经 X 线片未发现腰椎骨质损坏。经服西药、注射止痛药、理疗等治疗均无效，要求出院。嗣后延他医治疗 7 个多月，均未见效。经同行介绍前来请余诊治。症见精神萎靡，面色㿠白，腰痛如折，行动困难，舌边尖有瘀点，脉细涩。证属久病气虚，瘀阻脉络。拟益气通络，活血化瘀：生地黄、续断各 15 g，赤芍、川芎、桃仁、当归、党参、杜仲各 10 g，红花 3 g，生黄芪 20 g。服 3 剂后，腰痛明显减轻，精神好转，眠食均佳，舌质瘀点减少。续用原方加土鳖(研细末兑服)10 g，服 5 剂后痊愈。追访 5 年未见复发。

按语：桃红四物汤出自《医宗金鉴》，前人用以治疗月经先期，血多有块、色紫黏稠，用桃红四物汤破瘀行滞。本例患者扭伤所致腰痛，证属久病气虚，瘀阻脉络，治以益气通络、活血化瘀的桃红四物汤加减。方中杜仲、续断补肝肾，强筋骨；桃仁、红花活血化瘀；生地黄、当归、赤芍、党参、黄芪滋阴益气，养血和营，以增补血之力；川芎活血行气、调畅气血，以助活血之功；全方配伍得当，标本兼治，药后腰痛减轻，加用土鳖虫增强破瘀血、通经络之力，效如桴鼓。〔张祥福. 桃红四物汤验案[J]. 四

川中医，1988（3）：14.〕

（2）腰痛

谌某，男，42岁，1993年4月10日诊。腰痛半年，曾服独活寄生汤、甘姜苓术汤以及补肾壮腰之品，无效。近1个月来，内侧腰部刺痛，俯仰不利，需扶杖才能行走。口苦，小便短黄，舌红边暗，苔黄滑厚，脉细弦滑。证属湿热留滞，久痛瘀凝。治宜清热祛湿，祛瘀通络。用二妙散加味，药用：黄柏、苍术、延胡索各9 g，丹参、桑枝各15 g，红花6 g，忍冬藤30 g，10剂后，腰痛遂止。

按语：本例为湿热久滞，腰络瘀阻，邪稽日久，气滞血凝所致。用二妙散清利湿热，丹参、桑枝、红花、延胡索祛瘀止痛；忍冬藤清热通络，湿除热清，气畅瘀消，则腰痛愈。〔张寿华. 二妙散临证举隅[J]. 辽宁中医杂志，2005（2）：159.〕

12.第三腰椎横突综合征

曹某，男，60岁。腰部中段两侧疼痛，弯腰时疼痛加剧，不能久坐、久走，站立时常以双手插腰部12年。近2年来上述症状加重，并且在床上翻动和行走感困难，于1988年4月15日来我院骨伤科就诊。检查发现在第三腰椎的双侧横突尖部有敏感的压痛点，腰部屈伸受限，予小针刀治疗。方法：患者俯卧于治疗床上，在第三腰椎横突的尖部（即压痛点处），用龙胆紫做好标记。局部常规消毒，无菌操作，用北京人民器材厂生产的小针刀，刀口线和人体纵轴平行刺入。小针刀口接触骨面时，用横行剥离法，感觉肌肉和骨头之间有松动感就出针，用无菌纱布包扎。2次痊愈，随访4年无任何不适，而且能参加一般的体力劳动。

按语：第三腰椎是腰的活动中心，为前曲后伸左右旋转时的活动枢纽，起到加强腰部的稳定性和平衡性的作用。其两侧的横突最长，由于这一生理特性，在腰部屈伸活动时增加了横突尖部摩擦软组织的机会，当人体作过多的持久的弯腰屈伸活动时，第三腰椎横突的尖部就会摩擦损伤腰背深筋膜和骶棘肌，引起该处肌肉局部出血、充血、水肿，最后机化而粘连在第三腰椎横突的尖部而产生疼痛，其疼痛往往固定在第三腰椎横突尖部，用小针刀在该处进行剥离松解，往往能收立竿见影之效。〔何进阶. 小针刀治疗第三腰椎横突综合症[J]. 湖南中医学院学报，1994(3)：57.〕

13.腰椎间盘突出症（3案）

（1）腰椎间盘突出症

蒋某，男，51岁，1995年11月2日初诊。患者于1周前突发右侧腰、臀部疼痛，起居困难，活动受限。在某卫生室服"消炎痛"，外贴"麝香壮骨膏"无效。3天前疼痛加剧，并沿右下肢外侧放射至足背，坐卧不宁，寝食难安，由家人抬来就诊。刻诊：表情痛苦，呻吟不止，右下肢欠温，第4、第5腰椎右侧横突压痛，右下肢直腿抬高试验阳性。舌淡体胖、苔白稍腻，脉沉弦有力。CT示：第4~5腰椎间盘向右后突出，右侧神经根受压。诊断：腰椎间盘突出症；继发性坐骨神经痛。辨证：寒邪侵袭，阻遏经络。治宜温经散寒，通痹止痛。处方：生川乌、生草乌各3 g（与生姜一同先煎3 h），麻黄、防风、独活各10 g，白芍、牛膝、木瓜、黄芪、威灵仙、海风藤各15 g。5剂。二诊：右下肢疼痛大减，能拄杖自己来医院就诊，右侧臀部仍痛，舌淡胖、苔白，脉弦。原方生川乌、生草乌改为各2 g，麻黄改为7 g，续服5剂。药后右腰、臀部及下肢疼痛消失，右大腿外侧稍麻木，改独活寄生汤加鸡血藤、海风藤善后。

按语：本例患者由于风寒湿浸渍经络，致经络之气痹阻不通，气血不畅，经脉受阻。方用生川乌、生草乌、独活祛风除湿，温经散寒，止痛；麻黄、生姜温散寒邪；防风祛风除湿；白芍、黄芪益气滋阴养血；牛膝补益肝肾，活血通络；木瓜、威灵仙、海风藤祛风湿、通经络、除湿散寒为主，加以通络止痛。药后痛减，仍有麻木感，方用独活寄生汤补肝肾，益气血，祛风湿，止痹痛，加用鸡血藤、海风藤等藤类药物以加强舒经通络之力。〔许启蒙. 刘新生治疗痹证的经验[J]. 中医杂志，2002(9)：655－656.〕

（2）腰椎间盘突出症

刘某，男，45岁，因腰痛伴左下肢放射性痛1年半，患者不慎扭腰，当即腰痛，活动受限，卧床休息后好转，活动后又加重，3个月后疼痛向左下肢放射，咳嗽与大便时疼痛加重。经辰溪县中医院、县人民医院诊断为腰4、5椎间盘突出症，经卧床休息、封闭、针灸、理疗、住院治疗，效果不明显；症状日重，行动困难，生活不能自理，从辰溪来我院治疗。检查：不能平卧、腰部轻度侧弯，腰4、5椎旁压痛（+），腰4棘突偏左，腰3、4棘间隙小于腰4、5棘间隙，患部韧带钝厚；左下肢外侧皮肤痛觉减退，直腿抬高试验<30°（阳性），跟腱反射减弱。X线片示腰椎生理前凸变直，腰4、5间隙后宽前窄，腰4椎体后沿唇样增生。诊断：腰4、5椎间盘突出症。治疗：坐位手法复位后，疼痛略减，腰椎侧弯减轻，嘱卧床休息。以后行㨰、揉、弹、拨等治疗及草药内服外洗，10天后丢拐行走，1个月后能外出小跑锻炼，40天出院。

按语： 本例患者腰4、5椎间盘突出，先予患者行坐位手法复位，操作方法：患者坐于板凳的一端，双下肢分放于两侧，令助手按住双侧大腿以阻止患者离开座位，术者站在患者后方，一脚立于地，另脚置凳上以膝顶住患部，两手经患者腋下环抱患者胸部向上牵引，同时嘱患者自然将上身抬起，术者同时根据腰椎间盘突出的方向和位置，对腰部进行旋转，脱出的椎间盘即可复位。再以㨰法（操作方法：医者以手背近小鱼际附着于患部，以腕前后活动为主，进行连续不断㨰动，㨰出手用力，㨰回时放松，腕关节要灵活，力要深透柔和。功效：松弛肌肉、解除筋结、疏通经络、活血止痛）、揉法（操作方法：以手掌大鱼际或掌根部，或大拇指面附着于患部，以腕关节或掌指关节为主作旋转揉动。揉时要紧贴于皮肤或穴位上作不移动或直线向下移动，用力要达到骨面。功效：松解深部肌肉或肌腱粘连，故能通经活络）为主，在椎旁压痛点加强按揉和弹拨法（操作方法：用一手或双手拇指在局部作与肌纤维方向垂直的拨动。功效：振奋经络，解除筋结，止痛缓痉）及草药内服外洗，神效。〔林昕，龙开娥.侗医对腰椎间盘突出症的治疗[J].中国民族医药杂志，2007（11）：23-24.〕

（3）腰椎间盘突出症

石某，男，40 岁，因腰痛伴左腿痛 5 年，加重 1 个月，用板车送来就诊。患者于劳动时扭伤腰部，渐发腰痛，波及左腿，X 线片诊断为"骨质增生"，对症治疗后好转。后突然复发，1 周内不能起床，咳嗽大便时痛加重，在县医院治疗 7 天未见缓解。就诊时脊柱可前屈 30°，触诊腰 4 棘突偏左，腰 3、4 间隙略小于腰 4、5 棘间隙。患椎旁开 1 横指处压痛，棘上韧带剥离，双腿直腿抬高试验 30°以内阳性。诊断：腰 4、5 椎间盘突出症。取坐姿脊柱旋转复位后，拨正第 4 腰椎棘突，当即腰部活动改善，脊柱前屈可近 90°，直腿抬高近 70°，局部敷上侗药，卧床休息，结合侗药内服，10 天后基本恢复，运动自如，半个月出院。

按语：本例患者腰 4、5 椎间盘突出，给予坐姿脊柱旋转复位（操作方法：一手拇指顶住偏斜之棘突向健侧推，另一手使脊柱向棘突偏歪侧顺时针或逆时针旋转，双手协同动作将偏斜棘突拨正。功效：多用于颈、腰部，使突出之髓核还纳）后，拨正第 4 腰椎棘突（操作方法：用一手或双手拇指在局部作与肌纤维方向垂直的拨动。功效：振奋经络，解除筋结，止痛缓痉），当即腰部活动改善。结合侗药内服，疗效确切。〔林昕，龙开娥.侗医对腰椎间盘突出症的治疗［J］.中国民族医药杂志，2007(11)：23－24.〕

14.腰椎压缩性骨折（2案）

（1）腰椎压缩性骨折

姚某，男，47 岁。因 2011 年 10 月上山扛木头，不慎跌倒被木头压伤腰部，经送县疾控中心 X 线片诊断为"第 4、第 5 腰椎压缩性骨折"，当时大便失禁，病情危重，经人介绍请侗医杨光庆为其治疗，经用腰下垫软枕、外敷侗药芭蕉树叶、当归叶、石韦、土三七等鲜品捣烂，内服清热解毒、续筋接骨、活血生肌的侗药，10 天后可自行起床行走，遂带药回家疗养，侗医杨光庆上门送药 3 次，连续治疗 3 个月后，自觉症状消失，活动自如，可正常从事轻体力劳动而痊愈。

按语：本例诊断为第4、5腰椎压缩性骨折，侗医杨光庆用腰下垫软枕保护腰部，采用芭蕉树叶、当归叶、石兰、土三七外敷行气活血、化瘀止血、消肿定痛；配合清热解毒、续筋接骨、活血生肌的侗药内服以行气活血、舒经通络、消肿止痛、补肾强筋，使血脉得养、筋骨得续、关节得利、脏腑平和、骨痂早日形成，达到Ⅰ期愈合之目的。〔龙开娥，萧成纹，龙驶，等.侗医骨伤骨折治疗技术研究（六）——侗医药治疗各类骨伤骨折4118例临床疗效观察[J].中国民族医药杂志，2013，19（5）：22-24.〕

（2）腰椎压缩性骨折

谢某，男，24岁。施工中因塌方压伤腰背部，在某医院行X线片示第1腰椎（L1）呈现压缩性粉碎型骨折并向后移位。5天后来我院住院治疗。查：L1呈现明显后突崎形，腹部膨胀，双下肢麻木胀痛，大便不通，小便保留导尿管。入院后行手法复位矫正L1后突畸形，卧床休息，以中西医结合治疗，半个月后虽大便通，腹胀除，并拔除导尿管，但患者仍小便失禁，点滴自流。故用补中益气汤合五苓散内服，15天后患者小便功能恢复正常，治疗2个月而出院，且能参加一般劳动。

按语：《黄帝内经》云"一日数十溲，此不足也""中气不足，溲便为之变，肠为之苦鸣。"审其病者系L1骨折，卧床日久，久卧伤脾，脾虚气陷，中气不足，清阳不能上升而浊阴不能下降，膀胱气化失约，故小便点滴自流而失禁，故用补中益气汤健脾补气、升清降浊；同时合五苓散化气利水，使阳清阴降，浊去水利，小便恢复正常而愈。〔肖伟，肖运生.补中益气汤在骨伤科中的临床应用举隅[J].湖南中医杂志，2006（6）：54-55.〕

15.肥大性腰椎炎

丁某，女，58岁，1989年4月6日诊治。腰腿疼痛12年，伴侧弯、曲伸不利，双下肢麻木，活动不便，近半个月加重。查：躯体俯仰、转侧受限，双下肢屈伸不利，第1~5腰椎周围压痛明显，局部肿胀；舌淡暗、苔薄白，脉沉涩。X线片示：第1~第5腰椎增生，腰椎骶化。诊为肥大性腰椎炎。证属肝肾亏虚，气血不足，瘀阻脉络。治宜益气补血，滋养肝肾，活血通络，止痛逐瘀。方用逐痹汤(黄芪、桑寄生各20 g，威灵仙、牛膝各15 g，当归、赤芍、熟地黄各12 g，乳香、没药、土鳖、炮穿山甲各9 g，炙甘草6 g)加全蝎(研末兑服)、蜈蚣(研末兑服)各6 g，白芥子10 g。煎汤内服，每天4次，药渣炒热布包熨贴患处，每晚1次。治疗4天，腰腿疼痛基本消除，治疗1个疗程，症状消失，局部肿胀尽退，腰腿功能恢复正常。后继服1个疗程以巩固疗效，追访2年未复发。

按语：腰椎骨质增生，又称肥大性腰椎炎，本病属中医学"腰腿痛""痹证"范畴，属退行性骨关节病中的一种，是因为组织退变而引起的骨与关节周围软组织炎性改变的疾病。本病多见于中老年人。中医学对其发病因素可概括为两个方面：一是气血亏虚、肝肾不足，人体功能衰退，其适应能力、抗邪能力、修复能力均减弱；二是外来跌仆闪挫、劳损及风寒湿邪入侵。两者相互作用与影响，致气血瘀滞，脉络不通，机体筋骨失于濡养，因而出现疼痛、麻木、僵直、活动不便及局部肿胀等。本病以气血、肝肾不足为本，感受外邪、跌仆闪挫劳损为标。笔者针对病因病机，自拟"逐痹汤"应用于临床，方中黄芪、炙甘草补气；熟地黄、当归、赤芍养血调血；桑寄生、牛膝补益肝肾，兼行血脉；威灵仙、土鳖、炮穿山甲祛风胜湿，逐瘀通络，软坚消骨；乳香、没药行气活血，散瘀止痛。临证再根据病机及兼症，进退化裁，确具补气血、养肝肾、行气活血、软坚消骨、止痛逐痹之良效。〔吴家清，金涛. 逐痹汤治疗腰椎骨质增生140例〔J〕. 湖南中医杂志，1994(1)：33.〕

16.尾部挫伤后便秘

刘某，男，62岁。6天前下楼梯时不慎滑倒跌伤尾骶部，当时稍痛，继而逐日加重，大便欲解而不通，腹部胀满，尾部疼痛加剧。入院后X线片示尾骨无骨折脱位。诊断为挫伤后便秘。故用补中益气汤加羌活、防风、火麻仁治疗，并以蜂蜜调服，2剂后患者大便通而痛苦除，继后调理治疗10

天而愈。

按语：患者已年过六旬，素来体质瘦弱，营养不良，血气亏虚，中气不足，伤后又因多日未进食而致大便不通，糟粕难下。此为脾虚气化无力，肠道传导失职，因而便秘。用补中益气汤健脾益气，扶正固本；加羌活、防风行气止痛；火麻仁、蜂蜜润肠通便，故便通病除而愈。〔肖伟，肖运生. 补中益气汤在骨伤科中的临床应用举隅[J]. 湖南中医杂志，2006(6)：54-55.〕

17.尺骨骨折合并桡骨头脱位

吴某，男，38岁，在用摇把使劲发动汽车时，不慎让摇把返转，击中右侧前臂后上方，致使肘部剧烈疼痛、肿胀，肘关节后下尺侧9 cm处有0.8 cm×1 cm的创口流血，肘关节畸形，活动障碍，经X线片检查为右侧尺骨上1/3伸直型骨折合并桡骨头脱位，在局麻下清创缝合，先整复桡骨头脱位，后整复尺骨折，按要求固定于肘关节极度屈曲位1周，后改为屈肘90°2周，早期采取西药抗感染、预防破伤风及支持疗法，并逐期用侗族草药龙氏骨伤科药物外敷、内服、外擦、外洗，治疗20天后肿胀、瘀血消退，X线片检查骨折、脱位的位置整复良好，骨折线模糊，拆除夹板固定，进行屈伸肘关节锻炼，再治疗10天后患者能自行伸屈患侧肘关节，随访反映良好。

按语：侗族医与西医各有所长，将侗族医药与西医结合治疗尺骨上1/3开放性伸直型骨折合并桡骨头脱位恰好是吸取了民族医与西医之所长，避各自之短。采用了西医的清创缝合、抗感染、支持疗法手段，同时采用了民族医的手法复位、小夹板固定、动静结合，给骨折、脱位、创口的愈合创造了条件。复位固定后，应注意患肢血运情况。要经常检查夹板的松紧度，并注意压垫的位置是否移动，须随时进行调整。要定期进行X线片复查。密切注意尺骨骨折向桡侧成角的倾向及桡骨头有无再脱位，发现移位应立即纠正。〔龙开娥，林昕. 侗西医结合治疗尺骨上1/3开放性伸直型骨折合并桡骨头脱位6例[J]. 中国民族民间医药杂志，2000(6)：336-337.〕

18.左手远端桡骨骨折

张某，女，3岁。母代诉：2012年1月19日下午2时，患儿不慎从沙发上跌下，伤于左手，当时啼哭不止，左手不能动弹，经乡医院X线片检查示左桡骨远端横形骨折、移位，近端向内、远端向外，近端侧面有条裂纹约1寸长。诊断为"左手远端桡骨骨折"，经该村卫生室张定德侗医接诊，进行手法触摸，拔伸复位，外敷侗药接骨膏(已获专利)，用杉木树皮外固定，白布带捆绑好，松紧适度。经治疗2周，X线片复查，骨折对位良好，骨折处有骨痂生长。患儿恢复正常而痊愈。张氏专利接骨膏组方及制法：金枇杷、土鳖虫、龙骨、螃蟹、野葡萄根、五加皮根、一枝蒿、草乌、川乌、马钱子、万年粑、三七、白及、杜仲、自然铜等各适量研末，加低度米酒少许，芝麻油、凡士林各适量制成。

按语：本例患儿因不慎从沙发上跌落致左手远端桡骨骨折，侗医张定德接诊，对患儿进行手法触摸，拔伸复位，杉木树皮外固定，再予外敷侗药接骨膏，经2周治疗后痊愈。侗药接骨膏中龙骨、杜仲、自然铜、五加皮根补益肝肾，续筋接骨；草乌、川乌活血通经，散寒止痛；金枇杷祛风除湿，消肿活血；螃蟹补骨添髓，养筋活血；野葡萄根、三七、一枝蒿、白及活血化瘀，生肌止痛；马钱子通络消肿止痛；万年粑、土鳖虫破血逐瘀，续筋接骨。〔龙开娥，萧成纹，龙驶，等．侗医骨伤骨折治疗技术研究（六）——侗医药治疗各类骨伤骨折4118例临床疗效观察［J］．中国民族医药杂志，2013，19(5)：22－24.〕

19.右肱骨开放性骨折

周某，男，54岁，于1985年6月23日入院。胖盛之躯，痰湿久蕴。因车祸致右肱骨下1/3段粉碎开放性骨折1天入院。见其右上肢暴肿，创口出血，上臂向后成角，舌淡苔白，脉弦大。即予局部清创止血、包扎，闭合手法复位，小夹板外固定。内服：归尾、赤芍、红花、桃仁、大黄、土鳖、青皮、黄芩、金银花。2 剂已，肢体倦怠，胸闷不饥，大便溏泄，水泡遍布伤臂，舌苔白厚而腻。遂拟：豆蔻 6 g，苍术 20 g，厚朴 10 g，陈皮 10 g，茯苓 20 g，生山楂 15 g，红花 8 g，水煎服。6 剂而肿消大半，水泡消失，大便成形，舌苔略薄。以原方去红花、豆蔻，又进 20 剂，胃纳开，舌苔净，诸症渐平，未见伤津。易异功散收功。于 7 月 28 日复查 X 线片示：对位对线良好，有大量骨痂形成。

按语：章虚谷云："脾气弱则湿有内生，湿盛而脾不健运。"可见虚、湿二者互为因果。本例因伤势过重，故初时忽视湿盛之本，一味活血化瘀泻热，遂致脾运更挫，水湿不化而胸闷不饥，苔白厚腻，投平胃散加减，少佐红花，俾湿去脾苏血活，气血生化有源，滋补肝肾而骨痂迅速形成。〔魏道善. 骨伤理脾一得[J]. 骨伤科通讯，1987(Z1)：67 - 69.〕

20.陈旧性右肱骨开放性骨折

吴某，男，39 岁。于 1974 年 4 月被矿石击伤骨折，经当地治疗未愈合，1975 年 4 月 27 日来院治疗。检查断端仍可活动，无明显骨痂形成。诊断为陈旧性右肱骨开放性粉碎型骨折，迟缓愈合，断端分离 0.5 cm，有假关节形成。行手法整复，在屈肘 90°位行小夹板超肩肘两关节固定，夹板两端用胶布贴紧，防止远端向下分离，另内服温补肾阳中药。1 个月后骨折断端有骨痂漫生，患肢稍有上举臂力。6 月 12 日透视有大量骨痂形成，7 月 3 日 X 线片复查，骨折线模糊，住院 109 天，患肢功能恢复，痊愈出院。

按语：本例患者陈旧性右肱骨开放性粉碎型骨折已经 1 年，经多次治疗不能愈合。考虑患处为开放性骨折，流血过多，对骨痂形成不利；加之患者体质素差，中医辨证有肾阳虚症状，更使骨痂形成缓慢；加上骨折断端未行固定，对骨痂形成带来不良影响。首先给患者进行手法复位加关节固定，再内服温壮肾阳的中药，温补肾阳，强筋健骨，调整机体，促进骨痂形成。通过 2 个月的治疗，骨折断端愈合，而且功能得到恢复。3 个多月后

痊愈出院。〔肖运生. 中西医结合治疗陈旧性四肢骨折 25 例［J］. 新医学，1977(6)：264－265.〕

21.陈旧性肩关节脱位

吴某，男，66 岁。患者于 2010 年 7 月 5 日因拖板车时跌倒，右肩着地，致使右侧肩关节脱位，经当地医院和个体诊所多次治疗未愈，于 2010 年 10 月 5 日收住湖南省通道侗族自治县民族中医院侗医骨伤科，症见：上肢不能上举，呈方肩，经 X 线片检查确诊为"右侧肩关节盂下脱位"，诊断为"陈旧性肩关节脱位"。治疗：①手法复位。以 2% 利多卡因 10 ml，局部注射肩关节前后 2 个穴位，在活动松解肩关节粘连后，用拔伸足顶法复位，当闻及回白声响，为复位成功。患肢屈肘 90°，以手掌搭于健侧肩，肘部能与胸壁接触，肩部外型丰满圆隆，双肩对称，方肩消失，肩关节能作被动活动。经肩关节正、斜位 X 线片已示复位。②夹板固定。用绷带将上臂固定于胸壁，前臂用三角巾悬吊胸前 2 周。③功能锻炼。固定初期鼓励患者练习腕部和手指活动，进行功能锻炼。1 周后可除去上臂固定，仅悬前臂，练习肩关节的屈伸活动，2 周后解除固定，逐步进行肩关节各个方向的主动活动锻炼，如双手托天、手指爬墙等。④侗药治疗。局部外敷侗医龙氏骨伤科 Ⅱ 号药，药物组成：过江龙 5 g，金银花 2 g，过路黄 2 g，大血藤 3 g，小血藤 3 g，白英 2 g 等。研末，用淘米水加少许白酒调匀外敷，用胶布密封固定，隔天 1 次。内服侗药，药物组成：过江龙 10 g，金银花 5 g，过路黄 5 g，踏地香 5 g，大血藤、小血藤各 10 g，凉粉藤 20 g，三角枫 5 g。水煎，2 天服 1 剂，每天 2 次。药用 2 周后予侗药内服外洗同时进行，连续治疗 1 个月，随访恢复良好。

按语： 骨折后首先应正确复位，尽量做到早期、稳妥、准确、实效，通过摸、接、端、提、按摩、推拿诸法，力争一次性整复成功。复位后要固定。侗医历来均采用芭蕉树干、杉木树皮作夹板，对肌肉发达收缩力强的地方则采用木板固定。小夹板固定是侗医骨伤科治疗骨折的通用方法，也是传统医学与现代医学治疗骨折的常用方法。应用对立统一法则，采取动静结合的原则，解决了骨折断端有效的固定和肢体早期功能锻炼的矛盾，既控制了骨折断端的不利活动，又发挥了有利骨折愈合的活动，促使骨折愈合加快，治疗时间缩短，使其功能恢复较快较好。

侗医治疗骨伤骨折重视整体观念，强调内治与外治相结合，多结合本民族医药的实际情况，在治疗中坚持内服活血行气、祛瘀止痛、清热退火、舒筋活络的侗医药汤剂；在局部正骨固定的基础上，用侗药鲜品外搽或捣烂外敷以达消肿、止痛、活血生肌、接骨续筋、温经通络之效，或按不同治疗期配制合适的药膏外敷患处，也可用侗药煎水热敷、熏洗，能舒松关节筋络、疏导腠理、疏通气血、活血止痛，此法对关节强直拘挛、酸痛麻木或骨伤兼有风湿骨痛者亦有良效。〔龙开娥，萧成纹，龙驹，等. 侗医骨伤骨折治疗技术研究（六）——侗医药治疗各类骨伤骨折 4118 例临床疗效观察［J］. 中国民族医药杂志，2013，18（5）：22－24.〕

22.习惯性肩关节脱位

王某，男，56 岁。患者 3 年前因抬重物滑倒跌伤而造成右肩关节脱位，后经闭合性手法复位和服中药治疗，功能恢复。1 年后又因提重物使右肩关节脱位，随后复位。之后每隔半年脱位 1 次，近年来更为常见，随时可造成右肩关节脱位，但经自己或他人帮助即可复位。患者因再次脱位来我院复位后要求服用中药治疗，以防止右肩关节出现习惯性脱位。故笔者以补中益气汤加续断、片姜黄、伸筋草同煎服，并配合补中益气丸常服。2 年后随访，患者诉近 2 年来右肩关节未再发生脱位，且肩部肌肉亦较前丰满，关节活动自如。

按语：本例患者素来食欲不振，身体瘦弱，体质不强，其右肩部肌肉萎缩，此属脾气虚而四肢不用。脾胃不健，气虚血少，筋膜无气血滋养，故痿而不用。《素问·太阴阳明论》曰："脾病而四肢不用何也？……今脾病不能为胃行其津液，四肢不得禀水谷气，气日以衰，脉道不利，筋骨肌肉皆无气以生，故不用焉。"故笔者以补中益气汤健脾补中，为胃行其津液充养筋骨肌肉；加续断以补肝肾、续筋骨；加片姜黄、伸筋草行气活血，引药上行，并嘱患者常服补中益气丸以巩固疗效。〔肖伟，肖运生. 补中益气汤在骨伤科中的临床应用举隅[J]. 湖南中医杂志，2006，22(6)：54.〕

23.右胫腓骨粉碎性骨折

胡某，女，42岁，1984年8月19日诊。患者因跌坠致右胫腓骨下1/3段粉碎性骨折3天，入院后行跟骨骨牵引术治疗。症见：体质瘦弱，恣食辛辣，声怯少气，烦热颧红，饮食少进，大便燥结，右小腿暴肿，舌淡暗光莹无津，脉细涩。脾阴久亏，虽有瘀滞，不堪克伐。组方：石斛15 g，玉竹20 g，生地黄20 g，地龙10 g，红花5 g，干姜2 g，川牛膝10 g，山楂12 g。每天1剂，水煎服。并以山药、银耳、陈米煮粥代食。后期方中加入熟地黄、续断、太子参，去山楂。治疗40余天，脉转和缓，舌润不暗，每餐能进食2两余。X线片示有中等量骨痂形成，于1984年10月8日出院。半年后随访，形体稍丰，步履复旧。

按语：骨伤理脾，虽非直接补肝肾，而实质上，化源之脾健则藏精血、主筋骨之肝肾已寓补于其中，而且避免了滋肝肾药物之腻脾。脾健则可充分吸收、发挥药物治疗作用，又能摄取足够水谷营养，为化生精血、濡养筋骨提供了可靠保证。可谓后天之本化源充沛，则先天之本生髓之源泉不竭，于是肝血乃足，肾精乃充，筋可得柔，骨能有养，从而促进骨折愈合。可见理脾在骨伤治疗中确是一个不可忽视的重要环节。

本例患者脾阴素弱，津精亏损，血瘀络阻，修复能力差。遵前贤"久虚缓补"之说，与平调之味，活络之品，少佐温运，终使脾阴复而运化健，络脉通而骨折连。〔魏道善. 骨伤理脾一得[J]. 中医正骨，1987(Z1)：68.〕

24.左股骨开放性骨折

彭某，女，22 岁。患者于 1975 年 12 月 25 日因车祸发生左股骨开放性斜型骨折，次日送来我院。检查示：伤口感染，骨折远端明显向后向内错位，重叠 3 cm。先后 3 次行闭合性手法整复都不能正确对位。1976 年 1 月 25 日在蛛网膜下腔阻滞下进行左股骨手术复位，发现有一肌腱夹入两骨折断端之间，软组织中有大量脓血。经排脓祛瘀，剥离肌腱，仍作胫骨结节骨牵引，未作内固定。1 个月后骨折断端有大量骨痂形成，对位对线良好，松除牵引，开始下床活动，3 个月能弃棍行走，痊愈出院。

按语：陈旧性四肢骨折有两个特点：一是畸形愈合，二是不愈合或迟缓愈合；应按特点进行治疗。本例患者开放性股骨骨折，几次闭合性复位不成功，经详细分析病情找出了骨折不能闭合的原因，是有肌腱夹入骨折间，决定手术剥离骨折断端夹入的肌腱，小夹板固定加牵引、内服中药等方法，终使患者得到了治愈，效果满意。〔肖运生. 中西医结合治疗陈旧性骨折 25 例〔J〕. 新医学，1977，8(6)：265.〕

25.陈旧性股骨干骨折

何某，男，14 岁。患者于 1983 年 3 月 10 日被手扶拖拉机碰伤左大腿，伤后左大腿疼痛剧烈，继则肿胀畸形，活动功能受限，在某区医院经 X 线透视确诊为"左股骨中端骨折"，经手法复位，夹板固定，配合中西药治疗 22 天，左大腿短缩畸形，于 4 月 2 日入我院诊治。X 线片示"左股骨中端横断骨折"，远端向后移位重迭 4.5 cm，并有少量骨痂形成。入院后在局部麻醉下采用牵引提压旋转折骨法，在骨折断端已经有明显的活动后采用左股骨髁上牵引，牵引重量为 8 kg，后用四合一夹板固定。2 天后床边透视见重迭已纠正，行提压手法，纠正前后移位，改用维持牵引量。21 天后临床检查已无剪式活动，X 线片复查示正侧位均接近解剖对位，且已经有骨痂形成，拆除牵引。29 天后扶双拐下床，在夹板固定下逐步负重步行，住院 45 天检查骨折达临床愈合标准。嘱患者出院后逐步加强膝关节屈曲锻炼。1 年后复查，左膝关节屈曲功能在 30°以内，随访 6 年，一切功能正常。

按语：儿童新鲜股骨干骨折早期未经治疗或治疗不当致骨折畸形愈合，根据不同的畸形，采用不同的手法进行折骨，纠正畸形，可收到较好的效果。本例患者骨折部位向后错位重迭，故采用牵引提压旋转正骨法。牵引的主要作用在于对抗肌肉的收缩力，是矫正和防止骨折断端重迭的主要方法。4~10 岁采用皮肤牵引，10~15 岁均作骨牵引，除下 1/3 端伸直型骨折作胫骨结节牵引外，其他型均作股骨髁上牵引。牵引的体位根据骨折的部位与移位情况而定，主要是牵引方向和股骨干轴线保持一致，只要达到"欲合先离，离而复合"的原则，即可改为维持牵引，一般待骨折端已有纤维连接，临床检查已无剪式活动即可去掉牵引。牵引 2~3 天，应床边透视，当重迭牵引开后，需根据骨折移位的方向采用端提挤压手法进行复位，再进行夹板固定。儿童陈旧性股骨干骨折其局部肿胀基本已消，虽作手法整骨，但骨折处的软组织损伤小，出血不多，故初服和营止痛汤加牛膝 5~7 剂，再改服补髓生血汤，但内服中药必须辨证施治，随症加减。如偏热者可用和营止痛汤去乌药加生地黄、牡丹皮，补髓生血汤去锁阳、桂枝，加菟丝子、益智仁。〔何进阶. 手法折骨治疗儿童陈旧性股骨干骨折[J]. 四川中医，1990，8(5)：47.〕

26.骨折后期关节僵硬

范某，男，9 岁，1996 年 3 月 8 日就诊。患者左肱骨髁上骨折 37 天，左肘关节僵硬，固定在 80°~100°范围内，肘部余肿不尽，纳少，便溏溺清，面色萎黄，精神不振，舌淡、少苔，脉细缓。X 线片示：左肱骨髁上呈横断骨折，远折端向前移位约 2 mm，正位对线对位良好，有大量骨痂形成，其时内上方软组织内可见少量骨化影。即予香砂理中汤加养血舒筋之品内服，每天 1 剂。局部以舒筋软坚汤熏洗及被动功能活动。熏洗方药：羌活、桂枝、细辛、红花、莪术各 30 g，威灵仙、伸筋草、牡砺各 50 g，芒硝(调入)50 g。上药加水 1500 ml，煮沸 10 min，加入食盐 50 g，乘热熏于僵硬之关节，上盖湿毛巾，勿泄热气。当药温降至约 50 ℃时，将患部浸入药液中，或以湿毛巾蘸药液反复揉按淋洗，10~15 min 后，极大限度地进行关节被动活动。洗后药液药渣均留待下次熏洗，每天 3 次，每剂 1~2 天。连续治疗 20 天。治疗 20 天后患者饮食倍增，大便成形，面色红润，左肘无肿胀，伸 180°，屈 35°，复查 X 线片示：骨折对位对线情况如前，左肘内侧骨化影密度较前减低。

按语：关节僵硬，系损伤后关节周围软组织粘连、肌腱挛缩，或关节内纤维蛋白沉积粘连所致，多由于关节内或近关节部位的骨折或不恰当的将关节长期制动所致。气滞血瘀日久，瘀与寒、热、痰、湿各类病邪胶结凝滞，经脉痹阻，筋节挛缩，从而为肿为酸为痛，为僵为硬，其治重在外治。本例所用熏洗方舒筋软坚汤中取辛温祛寒、舒筋通络之羌活、细辛、桂枝、威灵仙、伸筋草，活血化瘀之红花、莪术，咸寒化痰软坚之牡蛎、芒硝、食盐，药峻力宏，直接作用于病所，共奏温经散寒、松解粘连、柔筋解凝、活血软坚之功。加以温热熏洗，尤能促进局部乃至周身血液、淋巴循环，减轻局部组织压力，解除皮肤、肌肉、肌腱、韧带之紧张、痉挛强直，促进关节功能活动恢复。熏洗后立即进行屈伸锻炼，患者痛苦少，易配合。采用熏洗方法治疗要注意水温，勿烫伤。本熏洗方亦可用于治疗骨化性肌炎、陈旧性软组织损伤、骨性关节炎等疾患。〔魏道善，曾庆鸿，刘子方. 舒筋软坚汤治疗骨折后期关节僵硬 127 例［J］. 湖南中医药导报，1997，3(6)：83–84.〕

27.关节硬化

肖某，男，15 岁。患者 1977 年 11 月 5 日因在排练时不慎跌伤右手肘部，致使右手尺骨鹰嘴骨折、右肱骨内髁撕脱骨折，2 天后来院住院治疗。行闭合性手法复位，小夹板外固定，骨折断端对位良好，35 天后拆除夹板，

X线片示：骨折断端骨痂大量形成。但是由于肘关节处90°屈曲位固定后造成伸屈功能障碍。予舒筋软坚汤内服，处方：黄芪、当归、白芍、制草乌、羌活、白芥子、牡蛎、片姜黄各10 g，川芎、干姜、威灵仙各6 g，伸筋草15 g，甘草3 g。每天1剂，文武火煎，其中制草乌及牡蛎先煎2次，早晚各服一半。嘱患者加强功能锻炼，并配合练功活动，治疗2周后肘关节伸屈功能恢复正常。5年后随访该关节无功能障碍。

按语： 创伤性肘关节硬化是一种临床多发病证，治疗比较棘手。根据中医学"结者散之""劳者温之"的治疗原则，笔者运用自拟舒筋软坚汤并随症加减治疗，旨在舒筋活血、温中通络、软坚散结，获效满意。治疗前须对引起肘关节硬化的原因进行明确了解，配合X线片进行检查。因骨折而引起肘关节硬化者要观察是否有碎骨片夹入关节腔，如有可进行手法整复或手术取出再行治疗。关节脱位未复位者，先服3~6剂舒筋软坚汤，活动关节进行手法复位后，仍按本法治疗，在进行功能锻炼时活动范围要逐渐加大，切忌粗暴，防止造成再次骨折。骨折已畸形愈合而影响肘关节功能者或关节脱位超过2个月以上而没有复位，X线片提示明显的关节间隙变窄者，服用本方则疗效不满意，不宜盲目地进行功能锻炼。在服用本方时如有其他病证出现应停药或减量，进行对症处理。孕妇禁用，小儿随着年龄的大小随时酌减药量。〔肖运生. 舒筋软坚汤治疗创伤性关节硬化158例总结[J]. 湖南中医杂志，1992，8(2)：15－16.〕

附：首届"湖南省农村名中医"名单

益阳市

刘新生　安化县中医医院

李阳声　南县中医医院

郭炳坤　南县茅草街中心卫生院

江世民　沅江市人民医院

皮敦里　益阳市中医医院

何俊普　益阳市中西医结合医院

张家界

王章禹　慈利县中医医院

杨正方　慈利县零阳镇卫生院

刘弟贵　桑植县中医医院

陈振岩　桑植县仁潮溪乡卫生院

黄大贵　张家界中医医院

全永平　永定区沅古坪镇医院

邵阳市

魏道善　隆回县中医医院

吕亮华　邵阳县中医医院

常德市

郑　钧　津市市中医医院

张梅友　安乡县中医医院

陈运国　安乡县人民医院

吴家清　临澧县中医医院

杜季芳　临澧县合口中心卫生院

姚自强　桃源县人民医院

周汉清　桃源县红十字会医院

吴忠文　常德市二中医院

湘潭市

任开益　湘潭县响塘中心卫生院

李国成　湘乡市中医医院

谭申生　湘乡市个体诊所

娄底市

石海澄　涟源市田心卫生院

曾介绥　新化县中医医院

吴小星　新化县人民医院

王许林　双峰县第二人民医院

刘业侃　冷水江市中医医院

怀化市

石成生　沅陵县中医男性病医院

张　道　沅陵县陈家滩乡卫生院

胡学刚　辰溪县中医医院

唐云刚　溆浦县中医医院

张寿华　溆浦县龙潭镇医院

腾建甲　麻阳县中医医院

刘永松　新晃县中医医院

张祥福　芷江县中医医院

郭昌全　会同县人民医院

龙开娥　通道县民族中医院

段承脍　洪江市一中医院

长沙市

陈新涛　长沙县星沙镇医院

黄生杰　望城县中医医院

谢康明　宁乡县直田眼科医院

江　林　浏阳市骨伤科医院

岳阳市

刘德鹏　岳阳县中医医院

龙敏利　临湘市中医医院

周汉章　华容县中医医院

蒋勇涛　湘阴县中医医院

李栖心　平江县医药学会中西医结
　　　　合诊所

王永思　平江县安定中心卫生院

廖日安　云溪区中医医院

胡忠捷　君山区一人民医院

古　勇　君山区广兴洲中心医院

株洲市

文铁山　株洲县二医院

陈　华　茶陵县中医医院

刘常春　茶陵县人民医院

周健雄　醴陵市中医医院

张连云　攸县新市中心医院

湘西自治州

龙玉山　凤凰县中医医院

王庆云　凤凰县人民医院

谢国胜　花垣县中医医院

向大斌　保靖县中医医院

李才源　永顺县中医医院

衡阳市

樊位德　衡阳县中医医院

周良利　衡阳县曲兰镇卫生院

唐国衡　衡山县中医

肖运生　常宁市中医医院

谢云桂　耒阳市蔡子池办事处卫生院

谭凤雏　南岳镇中医医院

申柏源　衡南县第二人民医院

许仁楚　衡东县中医医院

永州市

何进阶　道县中医医院

王本茂　道县道江镇医院

伍文胜　新田县人民医院

韩志坚　祁阳县人民医院

曾劲松　祁阳县中医医院

郴州市

龙慎仪　安仁县中医医院

谢开吉　汝城县中医医院

王当祥　嘉禾县中医医院

图书在版编目（ＣＩＰ）数据

湖南省农村名中医验案集锦 / 蔡铁如，周钊和，宁泽璞主编. — 长沙 : 湖南科学技术出版社，2021.11
ISBN 978-7-5710-1201-4

Ⅰ．①湖… Ⅱ．①蔡… ②周… ③宁… Ⅲ．①医案－汇编－中国－现代 Ⅳ．①R249.7

中国版本图书馆 CIP 数据核字(2021)第 175100 号

HUNANSHENG NONGCUN MINGZHONGYI YAN'AN JIJIN

湖南省农村名中医验案集锦

主　　编：蔡铁如 周钊和 宁泽璞
出 版 人：潘晓山
责任编辑：王跃军
出版发行：湖南科学技术出版社
社　　址：长沙市芙蓉中路一段 416 号泊富国际金融中心
网　　址：http://www.hnstp.com
邮购联系：0731-82194012
印　　刷：长沙三仁包装有限公司
　　　　　（印装质量问题请直接与本厂联系）
厂　　址：长沙市宁乡高新区泉洲北路 98 号
邮　　编：410604
版　　次：2021 年 11 月第 1 版
印　　次：2021 年 11 月第 1 次印刷
开　　本：710mm×1000mm　1/16
印　　张：18.75
字　　数：275 千字
书　　号：ISBN 978-7-5710-1201-4
定　　价：69.00 元